中文翻译版

下一代测序技术及其临床应用

Next Generation Sequencing: Translation to Clinical Diagnostics

主　编　Lee-Jun C. Wong

主　译　张　洋　　阎国辉

科学出版社

北京

图字：01-2018-8364 号

内 容 简 介

本书由美国贝勒医学院分子与临床遗传研究所 Lee-Jun C. Wong 教授主编，30 名美国知名分子与遗传学专家参与编写。全书分为四部分，共 16 章，主要介绍了 DNA 测序原理、NGS 技术发展史，并通过与传统分子诊断技术比较概述 NGS 技术的优越性；NGS 技术流程、仪器设备性能及常用生物信息学分析工具的使用方法，包括目标基因富集、多测序平台比较、序列拼接、比对、注释等测序各环节具体步骤；以实例详述了 NGS 技术在多种疾病诊断中的应用，包括常染色体遗传性疾病（如先天性糖基化障碍性疾病），性染色体遗传性疾病（如 X 连锁智力障碍），常染色体、性染色体多种遗传方式性疾病（如视网膜色素变性），常染色体、线粒体 DNA 双基因组突变呼吸系统遗传性疾病，以及 NGS 在无创产前诊断中的应用实例分析；详细解读了美国病理学家协会（CAP）/美国临床实验室改进法案修正案（CLIA）在 NGS 领域的最新指南。

本书由浅入深，以实例分析讲解了 NGS 技术及其背后的临床意义，可为临床医生合理利用 NGS 技术提供指导。

图书在版编目（CIP）数据

下一代测序技术及其临床应用／（美）李俊·旺（Lee-Jun C. Wong）主编；张洋，阎国辉主译. —北京：科学出版社，2021.3
书名原文：Next Generation Sequencing：Translation to Clinical Diagnostics
ISBN 978-7-03-067287-2

Ⅰ. ①下… Ⅱ. ①李… ②张… ③阎… Ⅲ. ①医学遗传学–研究 Ⅳ. ①R394

中国版本图书馆 CIP 数据核字（2020）第 253480 号

责任编辑：戚东桂 ／ 责任校对：张小霞
责任印制：赵 博 ／ 封面设计：吴朝洪

First published in English under the title
Next Generation Sequencing: Translation to Clinical Diagnostics
edited by Lee-Jun C. Wong
Copyright© Springer Science+Business Media New York, 2013
This edition has been translated and published under licence from
Springer Science+Business Media, LLC, part of Springer Nature

科 学 出 版 社 出版
北京东黄城根北街 16 号
邮政编码：100717
http://www.sciencep.com
北京建宏印刷有限公司印刷
科学出版社发行 各地新华书店经销
*
2021 年 3 月第 一 版 开本：787×1092 1/16
2024 年 6 月第三次印刷 印张：14 1/4
字数：314 000
定价：98.00 元
（如有印装质量问题，我社负责调换）

主 译 简 介

　　张　洋　医学博士，助理教授，主管技师。2013 年毕业于香港中文大学内科学专业，曾于香港大学工作 3 年，现就职于厦门大学附属中山医院；先后主持和参与多项国家及省市级课题，在 *Circulation*、*Molecular Therapy* 等期刊发表论文 20 余篇。

　　阎国辉　医学博士，副主任医师。2007 年毕业于中国人民解放军总医院内科学专业，曾作为访问学者于香港大学工作 3 年，现就职于厦门大学附属中山医院；担任海峡两岸医药卫生交流协会超声医学青年专家委员会委员，厦门市医学会超声医学分会委员；先后主持和参与多项国家及省市级课题，在国内外期刊发表论文 20 余篇。

《下一代测序技术及其临床应用》
翻译人员

主　译　张　洋　阎国辉

译　者　（按姓氏汉语拼音排序）

丁　鑫　方赞熙　孙玉琦　田维敏

王　猛　王佳佳　谢　芳　阎国辉

颜水堤　岳　鑫　张　鹏　张　洋

张旺东

秘　书　谢　芳　孙玉琦　王　猛

原 著 作 者

Monica J. Basehore Greenwood Genetic Center, Greenwood, SC, USA

Rui Chen Department of Molecular and Human Genetics, Baylor College of Medicine, Houston, TX, USA

Ephrem L. H. Chin Department of Molecular and Human Genetics, Baylor College of Medicine, Houston, TX, USA

Cristian Coarfa Department of Molecular and Human Genetics, Baylor College of Medicine, Houston, TX, USA

William J. Craigen Department of Molecular and Human Genetics, Baylor College of Medicine, Houston, TX, USA

Hong Cui Department of Molecular and Human Genetics, Baylor College of Medicine, Houston, TX, USA

Michael J. Friez Greenwood Genetic Center, Greenwood, SC, USA

Amy S. Gargis Division of Laboratory Science and Standards, Centers for Disease Control and Prevention, Atlanta, GA, USA

Oak Ridge Institute for Science and Education, Oak Ridge, TN, USA

Si Houn Hahn Seattle Children's Research Institute, Seattle, WA, USA

Department of Pediatrics, University of Washington School of Medicine, Seattle Children's Hospital, Seattle, WA, USA

Madhuri Hegde Department of Human Genetics, Emory University School of Medicine, Atlanta, GA, USA

Whitehead Biomedical Research Building, Emory University School of Medicine, Atlanta, GA, USA

Ammar Husami Division of Human Genetics, Cincinnati Children's Hospital Medical Center, Cincinnati, OH, USA Department of Pediatrics, University of Cincinnati Medical School, Cincinnati, OH, USA

Melanie Jones Department of Human Genetics, Emory University School of Medicine, Atlanta, GA, USA

Lisa Kalman Division of Laboratory Science and Standards, Centers for Disease Control and Prevention, Atlanta, GA, USA

Megan L. Landsverk Department of Molecular and Human Genetics, Baylor College of Medicine, Houston, TX, USA

Yuk Ming Dennis Lo Li Ka Shing Institute of Health Sciences and Department of Chemical Pathology, Centre for Research into Circulating Fetal Nucleic Acids, The Chinese University of Hong Kong, Prince of Wales Hospital, Shatin, New Territories, Hong Kong SAR, China

Ira M. Lubin Division of Laboratory Science and Standards, Centers for Disease Control and Prevention, Atlanta, GA, USA

Margherita Milone Department of Neurology, Neuromuscular Division, Mayo Clinic, Rochester, MN, USA

Susan Pacheco Department of Pediatrics, Division of Allergy/Immunology, University of Texas Health Science Center, Houston, TX, USA

Theru A. Sivakumaran Division of Human Genetics, Cincinnati Children's Hospital Medical Center, Cincinnati, OH, USA

Department of Pediatrics, University of Cincinnati Medical School, Cincinnati, OH, USA

Brad T. Tinkle Division of Human Genetics, Cincinnati Children's Hospital Medical Center, Cincinnati, OH, USA

Department of Pediatrics, University of Cincinnati Medical School, Cincinnati, OH, USA

Nancy Bo Yin Tsui Li Ka Shing Institute of Health Sciences and Department of Chemical Pathology, Centre for Research into Circulating Fetal Nucleic Acids, The Chinese University of Hong Kong, Prince of Wales Hospital, Shatin, New Territories, Hong Kong SAR, China

C. Alexander Valencia Division of Human Genetics, Cincinnati Children's Hospital Medical Center, Cincinnati, OH, USA

Department of Pediatrics, University of Cincinnati Medical School, Cincinnati, OH, USA

Valeria Vasta Seattle Children's Research Institute, Seattle, WA, USA

Feng Wang Department of Molecular and Human Genetics, Baylor College of Medicine, Houston, TX, USA

Jing Wang Department of Molecular and Human Genetics, Baylor College of Medicine, Houston, TX, USA

Lisa D. White Departments of Molecular & Human Genetics and Molecular & Cellular Biology, Baylor College of Medicine, Houston, TX, USA

Lee-Jun C. Wong Medical Genetics Laboratories, Department of Molecular and Human Genetics, Baylor College of Medicine, Houston, TX, USA

Fuli Yu Department of Molecular and Human Genetics, Human Genome Sequencing Center, Baylor College of Medicine, Houston, TX, USA

Kejian Zhang Division of Human Genetics, Cincinnati Children's Hospital Medical Center, Cincinnati, OH, USA

Department of Pediatrics, University of Cincinnati Medical School, Cincinnati, OH, USA

Victor Wei Zhang Medical Genetics Laboratories, Department of Molecular and Human Genetics, Baylor College of Medicine, Houston, TX, USA

译 者 序

近 20 年，临床分子诊断技术取得了飞跃式发展，其在病原检测、疾病分型、临床用药指导等多个领域得到广泛应用，尤其在 2020 年新型冠状病毒感染诊断、疫情防控和监测方面发挥了重要作用，已成为临床最常用的诊断方法之一。

目前国内关于测序技术的参考书籍很多，既有全面阐述临床分子诊断相关技术原理及操作规范的，也有某个领域精雕细琢的专著，但针对临床分子诊断技术实例应用、病例分析等方面的书籍较少。

《下一代测序技术及其临床应用》由美国贝勒医学院分子与临床遗传研究所 Lee-Jun C. Wong 教授主编，30 名美国知名分子与遗传学专家参与编写。全书分为四部分，共 16 章，介绍了测序原理、下一代测序技术和生物信息学分析流程，并以实例分析、讲解下一代测序技术在临床疾病诊断中的应用，为临床医生合理利用测序结果提供指导性帮助。

我们翻译引进《下一代测序技术及其临床应用》一书的目的是为各级从事分子诊断操作的技术人员在平台构建、操作技能、数据分析等方面提供专业性指导；为临床诊断医师对相关疾病的诊断提供基础数据和专业知识，从而提高精准治疗水平。本书的读者群体包括学习临床分子诊断学的学生、进修人员和科研技术人员，从事临床分子诊断的技师、应用分子检测技术进行临床诊断的各科室（如血液科、感染科、肿瘤科、妇产科等）医生，以及所有对临床分子诊断感兴趣的人员。本书内容深入浅出，涉及的病例典型，可以作为学习临床分子诊断技术的入门书籍，也可作为专业的参考用书。

为高效完成翻译工作，全书 16 章平均分配给全体参译人员，然后进行交叉互审，经秘书谢芳、孙玉琦和王猛复核后，由主译张洋和阎国辉完成终稿的校验工作，希望通过初译、审核、秘书复核、主译校验的翻译流程达到取长补短、减少纰漏的目的。在本书付梓之际，特此感谢全体翻译及校订人员！同时感谢国家自然科学基金（青年科学基金项目编号 81401418）、福建省自然科学基金（项目编号 2015J01531、2018J01396、2016J01627、2016J01626）、福建省青年骨干培养项目（项目编号 2016-ZQN-87）、福建省青年科学基金（项目编号 2014-2-69）及 2015 年度留学人员科学技术活动项目择优资助项目对本书翻译、出版的资助。

　　本书的翻译在忠于原著的基础上力争达到文字流畅、言简意赅，并在初译后多次校订，尽管如此，书中不当之处仍在所难免，还望读者批评、指正！

译　者

2020 年 10 月

前　言

近年来，高速发展的高通量下一代测序技术（next-generation sequencing，NGS）引领临床分子诊断学步入了一个崭新时代。虽然高通量下一代测序技术可以在理想的覆盖深度对多个基因进行高效平行测序分析，但由于该技术存在仪器设备复杂，生成数据量大，需用序列比对、变异注释等多种工具进行生物信息分析等缺点，临床医生未经系统培训很难理解其大量数据的意义，导致资源浪费、延误诊断。本书由浅入深，以实例分析讲解了该技术及其背后的临床意义，可为 NGS 技术更科学系统地服务于患者提供帮助。

本书包括以下四部分：

第一部分，介绍 DNA 测序原理、NGS 技术发展史，并通过与传统分子诊断技术比较概述 NGS 技术的优越性。

第二部分，详细介绍 NGS 技术流程、仪器设备及常用生物信息学分析工具的使用方法，包括目标基因富集、多测序平台比较、序列拼接、比对、注释等测序各环节的具体步骤。

第三部分，主要从以下方面阐述 NGS 在临床分子诊断中的应用：遗传缺陷性疾病（如先天性糖基化障碍性疾病）；具有相同/相似临床表型的遗传异质性疾病（如视网膜色素变性）；染色体大片段或整个染色体突变性疾病（如 X 连锁智力障碍）；双基因组（核内染色体组与线粒体基因组）突变性呼吸系统疾病。最后，通过实例介绍了 NGS 在无创产前诊断中的应用。

第四部分，详细解读美国病理学家协会（CAP）/美国临床实验室改进法案修正案（CLIA）在 NGS 领域的最新指南。

在大家共同努力下，《下一代测序技术及其临床应用》终于能够顺利出版。感谢各位参编者认真、及时完成各部分编写工作。

Lee-Jun C. Wong

（谢　芳　孙玉琦　王　猛　译；阎国辉　张　洋　审）

目　　录

第一部分　概　　论

第二部分　技术与生物信息学

第三部分　NGS 平台临床诊断学

第四部分 NGS 技术 CAP/CLIA 管理条例

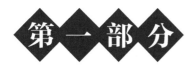

第一部分

概　论

第一章　DNA 测序技术发展史

Lisa D. White

摘要：DNA 测序技术的发展历史相对较短，从 1973 年首次报道至今仅 39 年。这是一段怎样的历史呢？1973 年，Walter Gilbert 和 Allan Maxam 使用化学断裂法（Maxam-Gilbert 法）测序技术发布了乳糖操纵子的 24 对碱基序列 [Proc Nat Acad Sci USA 70（12）：3581-3584，1973]。随着不断的技术革新和自动化的发展，2012 年我们已经能够在一周多的时间内完成一个人类全基因组（genome）测序（30 亿个碱基对）。本章将回顾 DNA 测序技术从出现至今这一段充满自动化和创新性、令人惊叹的历史。可以说，技术的进步和急变正在持续进行，当你在阅读本书时也许本章内容已过时。

1　早期测序方法

1953 年，Watson 和 Crick 发表具有里程碑意义的论文《DNA 结构》[1]，开启了人类最成功的现代探索之旅。1962 年诺贝尔生理学或医学奖联合授予 Francis Harry Compton Crick、James Dewey Watson 和 Maurice Hugh Frederick Wilkins，以表彰他们"发现了核酸的分子结构及其在生命物质的信息传递中的重要性"[2]。

自 1962 年诺贝尔生理学或医学奖授予 DNA 结构的发现者，短短 18 年后，1980 年诺贝尔化学奖再次由三位相关领域科学家共享，一部分授予 Paul Berg，因其对核酸生物化学，特别是重组 DNA 的基础研究；另一部分授予 Walter Gilbert 和 Frederick Sanger，主要是表彰他们在 DNA 序列测定方法上的贡献[3]。第一篇化学法基因测序的报道发表于 1973 年[4]，揭示了乳糖操纵子的核酸序列（24 个碱基对长度）。随后，Sanger 等 [5]也迅速发表了一篇论文，通过合成引物和 DNA 聚合酶进行更"便捷"的测序，之后在 1977 年对这两种测序技术进行了全面的比较[6, 7]：Maxam-Gilbert 法是化学断裂法，利用放射性同位素对 DNA 末端进行标记后通过凝胶电泳来测定 DNA 序列；Sanger 法则使用放射性标记的双脱氧核苷三磷酸（ddNTP）和凝胶电泳技术。后来 Sanger 法不断改进，Maxam-Gilbert 法因使用了有毒的不安全的化学品而逐渐退出历史舞台。

1.1　Maxam-Gilbert 测序法

Maxam-Gilbert 法[8]主要是利用放射性同位素末端标记 DNA 片段的化学降解技术，利用几个具有碱基专一性的化学切断反应将单个末端被放射性同位素标记的 DNA 分子进行部分切断，即从标记末端到与碱基专一性反应相应的碱基位点，产生几组长短不同的片段，随后这些片段在凝胶电泳过程中按链长度分开，对凝胶进行放射自显影后就可以得到代表每个碱基位置的带谱，从这个带谱可以直接读出从标记末端向另一个末端方向的碱基序列。

随后的几年内 Maxam-Gilbert 法变化不大，后来仅在初始反应中增加了一步裂解反应[9]，以提高 DNA 片段降解反应的特异性，具体分两步进行：第一步，对特定的核苷酸序列（或特定某种碱基类型）进行化学修饰；第二步，将修饰的碱基去糖基化，并将 5′和 3′端的磷酸二酯键裂解（详见图 1.1）。这些反应是被精准调控的，每条链只有一个碱基被修饰。该方法仅适用于检测小于 250 个碱基的 DNA 链，检测范围较 Sanger 方法小。

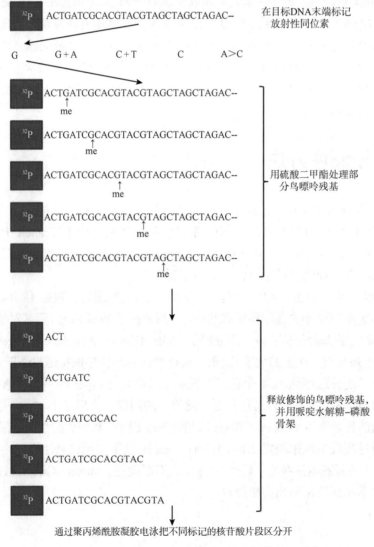

图 1.1　Maxam-Gilbert 测序法 G 碱基化学末端剪切模式图

最初，因为 Sanger 法仅能对单链模板进行测序，并且 Klenow 片段的获得及其测序的准确性需依赖于人工合成的高特异性测序引物和高质量的大肠杆菌 DNA 聚合酶活性（当时这两项技术尚不完善），所以早期 Maxam-Gilbert 法较 Sanger 法更具可重复性和可获得性等优势。然而，随着技术的不断完善发展，Sanger 法以其方便快捷的特点越来越广泛地被运用于 DNA 测序，并且最终取代了 Maxam-Gilbert 法在该领域的领先地位。

1.2　Sanger 测序法

末端终止双脱氧核苷三磷酸（ddNTP）[7]的 Sanger 合成测序法（酶法）是从 1975 年首次报道的第一代测序技术发展而来[5]。该技术应用了 DNA 链末端 ddNTP 缺乏 3′-羟基的特点，即虽然可以通过 5′-三磷酸碱基参与合成 DNA 模板，但因为无 3′-羟基导致不能进一步延伸，从而得到不同长度 ddNTP 末端的模板，便于进一步分析。

Sanger 合成测序法较 Maxam-Gilbert 法简单，步骤如下：在四种 dNTP 中（dGTP、dCTP、dATP、dTTP）加入少许同位素标记的 ddNTP（ddATP、ddCTP、ddGTP、ddTTP），少量同位素标记的 ddNTP 与 dNTP 混合在一起，共同竞争参与 DNA 模板合成，不断合成不同长度的以同位素标记 ddNTP 末端的 DNA 模板。模式图 1.2 描述了以同位素标记"A"碱基为终点的合成过程，该反应将得到一组长度不等的并以同位素标记的 ddNTP 寡核苷酸模板，随后将这四种合成产物（以 ddATP 为终点的寡核苷酸链、以 ddTTP 为终点的寡核苷酸链、以 ddGTP 为终点的寡核苷酸链、以 ddCTP 为终点的寡核苷酸链）分别在相邻泳道中进行聚丙烯酰胺凝胶电泳，产物将按照片段大小进行分离，最后通过放射自显影技术进行条带观察，拼接后获得合成产物 DNA 序列。

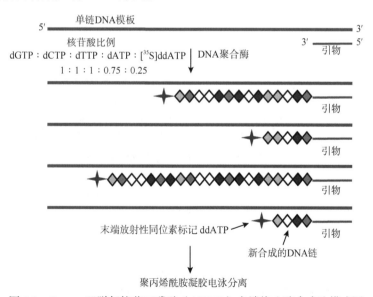

图 1.2　Sanger 双脱氧核苷三磷酸（ddNTP）末端终止酶合成法模式图

以 ddATP 为例，少量同位素标记的 ddATP 与 dNTP 混合在一起，共同竞争参与 DNA 模板合成，不断合成不同长度的含同位素标记 ddATP 末端的 DNA 模板，随后将四种 ddNTP 末端模板分别在不同泳道中进行聚丙烯酰胺凝胶电泳，产物将按照片段大小进行分离，最后通过放射自显影技术进行条带观察、序列解析

扫封底二维码获取彩图

2　DNA 自动化测序技术

热稳定 DNA 聚合酶的发现促进了聚合酶链反应（PCR）和 DNA 测序技术（热循环测序[10]）的发展。热循环测序技术优于传统链终止测序法（Sanger 测序），主要在于两方面：①使用双链 DNA 作为起始模板；②起始 DNA 使用量少。

热循环测序技术中酶合成过程与传统的 PCR 类似，甚至合成过程中所使用的引物也相同；不同点仅在于以下三方面：①4 个独立扩增体系中分别使用放射性标记的 ddNTP（ddATP、ddCTP、ddGTP、ddTTP）；②测量结果与量值间呈线性相关，而不是指数相关；③不同长度合成产物通过聚丙烯酰胺凝胶电泳和放射自显影技术进行片段分离及序列解读。

随后技术不断进步，荧光标记替换放射性同位素（通常为 ^{35}S 或 ^{33}P）标记和热循环测序技术的改良，推开了 DNA 测序自动化的大门[11]（图 1.3）。早期的测序仪使用平板聚丙烯酰胺凝胶电泳进行分离和序列读取，而荧光标记技术在测序上的应用使得自动化程度高的毛细管电泳分离、片段解析技术应用于测序成为可能。另外，热循环测序法四种反应在单管中独立完成，使得测序结果的解析更加直观（图 1.3），被称为"追踪图"或电泳图；毛细管电泳测序可单根进行或多达 96 根同时进行，实现了高通量测序。

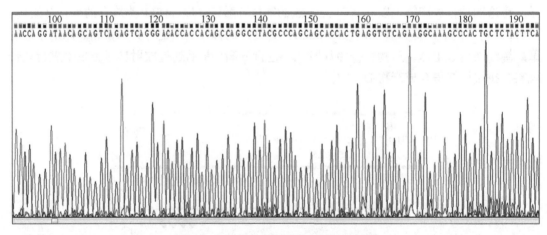

图 1.3　自动化热循环测序电泳结果图例

在热循环测序电泳图结果中不同类型碱基峰使用不同染色标记：A（绿色），C（蓝色），G（黑色），T（红色）。（数据来源于
ABI Applied Biosystems 公司 ABI PRISM® 310 Genetic Analyzer 测序系统）

扫封底二维码获取彩图

运用末端终止法（Sanger 测序）每次运行平均可对 500 个碱基进行测序，这无法满足日益提高的大片段测序需求。例如，人类基因组大约有 30 亿个碱基对[3 千兆碱基对（3Gb）]，而 96 根毛细管同时运行一次只能产生 48 000 个碱基（48 kb 或 0.000 048 Gb），即对人类基因组 1X[测序深度，测序得到的碱基（bp）总量与基因组大小的比值，是评价测序量的指标之一]测序需运行 62 500 次。一台测序仪每天运行 10 次，每周运行 7 天（每次大约需要 2 小时），完成上述 1X 测序深度竟需 17 年。因此，只有不断提高样品处理及测序的自动化，

实现数据自动采集、解析，才能有效完成人类全基因组的测序任务。

3　测序在人类基因组计划中的应用

随着高通量自动化测序技术的出现，20 世纪 80 年代学术界首次提出人类全基因组测序的想法。在美国能源部（US Department of Energy，DOE）的推动下，1987 年人类基因组计划成立。1988 年美国国会资助美国国立卫生研究院（National Institutes of Health，NIH）和能源部联合启动探索人类基因组测序项目，James Watson 被任命为 NIH 人类基因组研究办公室的负责人。1989 年该组织发展成为国立人类基因组研究中心（National Center for Human Genome Research，NCHGR）。

1990 年，第一份联合声明发表，题为"了解我们的遗传物质——美国人类基因组第一个五年计划（1991—1995）"[12]，声明规定此项耗时 15 年的国际性人类基因组计划预计完成人类基因组 DNA 序列测序，绘制遗传、物理图谱，建立多种基因组生物模式。

1993 年，NCHGR 主任 Francis Collins 更新了人类基因组计划[13]，其中强调：①持续开发和改进测序相关技术；②促进国际合作，数据、信息和资源共享。

1998 年，为了提高测序效率，研究人员提出了全基因组鸟枪法测序方案[14]。该方案从以下两方面进行了关键性改进：①随机裂解全基因组 DNA 模板；②测序前将裂解后的片段克隆在测序载体上。方案的改进简化了原始数据解析过程及序列拼接、排序等数据处理步骤，提高了测序效率。

2001 年发表的人类基因组草图覆盖了约 90% 的基因组[15]，剩余未测序区域主要位于紧密浓缩的异染色质中。随后，人们将注意力集中在"完善"基因组上，并于 2003 年宣布成功完成人类基因组图谱的绘制，这一年恰是 Watson 和 Crick 发现 DNA 双螺旋结构 50 周年[1]。该论文发表于 2004 年[16]，发布的序列覆盖约 99.7% 的常染色体基因组，其中仅有大约 300 处序列间断，每 100 000 个碱基仅可能存在 1 个核苷酸错误。此部分序列间断在常染色体上共有 28 Mb 长度的序列空缺（gap），并主要集中在基因组重复序列处；在大着丝粒和近端染色体的短臂中有 200 Mb 长度的序列空缺。

人类基因组计划历时 13 年，耗资约 30 亿美元。测序技术的持续改进使得全基因组重复测序和个性化测序成为可能，单基因组测序成本降至约 1000 美元（被称为"1000 美元基因组"技术）；其中 NIH 通过统计以下数据（不包括"非生产"成本）直观证明了技术的不断进步带来了单基因组测序成本惊人下降的重大变革（图 1.4）：

- 测序工程的质量评估与控制
- 测序流程的改善
- 生物信息学/计算工具研发
- 测序项目管理
- 信息学设备的改进
- 测序数据分析（如序列组装、序列比对、突变识别和结果解释）

下一节将继续介绍单基因组测序成本下降具体技术变革的内容。

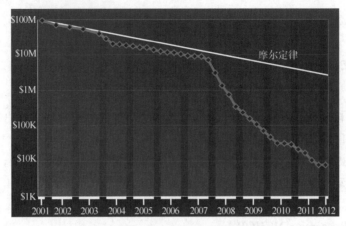

图 1.4　单基因组测序成本变化趋势图

该趋势图中单基因组测序成本的降低得益于技术革新，同时印证了摩尔定律（Moore's law，即技术约每隔 24 个月进步一代，性能提升一倍）的有效性。其中，2008 年测序成本骤降源于 Sanger 测序技术（双脱氧核苷三磷酸末端终止法）到"第二代"（second-generation sequencing technologies）或下一代测序技术（next-generation sequencing technologies）划时代的技术变革。（数据来源于美国国家人类基因组研究院[17]）

4　下一代测序技术

在宣布第一个人类基因组测序完成后，NIH 着手实施一项能够迅速降低测序成本的计划。截至 2004 年，单个基因组的测序成本仍高于 1000 万美元（图 1.4）。该项计划的目标是促进技术的发展以增加测序的产率，将这些技术转化应用于医学领域，缩短依赖于检查的治疗周转时间（TAT）（患者不能等待 13 年才得到结果）。此外，产率的提高与成本降低也是相关的。

2004 年，11 个首批获得资助的团队开始进行技术"短期"研发，试图将成本降低到 100 000 美元/基因组。7 个团队获得第二批资助，任务是通过长期研发将成本降低到 1000 美元。这些研发的技术从合成测序技术到纳米孔 DNA 测序技术均有涉及。

下面将简要介绍不同技术和商业平台的下一代测序技术。更详细的内容见于本书后面部分。

图 1.4 所示每个基因组测序成本的急剧下降表明了 NIH 努力推进技术开发的重要性和投资回报。截至 2004 年，测序成本仍超过 1000 万美元，而现在平均成本为 5000～8000 美元。周转时间和成本仍然是大力发展的目标。

这些进步是如何发生的呢？化学、工程学和仪器开发的同步改进和结合使得大规模平行测序的方法得以应用。以下将讨论基于 PCR 的下一代测序、单分子测序和前景广阔的未来。

4.1.1　基于 PCR 的下一代测序

借助于 PCR 技术放大检测信号，下一代测序或大规模平行测序技术作为主要技术进入测序市场，其中代表性产品有 454 Life Sciences（罗氏诊断）、SOLiD（美国应用生物系统）和依赖于乳化 PCR 或桥式扩增（簇）技术增强成像信号的 Illumina 测序。同时应强调一点，无论由于 PCR 技术本身的缺陷（如优势扩增或不均匀扩增）还是由于珠状乳剂或簇状不均一性，均可导致 PCR 偏倚，从而导致测序偏差。

（1）454 Life Sciences（罗氏诊断）边合成边测序（焦磷酸测序）：454 Life Sciences，原名 454 公司，为 CuraGen Corporation 的一家子公司，将下一代测序技术以大规模平行测序模式进行商业化[18]。2007 年，它被罗氏诊断公司收购，成为使用 454 焦磷酸测序法进行基因组测序的唯一供应商[19]。

该技术的基本步骤包括生成单链模板 DNA 文库，基于乳化的文库克隆扩增，边合成边测序生成数据，使用不同生物信息学工具进行数据分析。第一步，将纯化的 DNA[或互补 DNA（cDNA）]片段化，然后与衔接子连接，有助于 DNA 文库的进一步纯化、定量、扩增和测序。第二步，将衔接子文库连接到捕获磁珠上，然后乳化生成"微反应器"，"一个片段一个磁珠"扩增，在每个磁珠上产生数百万个克隆扩增的片段。随后乳化作用被打破，磁珠被装入 PicoTiterPlate 中，板上每一个孔均包含一个磁珠，因此从一个片段中就能获得数百万个克隆扩增产物。将加载的 PicoTiterPlate 置于测序仪器中后，核苷酸按顺序（A，C，G，T）"流过"板，当加入的核苷酸与模板碱基互补时发射出光源并被仪器摄像记录（图 1.5）。

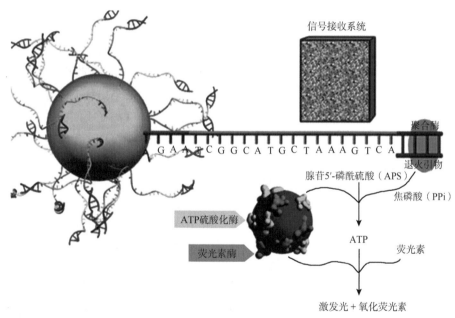

图 1.5 454 焦磷酸测序原理图

图片来源于罗氏诊断公司 454 测序

扫封底二维码获取彩图

（2）SOLiD（美国应用生物系统）杂交/连接测序（荧光检测）：SOLiD 杂交/连接大规模平行测序方法的原理是基于 Shendure 等发表的 polony 化学测序方法[20]。测序文库的制备类似于上述 454 测序方法，从连接在磁珠上的单分子乳化 PCR 扩增开始，随后将磁珠沉积在玻璃载体上，经过多轮杂交与四种不同荧光标记的双碱基探针连接后进行测序（图 1.6），通过连续识别反应产生的荧光颜色来确定序列。该方法可以区分测序错误的和真正的多态性位点。

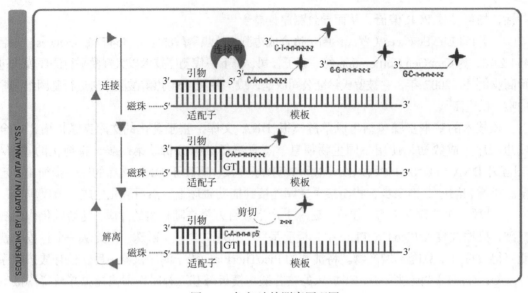

图 1.6 杂交/连接测序原理图

图片来源于 LifeTechnologies

扫封底二维码获取彩图

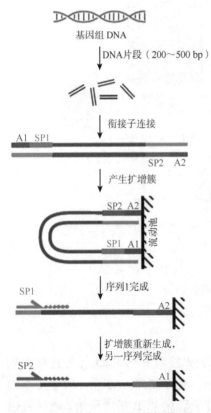

图 1.7 文库准备和片段桥接扩增原理图

图片来源于 Illumina

扫封底二维码获取彩图

（3）Illumina（Solexa 技术）可逆荧光终止子的合成测序：Illumina 公司于 2006 年收购了 Solexa 有限公司，获得了对 Solexa 专有的下一代遗传分析系统的控制权。与 454 测序和 SOLiD 测序不同的是，该方法不使用乳化 PCR，而是采用单链 DNA 的桥接扩增[21-23]。首先将衔接子序列连接到片段化的 DNA 上，之后变性的单链 DNA 分子附着在被称为流动池（flow cell）的固体表面上，通过固态桥扩增的方式将分子扩增成簇。每个扩增簇大约由 1000 个克隆拷贝组成。通过边合成边测序和连续添加可逆荧光染料终止剂的大规模平行方式进行测序 （图 1.7）。

（4）Life Technologies Ion Torrent/Proton 边合成边测序（pH 检测）：Life Technologies 公司于 2010 年收购了 Ion Torrent 公司，旨在增强公司的 DNA 测序能力。Ion Torrent 公司提供了其创新性的 "PostLight™" 技术，即半导体测序和 pH 检测。与 454 测序和 SOLiD 测序一样，乳化 PCR 被用于产生与磁珠结合的测序文库。磁珠流过由可接受单个磁珠的微孔和读取 pH 的离子传感器所组成的半导体芯片（图 1.8）。核苷酸掺入模板链中，氢离子（H^+）作为副产物被释放，可被芯片中的离子传感器检测到，电压发生变化，数据显示为电压峰值（图 1.8）。

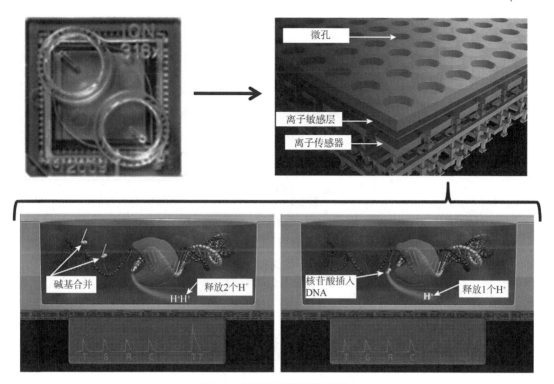

图 1.8　离子半导体测序原理图

核苷酸掺入模板链中，氢离子（H^+）作为副产物被释放，可被芯片中的离子传感器检测到，电压发生变化，数据显示为电压峰值

图片来源于 Life Technologies（Ion）

扫封底二维码获取彩图

（5）Complete Genomics 边杂交/连接边测序（荧光检测）：与上述平台不同，Complete Genomics 公司不生产商业化仪器而是提供全基因组测序服务。该公司建立了一个测序中心，只需要将样品交给该公司，就可等待测序结果。Complete Genomics 整合了几种不同的技术来优化全基因组测序方案。测序可产生 35 个碱基的读长，其方法如下。

测序文库的构建始于 DNA 片段化和添加 4 个接头序列。环状化的片段通过滚环复制，形成包含 200 多个拷贝的 DNA 纳米球（DNB）。将建库得到的 DNB 采用高密度 DNA 纳米芯片技术加到芯片上的网状小孔内，每个小孔只能容纳一个 DNA 纳米球。

GC 平台采用探针-锚定分子连接（combinatorial probe-anchor ligation，cPAL™）技术来读取碱基序列。cPAL™ 使用四种不同颜色标记的探针读取序列，从 DNA-接头连接处每次最多读取 10 个连续碱基（图 1.9）。

4.1.2　单分子测序

这一领域的最理想状态是实现快速、廉价、准确的单分子（无须 PCR）测序。一些商业团体推出了单分子测序技术平台，包括 Helicos 和 Pacific Biosciences。其他还包括基于纳米孔的测序技术，我们希望这项技术能够取得商业上的成功。

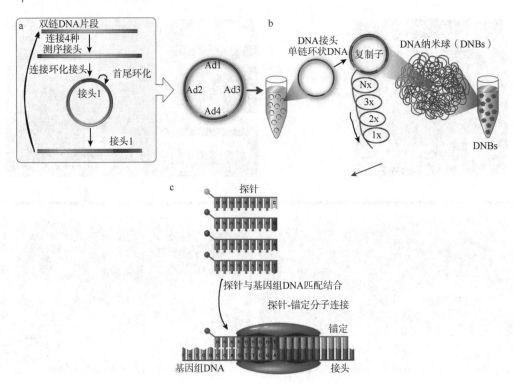

图 1.9 多重衔接子文库构建过程原理图

（a）DNA 纳米球；（b）形成过程；（c）探针-锚定分子连接（cPAL™）

图片来源于 Complete Genomics

扫封底二维码获取彩图

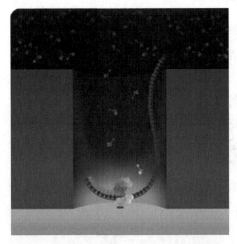

图 1.10 Pacific Biosciences 测序原理图

有活性的 DNA 聚合酶被固定在仅有 30 nm 孔径的 ZMW 底部，当标记有不同荧光颜色的 A、C、G、T 核苷酸扩散至此孔室匹配扩增时才被激发而发出荧光，从而获得模板序列信息

图片来源于 Pacific Biosciences

扫封底二维码获取彩图

Pacific Biosciences（太平洋生物科学）：Pacific Bioscience 公司拥有 SMRT®（单分子实时）测序技术系统。该平台汇集了不同的技术，可在几分钟内完成超长序列读取（图 1.10）。每个 SMRT 池含有 75 000 个纳米级的零模波导孔（zero-mode waveguide, ZMW）。DNA 聚合酶被锚定在 ZMW 的底部，反应溶液中带有标记着不同荧光磷酸基团的核苷酸，ZMW 直径小于光的波长，当 DNA 聚合酶检测到正确的核苷酸并将其插入模板时，检测器就可以检测到插入碱基的荧光信号。

5 总结

测序技术在很短的时间内取得了巨大的进步，原因之一在于材料科学和其他创新技术不断取得新突破，为测序提供了更加快速、经济和准确的方法。目前测序技术虽已尝试应用于临床诊断中，并取得一定的成果，但随着更快速、更准确的先进技术不断应用于测序领域，仍需提升测序性能，以满足更多消费者的需求，从而得到更加令人满意的结果，取得更加令人兴奋的成果。

（岳　鑫　孙玉琦　译；阎国辉　丁　鑫　审）

参 考 文 献

[1] Watson JD，Crick FH（1953）Molecular structure of nucleic acids；a structure for deoxyribose nucleic acid. Nature 171（4356）：737-738.

[2] www. nobelprize. org（1962）The Nobel prize in physiology or medicine 1962. http：//www. nobelprize. org/nobel_prizes/medicine/laureates/1962/index. html.

[3] www. nobelprize. org（1980）The Nobel prize in chemistry 1980. http：//www. nobelprize. org/ nobel_prizes/chemistry/laureates/1980.

[4] Gilbert W，Maxam A（1973）The nucleotide sequence of the lac operator. Proc Natl Acad Sci USA 70（12）：3581-3584.

[5] Sanger F，Coulson AR（1975）A rapid method for determining sequences in DNA by primed synthesis with DNA polymerase. J Mol Biol 94：441-448.

[6] Maxam AM，Gilbert W（1977）A new method for sequencing DNA. Proc Natl Acad Sci USA 74（2）：560-564.

[7] Sanger F，Nicklen S，Coulson AR（1977）DNA sequencing with chain-terminating inhibitors. Proc Natl Acad Sci USA 74（2）：5463-5467.

[8] Maxam A，Gilbert W（1980）Sequencing end-labeled DNA with base-specific chemical cleavages. Methods Enzymol 65：499.

[9] Ambrose BJB，Pless RC（1987）DNA sequencing：chemical methods. Methods Enzymol 152：522.

[10] Sears LE，Moran LS，Kissinger C，Creasy T，Perry-O'Keefe H，Roskey M，SUtherland E，Slatko BE（1992）CircumVent thermal cycle sequencing and alternative manual and automated DNA sequencing protocols using the highly thermostable VentR（exo-）DNA polymerase. Biotechniques 13（4）：626-633.

[11] Prober JM，Trainor GL，Dam RJ，Hobbs FW，Robertson CW，Zagursky RJ，Cocuzza AJ，Jensen MA，Baumeister K（1987）A system for rapid DNA sequencing with fluorescent chainterminating dideoxynucleotides. Science 238（4825）：336-341.

[12] Energy USDoHaHSaDo（1990）Understanding our genetic inheritance. The U. S. human genome project：the first five years. National Institute of Health，Washington，DC.

[13] Collins F，Galas D（1993）A new five-year plan for the U. S. human genome project. Science 262（5130）：43-46.

[14] Venter JC，Adams MD，Sutton GG，Kerlavage AR，Smith HO，Hunkapiller M（1998）Shotgun sequencing of the human genome. Science 280（5369）：1540-1542.

[15] Consortium IHGS（2001）Initial sequencing and analysis of the human genome. Nature 409：860-921.

[16] Consortium IHGS（2004）Finishing the euchromatic sequence of the human genome. Nature 431：931-945.

[17] Wetterstrand KS（2013）DNA sequencing costs：data from the NHGRI genome sequencing program（GSP）. www/genome. gov/sequencingcosts. Accessed January 2013.

[18] Leamon JD，Lee WL，Tartaro KR，Lanza JR，Sarkis GJ，deWinter AD，Berka J，Lohman KL（2003）A massively parallel PicoTiterPlate™ based platform for discrete picoliter-scale polymerase chain reactions. Electrophoresis 24（21）：3769-3777.

[19] Diagnostics R（2007）Roche acquires 454 Life Sciences to strengthen presence in ultra-fast sequencing.

[20] Shendure J，Porreca PJ，Reppas NB，Lin X，McCutcheon JP，Rosenbaum AM，Wang MD，Zhang K，Mitra RD，Church GM（2005）Accurate multiplex polony sequencing of an evolved bacterial genome. Science 309（5741）：1728-1732.

[21] Bennett S（2004）Miscellaneous Solexa Ltd. Pharmacogenomics 5（4）：433-438.

[22] Bennett ST，Barnes C，Cox A，Davies L，Brown C（2005）Toward the $1000 human genome. Pharmacogenomics 6（4）：373-382.

[23] Bentley DR（2006）Whole-genome re-sequencing. Curr Opin Genet Dev 16（6）：545-552.

第二章　临床分子诊断技术概述

Megan L. Landsverk，Lee-Jun C. Wong

　　摘要：实验室诊断和临床特征是遗传性疾病诊断的基础。致病基因的突变检测有利于诊断、预后判断和前瞻性治疗。多年来，各种分子生物学技术已经应用于临床诊断实验室。下一代测序（next-generation sequencing，NGS）技术的最新发展使得临床分子诊断领域发生了革命性的变化。在本章中，我们将回顾分子诊断方法的发展以及 NGS 时代之前一些最常用的分析方法。尽管基于 PCR 的方法是当今分子诊断中最常用的检测方法，但必须考虑许多注意事项，我们将对此进行讨论。

1　引言

　　遗传学和人类基因组研究已经成为医学和公共卫生领域必不可少的一部分。确定遗传性疾病的分子特征可以为患者的诊断提供更多辅助信息。家系分析可提供适当的遗传咨询，并可用于产前诊断或植入前遗传诊断（preimplantation genetic diagnosis，PGD）。在过去的几十年里，得益于人类遗传学基础研究和技术的进步，临床分子诊断学得到了长足的发展。早期研究实验室主要开发分析基因突变的技术用于临床分子诊断系统中，通常针对常见的疾病，如血红蛋白病和囊性纤维化。其方法是通过单倍型和连锁分析间接检测突变，非常费力，需要大量的 DNA 模板，而且需要对所涉及的基因组区域有清楚的认识，然而并不总是能得到容易解释的结果。即便以往的技术有一些不足之处，它们也为我们今天的分子诊断提供了基础，其中一些技术目前也仍在使用。

　　聚合酶链反应（polymerase chain reaction，PCR）的应用从根本上改变了分子诊断学。1986 年 Mullis 等首次描述 PCR 技术，它可以产生许多目标 DNA 区域的拷贝，进行更快的分析和直接的突变检测[1]。并且创建初期 PCR 技术被迅速改进，由使用 PCR 扩增的 DNA 为扩增模板替代使用全基因组 DNA 为模板。等位基因的特异性检测迅速发展成为大规模高通量系统，同样也可用于罕见疾病的分析。今天，有了诸如"千人基因组计划"、"一份详细的人类遗传变异目录"这类资源的帮助，分子诊断实验室可以获得全基因组序列和一个不断增长的人类变异数据库。尽管 NGS 日益普及，自动化 Sanger 测序法仍然是目前临床分子诊断实验室最常用的技术。然而，检测方法的选择往往取决于目标基因或等位基因和标本量。一般来说，目前大多数的分子诊断方法要么针对特定的等位基因，要么在没有特定目标等位基因的情况下分析特定的基因或基因组。在这里，我们将介绍一些用于分析已知和未知突变的常见的分子技术（表 2.1）并讨论传统的基于 PCR 方法可能存在的缺点。

表 2.1　临床分子诊断技术汇总表

类别	临床分子诊断技术
靶向突变分析	Southern /限制性片段长度多态性（RFLP）
	等位基因特异性寡核苷酸（ASO）
	等位基因扩增受阻突变系统（ARMS）
	寡核苷酸连接分析（OLA）
	焦磷酸测序
	实时定量 PCR
	Sanger 序列分析（已知突变）
未知突变检测	梯度凝胶电泳（GGE）/变性梯度凝胶电泳（DGGE）和温度梯度凝胶电泳（TGGE）
	单链构象多态性（SSCP）
	异源双链分析（HDA）
	变性高效液体色谱（DHPLC）
	蛋白质截断试验（PTT）
	Sanger 序列分析
拷贝数变异检测	Southern 印迹法
	多重连接探针扩增（MLPA）
	微阵列比较基因组杂交（aCGH）
	单核苷酸多态性（SNP）微阵列

2　靶向分析

等位基因特异性突变检测是临床诊断实验室首次采用的检测方法。最初是在 20 世纪 80 年代早期发展起来的，其中一些技术至今仍在临床实验室中经常使用。这些技术在易用性方面很有吸引力，而且大多数都可以轻松转换为高通量系统。然而，它们只能用于检测已知的突变和多态性，如果需要获得全面的突变检测，则需要结合其他检测方法。

2.1　限制性片段长度多态性

最早用于临床分子诊断的技术之一是 Southern 印迹法（Southern blotting）和限制性片段长度多态性（restriction fragment length polymorphism，RFLP）。Southern 印迹法是从 1975 年发展起来的[2]。同时，cDNA 合成和克隆技术的发展为确定基因序列提供了可能性[3]。最早使用克隆人类 cDNA 的研究是为了鉴定人类 α、β 和 γ 珠蛋白基因的核苷酸序列[4]。联合 RFLP 技术，利用这些基因序列为绘制正常和突变基因组 DNA 提供了参考方法。例如，应用 RFLP 技术在非洲血统人群中发现了与 β 珠蛋白基因结构相近的限制性内切酶位点的遗传变异，这些多态性位点可用于镰状细胞贫血的诊断[5]。RFLP 和 Southern 印迹法的早期研究为连锁分析和产前诊断等在诊断实验中的应用奠定了基础。最早使用该方法检测的疾病包括地中海贫血、囊性纤维化和苯丙酮尿症[6, 7]。然而，早期使用 RFLP 技术检测突变是非常困难的。若要确定某种疾病的致病基因，首先要克隆该基因，为 Southern 印迹法创建探针。然后利用各种限制性内切酶对基因组 DNA 进行消化，并检测其大小是否具有多态性。如果能够识别出先证者的双亲携带者，那么多态片段的大小就可以用于产前诊断。还可以使用限制酶的组合进一步分析通过单酶消化却无法鉴定的家族，以确定它们的单倍型和可能的携带者状态。通过在特定单倍型背景上搜寻特定突变的优势来鉴定不同类型的 β-地中海贫血[8]。该分析方法通过选择相关单倍型的基因进行检测，避免了重复分离相同突变。

由于在开发 PCR 的当时 RFLP 技术已经成为分子分析的主流，因此对 DNA 的某一区域进行 PCR 扩增，然后利用 RFLP 技术鉴定很快就成为一种广泛应用的方法。该方法中已知目标基因的突变，并使用突变位点的切割酶。PCR 产物在凝胶上的条带模式可以将携带者与纯合野生型或纯合突变型患者区分开来。基于 PCR 的 RFLP 分析方法最早应用于镰状细胞贫血等位基因的检测[9]。

2.2 等位基因特异性寡核苷酸印迹

等位基因特异性寡核苷酸（allele-specific oligonucleotide，ASO）印迹或称斑点杂交技术，也是早期检测疾病中特定突变的方法。其原理是，当检测到 DNA 某区域时，目标区域和探针之间的单碱基对发生变化，会破坏杂交体的稳定性。一般会设计两个合成的探针用于目标基因的区域，一个与野生型等位基因互补，另一个与突变型等位基因互补。消化后的 DNA 经凝胶电泳分离，固定在膜上。然后与放射性标记探针杂交。如果两个探针都发生反应，那么该个体的突变类型为杂合型，如果只有一个探针发生反应，那么该个体属于野生型或纯合突变型。该技术在 20 世纪 80 年代早期被用于镰状细胞等位基因的检测[10]和 β-地中海贫血的产前诊断[11]。

ASO 技术也是一项基于 PCR 而发展起来的技术。取代检测非扩增的基因组或克隆DNA，它可以先用 PCR 扩增目标基因区域，然后再进行检测。ASO 联合 PCR，使突变检测更加迅速，并在 20 世纪 80 年代中期成为研究靶向等位基因的重要技术之一[12]。早期，ASO 探针标记放射性标签，随后开始使用与生物素结合的探针，如使用链霉亲和素结合辣根过氧化物酶（horseradish peroxidase，HRP）进行比色或化学发光检测取代了放射性检测。通常将最初使用的 ASO 称为前向 ASO，即将患者的 DNA 固定在膜上，并与针对特定等位基因的探针杂交。当需要筛选大量的患者样本以发现少量突变时，这种技术是最为适用的。然而，每个寡核苷酸探针必须单独标记，并且随着筛选突变数量的增加，检测变得更加复杂。反向 ASO，也称为反向斑点杂交，是针对这一问题开发的一种解决方案。在反向 ASO中探针固定在膜上，患者 DNA 样本经 PCR 扩增后与膜杂交，在一个患者样本中可以同时检测多种基因突变。

2.3　突变扩增受阻检测系统

突变扩增受阻检测系统（amplification refractory mutation system，ARMS）是 20 世纪 80 年代末发展起来的一种基于 PCR 技术的方法，可用于检测已知突变。检测原理是，如果模板 DNA 与 PCR 引物的 3′端核苷酸存在错配，则 DNA 无法进行扩增[13]。引物的 3′端核苷酸与野生型等位基因是互补的，当存在突变时，引物无法有效延伸，反之亦然。因此，通过简单的 PCR 扩增即可区分两个等位基因。ARMS 分析的设计和优化主要是基于目标基因的等位基因和它们周围的核苷酸的功能。通常，在靶等位基因附近掺入另外的错配核苷酸可以增强反应[13]。多组引物对可以同时在一根试管中使用，允许一次分析多个突变基因。该方法已被用于检测许多疾病（如囊性纤维化和苯丙酮尿症）携带已知突变的患者，并用于检测线粒体突变的异质性水平[14]。

2.4　寡核苷酸连接分析

寡核苷酸连接分析（oligonucleotide ligation assay，OLA）结合了 PCR 和连接反应对目标等位基因位点进行检测。PCR 扩增目标区域后，加入三种寡核苷酸。其中一种通常被称为报告基因，这是一种常见的探针，可直接与目标基因的 3′端互补。另外两种是"捕获"探针，可直接与目标等位基因的 5′端互补，仅在其最后 3′端核苷酸（即目标等位基因）上有所不同，只有捕获探针和目标等位基因完全匹配，捕获探针和报告探针才能连接。目前已经开发了许多不同的 OLA 检测方法，包括检测两种目标等位基因不同长度的连接产物和捕获探针上的替代标记，如荧光素或生物素[15]。虽然经常需要优化反应条件，但 OLA 检测方法可以在低成本的情况下快速、灵敏、高通量地检测等位基因。OLA 已被用于检测多种代谢异常、囊性纤维化和药物遗传学中的突变[16-18]。

2.5　焦磷酸测序

焦磷酸测序（pyrosequencing）是通过发光实时监测 DNA 合成的测序技术。1985 年它首次被描述为连续监测 DNA 聚合酶活性的酶促法[19]，并在随后的几年中进行了改进和优化[20-22]。该方法的原理是基于 DNA 合成过程中每个序列核苷酸结合的同时释放一个焦磷酸盐的反应。ATP 硫酸化酶在腺苷 5′-磷酰硫酸（adenosine 5′-phosphosulfate，APS）存在下将焦磷酸转化为 ATP。然后 ATP 驱动荧光素向氧化荧光素转化，从而产生可以检测的可见光。未合成的 dNTP 被三磷酸腺苷双磷酸酶（apyrase）降解。核苷酸是按照特定的顺序添加的，这样野生型或突变型等位基因就有了预期的模式。与 Sanger 测序等其他测序技术相比，焦磷酸测序在分析 SNP 基因型或检测已知突变等应用中具有读取短片段长度的优势。PCR 片段小，检测速度快，约 20 分钟即可处理 96 份样品。焦磷酸测序可用于各种临床实验室检测，包括药物遗传学、分析药物代谢相关基因的多态性[23, 24]。快速检测多态性位点可以为患者对某种药是快速代谢还是慢代谢做出提示，从而为临床医生确定患者的用药剂量提供依据。

2.6 实时定量 PCR

上述讨论的所有检测方法都需要经过 PCR 后再进行检测。20 世纪 90 年代中期，研究人员开发出了一种实时分析和定量检测 DNA 或 RNA 的技术[25, 26]。该方法可以在 PCR 指数扩增期准确地定量 PCR 的产物。首次报道的实时 PCR（real-time PCR）使用的是水解探针或 TaqMan 探针[25, 26]。这些探针能与引物结合位点内的目标等位基因周围区域特异性杂交。TaqMan 探针通常在每端标记上带有荧光分子的报告基因和猝灭剂。只要两者接近，猝灭基团就能防止报告基团发出荧光。随着 PCR 循环的进行，利用 Taq 聚合酶的核酸外切酶活性降解探针，荧光基团与猝灭基团分离，从而发出可检测的荧光。每个周期检测荧光强度，其荧光强度与形成的 PCR 产物量直接相关[26, 27]。

实时定量 PCR 技术的另一个应用是使用荧光 DNA 嵌入染料。该方法首次应用于测量双链 DNA 分子中溴化乙锭增强的荧光强度，并称为动力学 PCR[25]。随后 SYBR Green I 获得应用，因为它与双链 DNA 结合时的毒性比溴化乙锭小。在 PCR 反应中，随着双链 DNA 的数量呈指数增长，染料的掺入量和释放量也随之增加并被测量。

在实时定量 PCR 中使用 TaqMan 探针或 SYBR Green I 染料有许多优点和缺点。在 TaqMan 检测中，荧光信号需要探针和靶点特异性杂交，这样可以大大降低背景和假阳性。此外，探针标记不同的报告基因，可以在一个管中进行两种不同的检测，但必须为每个靶基因构建单独的探针，成本可能会很高。目前在市面上可以买到现成的包含各种疾病探针的试剂盒。SYBR Green 的优点是不需要特殊的探针，因此成本要低得多。然而，SYBR Green 会与所有双链 DNA 结合，包括非特异性扩增产物，导致背景和假阳性的增加。实时定量 PCR 检测的重复性和准确性也高度依赖于样本和对照的标准化等因素。无论如何，通过少量 DNA 就可以实时快速测量 DNA 拷贝数的能力使得实时定量 PCR 技术成为临床分子诊断实验室的常用方法。

3 未知突变的检测

以上介绍的方法都要求事先了解相关突变及其周围的核苷酸序列，我们将在本节介绍几种用于筛查靶基因组区域未知突变的检测方法。

3.1 梯度凝胶电泳

梯度凝胶电泳（gradient gel electrophoresis，GGE），包括温度梯度凝胶电泳（TGGE）和变性梯度凝胶电泳（DGGE），其原理是双链 DNA 片段部分变性会改变电泳迁移率。20 世纪 80 年代中期该技术首次用于检测 β-地中海贫血突变[28]。当时，RFLP-Southern 印迹杂交和 ASO 均被用于检测疾病致病的单碱基置换或与突变连锁的多态性位点。但是，许多突变基因的碱基置换并没有导致限制性位点的改变，而使用 ASO 探针需要了解目标等位基因周围的 DNA 序列。此外，随着越来越多的突变在 β-地中海贫血等疾病中被发现，所需的 ASO 探针数量也在增加。GGE 可以在不明确该区域 DNA 序列的情况下检测出突变位点，也可以在区域内同时筛选多个核苷酸改变。早期 GGE 技术是将消化后的基因组 DNA 与合成的靶基因寡核苷酸探针混合进行检测。在随后的几年里，人们开始使用靶区域扩增的 PCR 片段进行检测。DNA 片段经过变性，退火，然后将变性的片段在凝胶电泳中进行分析。这些片段根据各自的解链温度（melting temperatures，T_m）在凝胶电泳中移动，由于 T_m 值取决于整个 DNA 序列，单个碱基置换也能改变其解离和迁移率。杂合突变 DNA 的变性片段在聚丙烯酰胺凝胶中的迁移速度通常比同源 DNA 片段慢，因此可以通过线性梯度的增加，如变性剂（如尿素）梯度（DGGE）或温度梯度（TGGE）等进行分离。然而，异质双链 DNA 一些碱基的改变不会影响 DNA 片段在电泳中的位置。双链 DNA 在移动过程中，在"熔化域"内发生解链，该区域大小为 50～300 个碱基对。在特定温度区间，靶区域内的所有核苷酸都以全或无的方式解链。如果突变位于最高温度区域，或者整个片段以单链形式存在，则观察不到迁移现象。

DGGE 和 TGGE 都需要设置各自的变性剂浓度梯度或温度梯度。时间温度梯度凝胶电泳（TTGE）最早是由 Yoshino 等将 TGGE 改进而成[29]。在 TTGE 中，凝胶板的温度随着时间的推移逐渐均匀地升高，这使得温度调节更加容易。随着灵敏度的提高，分离范围不断扩大。该方法在临床诊断中成功应用的首次报道是检测线粒体 DNA 突变[30]。随后，TTGE 被用来检测多种疾病的生殖系突变，包括囊性纤维化[31]和肿瘤组织的体细胞突变[32]。

3.2 单链构象多态性与异源双链分析

单链构象多态性（single-strand conformation polymorphism，SSCP）和异源双链分析（heteroduplex analyses，HDA）是在 PCR 扩增技术引入后不久发展起来的[33, 34]，其理论基础是短单链 DNA 片段在非变性凝胶中迁移，迁移率取决于其序列组成和大小。在 SSCP 中，单链片段在电泳过程中根据其核苷酸序列采用独特的构象，即使是单碱基对的改变也能改变构象，从而导致其在凝胶上迁移率的改变。使用荧光标记的 PCR 产物和自动 DNA 测序仪的荧光 SSCP（F-SSCP）是在 20 世纪 90 年代早期研制开发的[35]，其优点包括 PCR 产物采用非放射性标记、重复性好、总成本低等。HDA 技术，与 GGE 方法相似，也是基于 PCR 产物通过非变性凝胶的迁移，分析异源双链 DNA 与同源双链的迁移率。这些异源双链 DNA 是单链野生型和突变型 DNA PCR 反应产物混合变性形成的，通过缓慢再次退火到室温形成双链。迁移率取决于它们是野生型和突变型 PCR 片段的异源双链，还是野生型或突变型 PCR 片段的同源双链。因此，通过简单的凝胶电泳迁移分析可以快速地检测突变。HDA 在分子诊断中的最早应用是检测囊性纤维化中 p.F508del 三碱基缺失[36]。多年来，这些技术一直用于检测多种疾病的突变，包括癌症、苯丙酮尿症和视网膜母细胞瘤[37-39]。

3.3 变性高效液相色谱

变性高效液相色谱（denaturing high-performance liquid chromatography，DHPLC）于 1997 年首次报道，在当时该方法被认为是结合诸多方法优点的经典方法[40]。DGGE 虽然敏感性高但非常耗费人力，需要大量的凝胶电泳优化分析，而 SSCP、HDA 等又缺乏敏感性。DHPLC 作为一种高灵敏度和高通量方法被引入。简单地说，DHPLC 类似于 HDA，DNA 片段变性后重新退火，形成同源或异源双链。不同的是，DHPLC 不使用凝胶电泳，而是将 DNA 双链结合到带正电荷的色谱柱。根据 PCR 片段是同源双链还是异源双链，它们将以不同的强度与色谱柱结合，在不同时间从柱中洗脱，产生不同的色谱图。

由于不需要对 PCR 产物进行标记或纯化，DHPLC 方法速度快、自动化程度高、特异性强，但也存在一定的缺陷。PCR 片段上每个等位基因的改变都有各自特征性的异源双链洗脱模式。尽管这项技术已常规用于分析大量已知突变的样本，但它无法区分同一片段中的不同突变。因此，与其他突变检测方法类似，DHPLC 在临床诊断实验室中的应用仅限于检测有无突变，最后仍需 Sanger 测序验证。此外，为了获得正确的变性和分离程度，必须对每个反应的洗脱条件进行优化。

3.4 蛋白质截断试验

蛋白质截断试验（protein truncation test，PTT），也称为体外合成蛋白质测定（in vitro synthesized protein assay，IVSP），是不依赖于基因组水平变化的分析方法。相反，该方法是基于目标基因体外转录和翻译生成的蛋白质大小的变化[41]。简而言之，其原理为 RNA 模板逆转录生成 cDNA，然后用专为促进体外转录和翻译而设计的引物扩增，最终获得的蛋白质采用 SDS-PAGE 电泳。如果获得的蛋白质量低于预期的全长蛋白的质量，则说明翻译产物来源于截断移码突变或无义突变。PTT 最初是在 20 世纪 90 年代早期开发出来用于检测导致杜氏肌营养不良和 Becker 肌营养不良相关基因的早期终止突变[42]。在当时分析具有大量外显子的基因，如营养不良蛋白基因（包含 79 个外显子，长度超过 2.4Mb），是非常耗时费力的，其中大部分病例是由截断突变造成的。PTT 最常见的应用是检测致癌基因的早期截断突变，其中许多截断突变已被确定，如 *APC* 和 *BRCA1*[43, 44]。然而，PTT 有一定的局限性，只能检测导致蛋白质截断的突变，无法检测错义突变，因此目前在大多数临床诊断实验室中并不常用。而且它需要对翻译产物进行电泳分析，不容易转化为高通量技术。此外，依赖 RNA 作为扩增源，使其无法在大多数临床诊断实验室中轻易使用。虽然有可能用基因组 DNA 作为来源，但需要逐个分析外显子。因此，即使 PTT 在检测靶基因的截断突变方面是有效的，但它并不是一种常规的用于筛选大多数基因突变的方法。

3.5 Sanger 测序

尽管上述描述的所有突变筛查方法都相对容易执行，而且敏感性高，但它们通常需要大量的设计和优化反应条件。此外，这些方法检测到的任何突变都需要最终通过 Sanger 测序进行验证。因此，目前基于毛细管电泳的 Sanger 测序法成为分子诊断实验室中应用最广泛的 DNA 检测方法，测序技术的历史与发展详见第一章。自 1977 年由 Sanger 等首次提出[45]，Sanger 测序已经成为突变检测的"金标准"，特别是对于罕见疾病和不含常见突变的基因的检测。通常，临床 Sanger 测序法是检测目标区域的 PCR 扩增产物。此目标 PCR 扩增产物常包括所有编码外量子和两翼部分内含子序列，并且要求每个扩增子进行独立测序。对于临床诊断实验室，通常需要 2 倍的序列覆盖率，因此正向和反向各测序一次即可。然而有时是不可行的，如果目标区域周围有重复序列，就需要使用两个独立的正向或反向引物。因此，尽管 Sanger 测序比其他一些技术更快、更安全且通常费用更低，但测序仍然很费力，运行成本很高。近年来研发的"下一代"或大规模平行测序技术能够为临床诊断实验室提供多个基因甚至全外显子组的分析，其成本与单基因 Sanger 测序不相上下。

4 拷贝数变异的检测

染色体分析在诊断智力障碍、发育迟缓和先天性异常等疾病中具有重要意义。常规染色体分析除了能够检测非整倍体外，还能够检测到平衡和不平衡结构重排，以及大于 5Mb 的缺失和重复。然而，传统的核型分析无法检测亚显微缺失和重复，而这正是智力障碍的常见病因。正如前面所述，Southern 印迹技术能够检测许多基因的拷贝数变异（CNV），但它非常耗费劳力，需要大量的 DNA，而且一次只能分析一个区域。此外，Southern 印迹技术检测不到小范围区域如单外显子缺失的拷贝数变化。实时定量 PCR 可以检测小区域的拷贝数变化，然而，它在多重检测中的应用受到可用荧光染料数量的限制，如果需要多对引物，数据的量化成为难题。对于 *DMD*、*BRCA1* 基因相关乳腺癌和智力障碍等疾病需要同时分析跨多个外显子/基因的拷贝数突变。因此，人们开发了多种技术来提高检测染色体变异的分辨率，如多重连接探针扩增（multiplex ligation-dependent probe amplification，MLPA）、微阵列比较基因组杂交（array comparative genomic hybridization，aCGH）和单核苷酸多态性（single-nucleotide polymorphism，SNP）微阵列。这些检测方法的临床应用增强了诊断实验室同时检测多个基因拷贝数变化及外显子水平改变的能力，其中 SNP 微阵列还能检测基因组中大范围纯合子变异。

4.1 Southern 印迹杂交

如前（2.1）所述，Southern 印迹杂交和 RFLP 通常用于跟踪疾病的特定突变。然而，自从开发了 PCR 技术后，之前需要 Southern 印迹定位的突变和缺失常规使用 PCR 技术即可检测。RFLP 也已逐渐被 PCR 取代。尽管已经进行粗筛或串联 PCR 分析，Southern 印迹技术仍然能够为脆性 X 染色体综合征等疾病检测提供额外的信息。脆性 X 染色体智力低下综合征是最早应用 Southern 印迹和 RFLP 进行临床诊断的疾病之一。在 20 世纪 80 年代末和 90 年代初，利用连锁分析和 RFLP[46-50]分析 CGG 重复扩增的数量及 *FMR1* 基因 5′端非翻译区域的甲基化状态已成为当今临床诊断实验室中最常用的检测方法之一。基于 PCR 的方法可以用于扩增包含重复序列的区域，产物的大小可以提示重复的数量。然而，反应的效率与重复的数量呈一定的负相关，而且片段越大，扩增的难度越大。此外，PCR 无法提供甲基化的信息。Southern 印迹杂交技术可以同时测定重复区域的大小及其甲基化状态。在限制性内切酶消化过程中，甲基化敏感的限制性内切酶可用于区分甲基化和非甲基化类型。尽管这是一项费力的工作，并且需要大量的 DNA，但许多临床分子诊断实验室仍在使用 Southern 印迹杂交技术检测多种疾病，尤其是三核苷酸重复扩增的疾病。

4.2 多重连接探针扩增

对于许多临床诊断实验室来说，多重连接探针扩增（MLPA）是一种很有吸引力的用于检测拷贝数变异的方法。因为它具有同时分析多个感兴趣区域的优点，且成本低，设备方面仅需 PCR 热循环仪和毛细管电泳仪。简而言之，MLPA 基本上是两种技术的组合：①扩增片段长度多态性（amplified fragment length polymorphism，AFLP），在一个反应中使用一个引物对可扩增多达 50 个不同的 DNA 片段；②多重可扩增探针杂交（multiplex amplifiable probe hybridization，MAPH），多个靶寡核苷酸探针与靶核苷酸序列杂交[51]，然后这些探针也被单引物对扩增。然而，与 Southern 方法类似，MAPH 需要将样品固定在膜上，并通过多次洗涤步骤去除未结合的探针。MLPA 允许在单一反应中扩增多个寡核苷酸探针，而不需要将样品固定在膜上，也不需要去除多余的探针。每个 MLPA 探针组由两个寡核苷酸组成，其与靶序列的相邻侧杂交。只有当两种寡核苷酸与正确的核苷酸序列杂交时，才能将它们连接到单个探针中。因此，仅在寡核苷酸的 5′端使用 M13 引物扩增连接探针。每个探针组产生特定大小的独特扩增产物，然后可以使用毛细管电泳分离。

如前所述，在临床实验室应用 MLPA 具有经济、有效、快速、通用标记允许在一个反应中产生多个扩增子等优点。然而，其缺点是由于多重化的限制，试剂盒中每个基因通常对每个外显子仅具有有限数量的探针，每个反应的最大探针数约为 50 个。探针区域中的单核苷酸多态性（SNP）可导致寡核苷酸的结合效率降低，从而导致假阳性。此外，如果检测到缺失并且获得该缺失的断点，则需要进行额外的 PCR 反应进一步验证。最后，广泛的设计"规则"有时会使 MLPA 技术的发展变得困难。因此，将 MLPA 纳入临床诊断实验室虽然可以提高多个基因突变的检出率，但是必须考虑以上问题。

4.3 微阵列比较基因组杂交

微阵列比较基因组杂交（aCGH）在 20 世纪 90 年代初首次被报道[52]，现被广泛用于许多不同细胞系染色体异常的识别和鉴定。其检测原理是通过比较患者和正常对照组的基因组 DNA 量来检测染色体缺失和重复。简单地说，患者和对照组的 DNA 分别用不同的荧光染料标记，通常是患者为 Cy5（绿色），对照组为 Cy3（红色）。然后将等量患者和对照的标记 DNA 混合在一起，并通过微阵列杂交，已知染色体定位的小 DNA 片段（靶基因）被固定在微阵列载体上。目前的寡核苷酸阵列是由长度约为 60 个碱基对的短寡聚物组成的靶点，如果特定区域中的寡核苷酸密度足够高，甚至可以检测到小的单个外显子缺失和重复[53, 54]。首批用于临床诊断的微阵列是以细菌人工染色体（bacterial artificial chromosome，BAC）克隆为靶点构建的[55]。当时 BAC 克隆的定位信息不准确，而且常发生基因组多个区域的交叉杂交，因此构建临床实验室使用的微阵列非常复杂。虽然最初的研究强调了使用 aCGH 技术具有多重挑战，如设备成本、准确定位和 BAC 克隆的 FISH 验证及数据解释等，但现在大多数困难已经被克服。如今，仍有临床分子诊断实验室继续使用基于 BAC 克隆的微阵列；同样地，使用 cDNA 克隆、PCR 产物或合成的寡核苷酸固定在载玻片上也越来越常见[56]。

4.4 单核苷酸多态性微阵列

最初设计的单核苷酸多态性（SNP）微阵列是同时对人类基因组中的数千个 SNP 进行基因分型[57]。自诞生以来，该技术已被用于其他多种应用，包括检测拷贝数变异和杂合性缺失。和 aCGH 一样，SNP 微阵列也是基于固定在玻片上的寡核苷酸探针。然而，与同时使用患者和对照组样本进行基因组比较的 aCGH 不同，SNP 微阵列仅使用单个患者的 DNA，根据目标 SNP 等位基因的不同，患者 DNA 与寡核苷酸探针的结合方式也不同。因此，微阵列的分辨率受 SNP 分布的限制。SNP 微阵列的主要优点是能够在杂合缺失（absence of heterozygosity，AOH）的情况下检测拷贝数差异，这种情况可能是由于单亲异二倍体（uniparental isodisomy，UPD）、近亲双重拷贝，类似肿瘤的杂合性缺失。它还可以检测拷贝数的变异，但不具有比较基因组杂交（CGH）所具有的跨外显子覆盖率。

5 基于传统 PCR 方法测序技术的缺陷

在大多数临床分子诊断实验室中，单组引物用于目标区域的 PCR 扩增，因此引物内 SNP 的存在可能会破坏引物的结合力，等位基因信号丢失可能在不知不觉中发生。如果突变位于引物内，则可能会被遗漏。另外，如扩增区域包含在杂合缺失区域内，则只会扩增一条染色体，也会导致分析错误。其中一条染色体上的等位基因扩增失败也会导致杂合突变而变成纯合子。利用不断更新的 dbSNP 数据库反复评估引物中是否有 SNP 的存在，可以将这些问题最小化。此外，在常染色体隐性遗传病先证者中发现明显纯合点突变时，应尽可能进行亲代检测。如果对父母的检测不能确定他们的携带状态，则需要进行分子分析来确定潜在的分子病因[58]。一般来说，任何基于 PCR 的方法都应该首先排除引物 SNP 导致的等位基因缺失。基于捕获的下一代测序法不会出现等位基因缺失的问题，因为它不依赖于 PCR 引物扩增。然而，由于 GC 含量高或假基因的干扰，基因组的某些区域可能覆盖率低，仍需对其进行 Sanger 测序分析。下一代测序法得到的所有阳性结果都需要用另一种方法验证，通常采用 Sanger 测序法。

6 总结

随着新一代测序技术的出现，我们正在进入分子诊断的新时代。目前在大多数临床分子诊断实验室基于 PCR 的检测方法仍然占主导位置。基因突变检测方法的选择取决于多种因素，不同实验室有不同的选择。样本量、目标基因的突变谱以及所需的设备，都可以影响分子诊断实验室对检测方法的选择。

（谢　芳　丁　鑫　译；王　猛　孙玉琦　审）

参 考 文 献

[1] Mullis K, Faloona F, Scharf S, Saiki R, Horn G, Erlich H(1986)Specific enzymatic amplification of DNA in vitro: the polymerase chain reaction. Cold Spring Harb Symp Quant Biol 51（Pt 1）: 263-273.

[2] Southern EM（1975）Detection of specific sequences among DNA fragments separated by gel electrophoresis. J Mol Biol 98（3）: 503-517.

[3] Rougeon F, Mach B（1976）Stepwise biosynthesis in vitro of globin genes from globin mRNA by DNA polymerase of avian myeloblastosis virus. Proc Natl Acad Sci USA 73（10）: 3418-3422.

[4] Wilson JT, Wilson LB, deRiel JK, Villa-komaroff L, Efstratiadis A, Forget BG, Weissman SM（1978）Insertion of synthetic copies of human globin genes into bacterial plasmids. Nucleic Acids Res 5（2）: 563-581.

[5] Kan YW, Dozy AM（1978）Polymorphism of DNA sequence adjacent to human beta-globin structural gene: relationship to sickle mutation. Proc Natl Acad Sci USA 75（11）: 5631-5635.

[6] Woo SL, Lidsky AS, Guttler F, Chandra T, Robson KJ（1983）Cloned human phenylalanine hydroxylase gene allows prenatal diagnosis and carrier detection of classical phenylketonuria. Nature 306（5939）: 151-155.

[7] Farrall M, Law HY, Rodeck CH, Warren R, Stanier P, Super M, Lissens W, Scambler P, Watson E, Wainwright B et al（1986） First-trimester prenatal diagnosis of cystic fibrosis with linked DNA probes. Lancet 1（8495）: 1402-1405.

[8] Orkin SH, Kazazian HH Jr, Antonarakis SE, Goff SC, Boehm CD, Sexton JP, Waber PG, Giardina PJ（1982）Linkage of beta-thalassaemia mutations and beta-globin gene polymorphisms with DNA polymorphisms in human beta-globin gene cluster. Nature 296（5858）: 627-631.

[9] Saiki RK, Scharf S, Faloona F, Mullis KB, Horn GT, Erlich HA, Arnheim N（1985）Enzymatic amplification of beta-globin genomic sequences and restriction site analysis for diagnosis of sickle cell anemia. Science 230（4732）: 1350-1354.

[10] Conner BJ, Reyes AA, Morin C, Itakura K, Teplitz RL, Wallace RB（1983）Detection of sickle cell beta S-globin allele by hybridization with synthetic oligonucleotides. Proc Natl Acad Sci USA 80（1）: 278-282.

[11] Orkin SH, Markham AF, Kazazian HH Jr（1983）Direct detection of the common Mediterranean beta-thalassemia gene with synthetic DNA probes. An alternative approach for prenatal diagnosis. J Clin Invest 71（3）: 775-779.

[12] Saiki RK, Bugawan TL, Horn GT, Mullis KB, Erlich HA（1986）Analysis of enzymatically amplified beta-globin and HLA-DQ alpha DNA with allele-specific oligonucleotide probes. Nature 324（6093）: 163-166.

[13] Newton CR, Graham A, Heptinstall LE, Powell SJ, Summers C, Kalsheker N, Smith JC, Markham AF（1989）Analysis of any point mutation in DNA. The amplification refractory mutation system（ARMS）. Nucleic Acids Res 17（7）: 2503-2516.

[14] Venegas V, Halberg MC（2012）Quantification of mtDNA mutation heteroplasmy（ARMS qPCR）. Methods Mol Biol 837: 313-326.

[15] Jarvius J, Nilsson M, Landegren U（2003）Oligonucleotide ligation assay. Methods Mol Biol 212: 215-228.

[16] Schwartz KM, Pike-Buchanan LL, Muralidharan K, Redman JB, Wilson JA, Jarvis M, Cura MG, Pratt VM（2009）Identification of cystic fibrosis variants by polymerase chain reaction/oligonucleotide ligation assay. J Mol Diagn 11（3）: 211-215.

[17] Bathum L, Hansen TS, Horder M, Brosen K（1998）A dual label oligonucleotide ligation assay for detection of the CYP2C19*1, CYP2C19*2, and CYP2C19*3 alleles involving timeresolved fluorometry. Ther Drug Monit 20（1）: 1-6.

[18] Chakravarty A, Hansen TS, Horder M, Kristensen SR（1997）A fast and robust dual-label nonradioactive oligonucleotide ligation assay for detection of factor V Leiden. Thromb Haemost 78（4）: 1234-1236.

[19] Nyren P, Lundin A（1985）Enzymatic method for continuous monitoring of inorganic pyrophosphate synthesis. Anal Biochem 151（2）: 504-509.

[20] Nyren P（1987）Enzymatic method for continuous monitoring of DNA polymerase activity. Anal Biochem 167（2）: 235-238.

[21] Hyman ED（1988）A new method of sequencing DNA. Anal Biochem 174（2）: 423-436.

[22] Ronaghi M, Pettersson B, Uhlen M, Nyren P（1998）PCR-introduced loop structure as primer in DNA sequencing. Biotechniques 25（5）: 876-878, 880-872, 884.

[23] Soderback E, Zackrisson AL, Lindblom B, Alderborn A（2005）Determination of CYP2D6 gene copy number by pyrosequencing. Clin Chem 51（3）: 522-531.

[24] Rose CM, Marsh S, Ameyaw MM, McLeod HL（2003）Pharmacogenetic analysis of clinically relevant genetic polymorphisms. Methods Mol Med 85：225-237.

[25] Higuchi R, Fockler C, Dollinger G, Watson R（1993）Kinetic PCR analysis：real-time monitoring of DNA amplification reactions. Biotechnology（N Y）11（9）：1026-1030.

[26] Gibson UE, Heid CA, Williams PM（1996）A novel method for real time quantitative RT-PCR. Genome Res 6（10）：995-1001.

[27] Heid CA, Stevens J, Livak KJ, Williams PM（1996）Real time quantitative PCR. Genome Res 6（10）：986-994.

[28] Myers RM, Lumelsky N, Lerman LS, Maniatis T（1985）Detection of single base substitutions in total genomic DNA. Nature 313（6002）：495-498.

[29] Yoshino K, Nishigaki K, Husimi Y（1991）Temperature sweep gel electrophoresis：a simple method to detect point mutations. Nucleic Acids Res 19（11）：3153.

[30] Chen TJ, Boles RG, Wong LJ（1999）Detection of mitochondrial DNA mutations by temporal temperature gradient gel electrophoresis. Clin Chem 45（8 Pt 1）：1162-1167.

[31] Alper OM, Wong LJ, Young S, Pearl M, Graham S, Sherwin J, Nussbaum E, Nielson D, Platzker A, Davies Z, Lieberthal A, Chin T, Shay G, Hardy K, Kharrazi M（2004）Identification of novel and rare mutations in California Hispanic and African American cystic fibrosis patients. Hum Mutat 24（4）：353.

[32] Tan DJ, Bai RK, Wong LJ（2002）Comprehensive scanning of somatic mitochondrial DNA mutations in breast cancer. Cancer Res 62（4）：972-976.

[33] Orita M, Iwahana H, Kanazawa H, Hayashi K, Sekiya T（1989）Detection of polymorphisms of human DNA by gel electrophoresis as single-strand conformation polymorphisms. Proc Natl Acad Sci USA 86（8）：2766-2770.

[34] White MB, Carvalho M, Derse D, O'Brien SJ, Dean M（1992）Detecting single base substitutions as heteroduplex polymorphisms. Genomics 12（2）：301-306.

[35] Makino R, Yazyu H, Kishimoto Y, Sekiya T, Hayashi K（1992）F-SSCP：fluorescence-based polymerase chain reaction-single-strand conformation polymorphism（PCR-SSCP）analysis. PCR Methods Appl 2（1）：10-13.

[36] Wang YH, Barker P, Griffith J（1992）Visualization of diagnostic heteroduplex DNAs from cystic fibrosis deletion heterozygotes provides an estimate of the kinking of DNA by bulged bases. J Biol Chem 267（7）：4911-4915.

[37] Suzuki Y, Orita M, Shiraishi M, Hayashi K, Sekiya T（1990）Detection of ras gene mutations in human lung cancers by single-strand conformation polymorphism analysis of polymerase chain reaction products. Oncogene 5（7）：1037-1043.

[38] Dockhorn-Dworniczak B, Dworniczak B, Brommelkamp L, Bulles J, Horst J, Bocker WW（1991）Non-isotopic detection of single strand conformation polymorphism（PCR-SSCP）：a rapid and sensitive technique in diagnosis of phenylketonuria. Nucleic Acids Res 19（9）：2500.

[39] Hogg A, Onadim Z, Baird PN, Cowell JK（1992）Detection of heterozygous mutations in the RB1 gene in retinoblastoma patients using single-strand conformation polymorphism analysis and polymerase chain reaction sequencing. Oncogene 7（7）：1445-1451.

[40] Underhill PA, Jin L, Lin AA, Mehdi SQ, Jenkins T, Vollrath D, Davis RW, Cavalli-Sforza LL, Oefner PJ（1997）Detection of numerous Y chromosome biallelic polymorphisms by denaturing high-performance liquid chromatography. Genome Res 7（10）：996-1005.

[41] Den Dunnen JT, Van Ommen GJ（1999）The protein truncation test：a review. Hum Mutat 14（2）：95-102.

[42] Roest PA, Roberts RG, van der Tuijn AC, Heikoop JC, van Ommen GJ, den Dunnen JT（1993）Protein truncation test（PTT）to rapidly screen the DMD gene for translation terminating mutations. Neuromuscul Disord 3（5-6）：391-394.

[43] Friedl W, Aretz S（2005）Familial adenomatous polyposis：experience from a study of 1164 unrelated german polyposis patients. Hered Cancer Clin Pract 3（3）：95-114.

[44] Hogervorst FB, Cornelis RS, Bout M, van Vliet M, Oosterwijk JC, Olmer R, Bakker B, Klijn JG, Vasen HF, Meijers-Heijboer H et al（1995）Rapid detection of BRCA1 mutations by the protein truncation test. Nat Genet 10（2）：208-212.

[45] Sanger F, Nicklen S, Coulson AR（1977）DNA sequencing with chain-terminating inhibitors. Proc Natl Acad Sci USA 74（12）：5463-5467.

[46] Filippi G, Rinaldi A, Archidiacono N, Rocchi M, Balazs I, Siniscalco M（1983）Brief report：linkage between G6PD and fragile-X syndrome. Am J Med Genet 15（1）：113-119.

[47] Mulligan LM, Phillips MA, Forster-Gibson CJ, Beckett J, Partington MW, Simpson NE, Holden JJ, White BN（1985）Genetic mapping of DNA segments relative to the locus for the fragile-X syndrome at Xq27. 3. Am J Hum Genet 37（3）：463-472.

[48] Oberle I, Rousseau F, Heitz D, Kretz C, Devys D, Hanauer A, Boue J, Bertheas MF, Mandel JL（1991）Instability of a 550-base pair DNA segment and abnormal methylation in fragile X syndrome. Science 252（5010）：1097-1102.

[49] Richards RI, Holman K, Kozman H, Kremer E, Lynch M, Pritchard M, Yu S, Mulley J, Sutherland GR（1991）Fragile X

syndrome: genetic localisation by linkage mapping of two microsatellite repeats FRAXAC1 and FRAXAC2 which immediately flank the fragile site. J Med Genet 28（12）: 818-823.

[50] Yu S, Pritchard M, Kremer E, Lynch M, Nancarrow J, Baker E, Holman K, Mulley J, Warren S, Schlessinger D et al（1991）Fragile X genotype characterized by an unstable region of DNA. Science 252（5009）: 1179-1181.

[51] Schouten JP, McElgunn CJ, Waaijer R, Zwijnenburg D, Diepvens F, Pals G（2002）Relative quantification of 40 nucleic acid sequences by multiplex ligation-dependent probe amplification. Nucleic Acids Res 30（12）: e57.

[52] Kallioniemi A, Kallioniemi OP, Sudar D, Rutovitz D, Gray JW, Waldman F, Pinkel D（1992）Comparative genomic hybridization for molecular cytogenetic analysis of solid tumors. Science 258（5083）: 818-821.

[53] Landsverk ML, Wang J, Schmitt ES, Pursley AN, Wong LJ（2011）Utilization of targeted array comparative genomic hybridization, MitoMet, in prenatal diagnosis of metabolic disorders. Mol Genet Metab 103（2）: 148-152.

[54] Wang J, Zhan H, Li FY, Pursley AN, Schmitt ES, Wong LJ（2012）Targeted array CGH as a valuable molecular diagnostic approach: experience in the diagnosis of mitochondrial and metabolic disorders. Mol Genet Metab 106（2）: 221-230.

[55] Bejjani BA, Saleki R, Ballif BC, Rorem EA, Sundin K, Theisen A, Kashork CD, Shaffer LG（2005）Use of targeted array-based CGH for the clinical diagnosis of chromosomal imbalance: is less more? Am J Med Genet A 134（3）: 259-267.

[56] Stankiewicz P, Beaudet al（2007）Use of array CGH in the evaluation of dysmorphology, malformations, developmental delay, and idiopathic mental retardation. Curr Opin Genet Dev 17（3）: 182-192.

[57] Wang DG, Fan JB, Siao CJ, Berno A, Young P, Sapolsky R, Ghandour G, Perkins N, Winchester E, Spencer J, Kruglyak L, Stein L, Hsie L, Topaloglou T, Hubbell E, Robinson E, Mittmann M, Morris MS, Shen N, Kilburn D, Rioux J, Nusbaum C, Rozen S, Hudson TJ, Lipshutz R, Chee M, Lander ES（1998）Large-scale identification, mapping, and genotyping of singlenucleotide polymorphisms in the human genome. Science 280（5366）: 1077-1082.

[58] Landsverk ML, Douglas GV, Tang S, Zhang VW, Wang GL, Wang J, Wong LJ（2012）Diagnostic approaches to apparent homozygosity. Genet Med.

第二部分

技术与生物信息学

第三章　基因富集方法和大规模平行测序技术

Hong Cui

摘要： 在双脱氧测序（又称 Sanger 测序法）发明 30 年后，大规模平行测序技术的出现成为另一场生物技术革命，在可接受的时间内即可获得千兆碱基规模的遗传信息，因此极大地提高了临床异质性疾病潜在的致病基因突变的检测率，也为解读复杂疾病的致病机制铺平了道路。测序技术在学术和工业领域方面不断改进并发展迅速，对现代医学和医疗保健产生了巨大的潜在影响。尽管第三代测序技术仍面临诸多挑战，但能在单分子水平直接对 DNA 和 RNA 进行分析。目前，在全基因组测序成为常规检测之前，对目标基因组区域的深入分析更具有可行性，并在临床和基础研究中广泛应用。不论是基于 PCR 还是基于杂交的基因富集方法都在应用中得到了发展和完善。本章将详细介绍各种靶基因富集的方法以及大规模平行测序平台。希望本章内容能够为项目的选择、技术平台的搭建提供帮助。

1 引言

2005 年，454 Life Sciences 公司发表了两种细菌的完整基因组序列，标志着大规模平行测序（massively parallel sequencing，MPS）时代的开启[1]。从那时起，测序技术发生了根本性的转变：从自动化 Sanger 测序转变为高通量 MPS（也被称为下一代测序），每次运行获得的数据从几十兆碱基（Mb）增加到数百千兆碱基（Gb）。近年来 MPS 仪器容量剧增，使许多以前不可行的研究成为可能。随着测序成本的稳步下降，全基因组研究在基础和转化研究领域中得到了更广泛的开展[2-4]。尤其最近，临床诊断实验室将全外显子组测序（whole exome sequencing，WES）用于遗传异质性疾病的分子诊断。国际千人基因组计划（1000 Genomes Project）于 2008 年 1 月启动，由一个国际研究协会发起，计划提议：对至少 1000 个不同种族背景的个体进行全基因组测序，旨在记录常见的 SNP 并发现罕见疾病的基因突变。试验设计了三组不同深度的测序：①179 人的低覆盖度全基因组测序（2×）；②两个核心家庭的高覆盖度全基因组测序（20×）；③697 人的靶基因外显子测序（20×）。试验数据于 2010 年公布，实现了其丰富公共 SNP 数据库（dbSNP）的目标[5]。然而，由于低覆盖率测序错误而不可避免地产生的假阳性已经引起了人们对于依赖这些数据的担忧。截至目前，由于测序本身的高成本及下游的数据分析和存储需要生物信息学基础设施，对于大多数基于研究的项目来说，大规模人群全基因组的深度测序仍然不实用。因此，靶向富集基因组区域已成为一个有吸引力的选择，并已获得广泛应用。从实用的角度来看，当成本和周转时间同样重要时，对某种疾病相关的候选基因进行基于 MPS 测序分析对于临床诊断尤其有益[6, 7]。本章将介绍不同靶基因富集方法的技术细节及其总体性能，以及比较应用最广泛的大规模平行测序平台。

2 靶基因富集方法

靶基因富集的目的是在 MPS 之前选择性地提取或富集基因组中感兴趣的部分。这种选择的影响因素很多，包括目标片段的大小、样本量，以及方法的特异性和敏感性。随着 MPS 技术的快速发展，在过去的几年里人们开发出了许多靶基因富集方法，这些方法不仅在富集原理（基于 PCR 和基于杂交）上有很大不同，在其他方面，如易于操作性、通量和成本等方面也有很大的不同。

2.1 基于 PCR 的富集方法

2.1.1 多重聚合酶链反应（多重 PCR）

传统的多重 PCR 的原理是在一个 PCR 反应中，相同循环条件下使用多个引物扩增一组基因片段。目标片段被限制在几十个碱基大小的扩增子，而引物的设计也可能存在问题，如不同引物对之间的交叉扩增引起的非特异性扩增[8, 9]。为了克服这些技术瓶颈，使基于 PCR 的富集方法与 MPS 更加兼容，人们开发了多种新方法，其中微流控芯片存取微阵列（Fluidigm 公司）和基于微滴 PCR 的 RainDance 技术（RainDance 公司）已经商业化[10-12]。

（1）微流控技术（Fluidigm）：Fluidigm 公司的 Access Array 通过使用微流控芯片成功地提高了检测通量和灵敏度[12]。根据当前的配置，48 个样品可以同时进行 48 次测试，每个反应都包含一对独特的引物，分别在微流控芯片上的 2304 个反应室中扩增。反应体积只有 35 nl，大大降低了试剂成本。与传统 PCR 单次反应需要 10～100 ng 基因组 DNA 作为模板相比，使用 Access Array 建立的 48 个反应总共需要的模板量降低至 50 ng。该方法的另一个优点是区室化反应提高了检测灵敏度。从根本上说每个反应都是独立的，单对引物的 PCR 扩增避免了潜在的交叉反应。为了使该技术与 MPS 平台兼容性更好，Access Array 调整了工作流程，如合成长引物，在 5′端添加衔接子序列，这样经过 PCR 循环反应的扩增产物可以直接进行测序，而不需要额外的步骤来构建测序文库。每个样本最多可以生成 48 个扩增子，因此 Access Array 系统是专为小靶基因富集而量身定做的。Jones 等利用这种方法分析了一组与先天性糖基化障碍（congenital disorders of glycosylation，CDG）相关的 24 个基因[6]。12 份标本通过 Access Array 富集，产生了一组 201～617 bp 长度的 387 个扩增子，其中有 5 个外显子扩增完全失败，可能是由于引物设计不合理。另一研究组在 187 例间歇性痉挛性截瘫患者中也应用该方法分析了 *CYP7B1* 和 *SPG7* 基因[13]，富集成功率为 80%。

序列复杂度和高 GC 区是导致扩增失败的主要原因。此外，由于操作问题，如实验过程中产生气泡也会导致失败，但可以通过经验加以预防。

为了节约测序成本，所有的反应室都应该有样本和反应，然而这往往是不可行的，需要为 2304 个 PCR 反应找到通用的适合条件，缺乏灵活性且容量固定是该系统未来需要解决的主要缺陷。

（2）微滴技术（RainDance 技术）：已被开发的另一种基于 PCR 的富集方法是利用微滴 PCR 反应的 RainDance 技术[11]。与乳化 PCR 类似[14, 15]，PCR 反应是在油包膜液滴中独立进行的。每个液滴包含一对引物、模板 DNA 和其他 PCR 扩增所需的试剂。RainDance 公司制造的 RDT 1000 仪器通过高速将引物液滴与含模板的液滴融合产生反应液滴。只需 250 ng 的基因组 DNA，1 小时内就能产生 1000 万皮升的液滴。所有融合后的液滴均收集在一个 PCR 管中，在标准的热循环仪中进行后续扩增。扩增完成后，在反应管中加入液滴失稳剂，破坏乳化作用，收集水相获得扩增产物。在下游文库构建剪切过程中，需要进行一系列的扩增后步骤。通过在引物中添加衔接子序列，可以省去这些步骤，这虽然可能有助于构建文库的简化，但需要权衡的是，它会使引物设计过程变得复杂，并将引物结合位点和衔接序列间的非有效序列引入 MPS 读取中，导致分析特异性降低，使数据分析更加复杂。

尽管有这些限制的存在，该技术也进行了改进。通过产生大小一致的液滴，可以在每个独立的反应中提供相同量的试剂，从而最大程度地减少各种引物对之间扩增效率的差异。因此，该方法使靶基因区域富集更加一致。此外，每个文库含有 200~20 000 个引物对，覆盖率可达 10 Mb，相对于 Fluidigm、Access Array 在检测灵活性和通量方面都得到了提升，因此成为中小目标基因富集的替代选择。利用该方法和溶液型捕获方法（SureSelect，Agilent）对与先天性肌营养不良（congenital muscular dystrophy，CMD）相关的 12 个基因进行富集，对结果进行比较[16]，两种方法的灵敏度相同，但微滴 PCR 富集具有较高的特异性和重现性。尽管如此，所有基于 PCR 的方法都存在相同的 PCR 特有的缺点，如等位基因信号的缺失、可扩展性的限制以及无法实现一个反应条件适合所有反应。

2.1.2　长片段 PCR

一个人类基因组单倍体包含 30 亿个核苷酸，其中只有 1% 是蛋白质编码序列[17, 18]。外显子平均大小为 170 bp，分布在 18 万个区域里[19, 20]。长片段 PCR（long-range PCR，LR-PCR）能够扩增几万个碱基大小的长基因组区域[21]。由于内含子和基因间区序列的存在，LR-PCR 不适合富集核基因外显子，但已被证明是一种有效的富集无内含子的线粒体基因组的方法[22-25]。更重要的是，它避免了由于线粒体 DNA（mtDNA）高度多态性和丰富的核 mtDNA 同源物（NUMTs）所带来的意想不到的问题[26]。通过使用一对尾尾相接（tail-to-tail）的引物，整个长为 16.6 kb 的 mtDNA 被扩增为单个扩增子。结合 MPS 检测平台，该方法不仅可以检测单核苷酸突变和小插入/缺失，而且可以检测大范围缺失并精确定位缺失部位的连接点。此外，还可以同时定量检测每个核苷酸位置的异质性水平。

2.1.3　定量 PCR

定量 PCR（quantitative PCR，qPCR）虽然是 PCR 技术的衍生产物，但有研究者使用

qPCR 技术检测出了 16 个 Leber 先天性黑矇（Leber congenital amaurosis，LCA）的相关基因[27]。该方法使用的是液体处理系统，实时扩增 375 个扩增子，随后进行汇集和连接，最后剪切成小片段。研究者认为，qPCR 方法可以有效地解决下游文库构建中扩增产物标化的难题。该方法的另一个优点是扩增结果直接、可视化，可以立即发现失败的扩增子。

2.2　基于捕获的富集方法：利用寡核苷酸探针杂交

2.2.1　分子倒置探针杂交

为了弥补基于 PCR 靶向富集的局限性，研究者开发了几种基于杂交的富集方法。分子倒置探针（molecular inversion probe，MIP）方法利用单链寡核苷酸（oligo）与靶区域杂交。每个单链寡核苷酸长约为 70 个碱基，包括两端与靶基因侧翼互补的通用连接子。首先，通过退火单个 MIP 与基因组 DNA 杂交形成一个拱形，基因组 DNA 与其独特的末端互补，留下一个靶基因区域的 60～190 个碱基大小的缺口。随后，利用 DNA 聚合酶补平代表靶区域序列的缺口，连接成环，再利用外切酶消化去除游离寡核苷酸。最后，在构建文库进行测序前，以和通用连接子互补的引物进行滚环扩增富集靶序列[28]。

基于 MIP 所采用的环化扩增方法衍生出了其他许多技术，包括 Selector（Olink Genomics）、gene-collector 和 CIPer 技术[29-33]。尽管当靶基因限制在几百个外显子以内时，90% 以上的区域被很好地覆盖[29, 32]，但在用 5.5 万个寡核苷酸富集 10 000 个基因组外显子的研究中，只有不到 20% 的目标被捕获[33]。由于特异性低的限制，这些方法在用于全基因组研究前需要进行额外的优化。

在基于 MIP 的方法中，合成大量的长寡核苷酸用于杂交是非常昂贵的。基于微阵列的原位寡核苷酸合成大大降低了成本，生产大量的适用于溶液型和基于微阵列的富集方法的寡核苷酸探针已商业化，价格也在可承受范围之内。

2.2.2　固相杂交

基于微阵列的杂交方法不需要 PCR 扩增，可以直接捕获目标序列。Roche NimbleGen 和 Agilent 公司都提供具有类似性能的商业化产品。通常，片段化的 DNA 与高密度 DNA 微阵列上的探针杂交。孵育后，大量清洗去除过量的 DNA 和非特异性结合的 DNA，然后将捕获的 DNA 洗脱并用于文库构建。NimbleGen 提供了两种规格的芯片：385 K 和 2.1 M，分别针对 5 Mb 和 34 Mb 区域。相比之下，Agilent 芯片包含的探针相对较少（244 K），靶基因也较小。作为第一种用于全基因组研究的方法，基于微阵列的杂交可以使 90% 以上的靶基因富集 10～1000 倍[34-36]。基于微阵列的杂交方法有两个主要缺点：第一，杂交需要购买额外的硬件和软件设备；第二，作为一种固相富集方法，不能与液体处理自动化系统兼容。

2.2.3　液相杂交

在基于溶液的杂交方法中，寡核苷酸探针在合成后会从微阵列中分离出来。根据样品量，可以在单 PCR 管或 96 孔板上进行杂交，具有一定的灵活性和扩大规模的选择余地。杂交在常规的热循环仪中进行，不需要额外的专用仪器。因此，液相杂交克服了固相杂交的瓶颈，得到了更广泛的应用[3, 4, 7, 37-39]。Roche NimbleGen 和 Agilent 都提供商业化的产品，但在探针特性和实验程序上略有不同。SeqCap EZ Choice（NimbleGen）中，210万个生物素标记的 DNA 探针被用于捕获从 100 kb 到 50 Mb 的自定义区域。通过广泛的平铺设计，每个目标区域都覆盖着长度为 50～105 个碱基的探针。这种冗余设计提高了捕获效率和一致性。在 47℃条件下杂交 65～72 小时，用链霉亲和素磁珠捕获靶基因探针杂交体，然后进行洗涤和洗脱。Agilent SureSelect 靶向富集系统使用 120 mer 生物素标记的 RNA 探针捕获目标区域。全长合成的 DNA 寡核苷酸从微阵列中分离后，通过体外转录生成长 RNA 探针。探针越长，RNA-DNA 杂交体越稳定，可以提高捕获的效率，但在杂交过程中需要相对越高的温度（65℃），以减少非特异性相互作用。在此条件下，反应管的无缝密封对于防止反应管在 24 小时的孵育过程中过度蒸发，导致杂交不理想甚至失败具有重要意义。此外，由于 RNA 的不稳定性，在存储和处理 RNA 文库时必须格外小心。

到目前为止，液相杂交技术已经成为目前最常用的富集大范围目标区域的方法。结合专门为此应用定制的商业化自动化系统，使得在高通量平台下处理大量样本成为可能。

2.3 PCR 和寡核苷酸杂交富集方法其他应考虑的因素

靶向富集方法可以在可承担的价格内研究部分基因组区域。用相对固定的成本，基于杂交的富集方法可以在一个微阵列中合成相同数量的探针，靶向多达 50 Mb 的目标区域。相反，引物合成的成本随着目标区域范围的增大而平行增加，因此，基于 PCR 的方法用于富集大范围目标区域是不可行的，需要额外的投资。利用 RainDance 微滴技术建立 PCR，可以将目标范围扩大到 10 Mb。因此，在捕获 35 Mb 人外显子的各种全基因组研究中，基于杂交的靶向富集方法成为唯一的选择。

避免假基因干扰是基于 PCR 的富集技术的一个优点。在大多数情况下，可以设计假基因不同源的引物选择性的扩增目标区域。此外，在引物的 3′端留下一个目标特异性核苷酸可以增加其特异性。在某些情况下，当假基因中高度同源的区域延伸到几千碱基以上时，可以考虑通过在目标特异性区域设计引物来替代 LR-PCR。与 PCR 相关的一个主要问题是人类基因组固有的多态性特征，如果引物结合位点存在单核苷酸多态性（SNP），则可能导致等位基因信号丢失。尽管为同一目标区域设计两对或更多对引物可以显著降低等位基因丢失的发生率，但同时也增加了实验和分析的工作量。相反，由于杂交方法具有较长的寡核苷酸和密集的平铺设计，因此能够克服 SNP 在任何靶区域存在。然而需要权衡的是，寡核苷酸探针不能区分真正的目标基因和假基因，当突变只存在于其中任何一个时，可能会使等位基因覆盖率偏移。

在基于 PCR 的方法中，由于不等量混合扩增子或"末端测序效应"，不均一性也可能成为一个问题。对于大多数 MPS 技术，模板都是使用通用测序引物从相同的末端读取的。因此，距离读取结束的位置越近，得到的覆盖率就越高。对于 PCR 方法富集的区域，所有的扩增子具有相同的序列，导致覆盖模式不均匀，末端最高，中间最低。为了解决这一问题，在一些基于 PCR 的富集方法中加入了额外的拼接步骤，即在剪切前将单个目标区域连接成长片段。这有助于生成具有随机末端的模板，但是其代价就是要扩展工作流程。相比之下，基于杂交的富集方法利用平铺设计的探针退火随机剪切目标区域，具有更好的均匀性。

3 大规模平行测序技术

3.1 下一代测序技术

3.1.1 合成并行焦磷酸测序法（Roche 454）

从焦磷酸测序原理发展而来，2005 年发布的 454 测序仪（基因组测序仪-20，Roche 454）是第一个商业化的下一代测序仪器。如今，GS FLX+系统通常可在 23 小时内生成 700 Mb 数据，读取长度最高可达 1 kb。

454 GS 测序仪的工作流程可以分为五个步骤（图 3.1a）：第一步，包含通用引物结合位点的衔接子被连接到目标片段上，为了便于在下游流程中收集富含碎片的磁珠，其中一个衔接子被生物素化。第二步，将变性的单链衔接子连接的文库片段与携带引物的磁珠等比例混合，使大部分磁珠携带一个独特的单链 DNA 片段。第三步，乳化 PCR（emulsion PCR，emPCR），磁珠结合的文库被扩增试剂乳化，形成油包水的混合物，每个独特的片段在各自的微反应器里进行独立的扩增，产生数百万份的拷贝。随后，乳液混合物被打破，携带生物素标记的模板磁珠通过链霉素磁珠捕获富集扩增子组。第四步，携带 DNA 的磁珠与其他反应物混合，加入 PTP（PicoTiterPlate）进行后续的焦磷酸测序。PTP 孔的直径只能容纳一个携带 DNA 的磁珠和另一个更小的携带硫酸化酶和荧光素酶的磁珠通过，这些酶是下游酶促反应发光所需的。测序开始于以特定方式在测序室内添加一种类型的脱氧核苷三磷酸（deoxyribonucleoside triphosphate，dNTP）。当它们流经 PTP 孔时，如果添加的 dNTP 与延伸链的下一个核苷酸互补，就会发生聚合酶介导的结合反应。释放的无机焦磷酸盐（inorganic pyrophosphate，PPi）与腺苷 5′-磷酰硫酸（adenosine 5′-phosphosulfate，APS）在 ATP 硫酸化酶催化下形成三磷酸腺苷（adenosine triphosphate，ATP），荧光素酶利用 ATP 催化荧光素化学发光[40]，并被高分辨率电荷耦合器件（charge-coupled-device，CCD）捕获。在下一轮反应之前，洗脱未结合的 dNTP 及残留的 PPi 和 ATP。最后一步，测序结束后，利用生物信息学软件分析单个孔每个连接反应循环捕获的信号强度，以并行地读取数百万个读数的序列。

作为第一代大规模平行测序仪，Roche 454 已被应用于相对较小的靶基因测序，如各种微生物基因组和小 RNA，一次运行产生约 500 Mb 的数据[41-45]。尽管发射光的强度与连接的核苷酸数量成正比，但是同聚物区域测序对基于焦磷酸测序的 454 平台仍是一个很大的障碍，尤其当重复序列超过 6 个核苷酸长度时[46]。由于其通量的提高和成本的降低，其他下一代测序仪更广泛地应用于人类基因组测序项目。

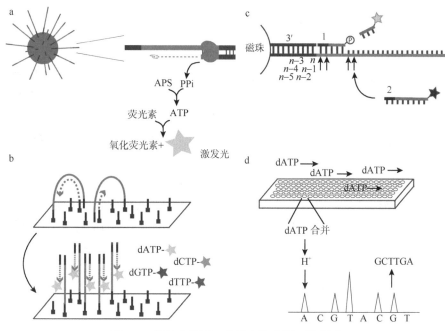

图 3.1 常见几种下一代测序技术原理模式图

（a）焦磷酸测序技术（Roche 454）；（b）可逆性末端边合成边测序技术（GAⅡ/HiSeq，Illumina）；（c）连接法测序技术（SOLiD，Life Technologies）；（d）半导体芯片测序技术（Ion Torrent，Life Technologies）

扫封底二维码获取彩图

3.1.2 可逆末端终止法边合成边测序（Illumina GA/HiSeq）

Illumina GA 系统比 Roche 454 晚上市一年，能够产生更多的数据，但测序成本大大降低。取代了 emPCR，测序模板是在固体表面（流动池）上通过克隆桥接扩增生成，利用微流控簇器（microfluidic cluster generation station，cBot）进行克隆扩增。寡核苷酸与 Illumina 衔接子序列互补共价结合到固体表面，通过与邻近区域的寡核苷酸杂交，形成一个桥，并合成互补链（图 3.1b）。随后，两条链通过变性分离，并用于其他的桥接扩增反应。反应结束后，每个簇产生大约 1000 个拷贝，400 k/mm²。随着系统软件和硬件的升级，V3 Flow cell 的密度可提高到 700 k/mm²，每个固体表面上 100 bp 读长双末端测序运行一次可产生 300 Gb 数据。簇密度与获得的系列数据大小呈正相关。虽然簇密度低预计会减少数据大小，但是密度过高也可能无法产生足够的数据，因为簇密度过高会产生许多重叠信号而被过滤。因此，优化文库 DNA 浓度对于生成适当密度的簇具有重要意义。

对于 Illumina 平台，序列分析的原理是使用荧光标记的阻断可逆的 dNTP 进行 DNA 的化学合成。每个测序循环分为三个步骤：核苷酸合成、激光扫描和切除阻断基团。测序开始时同时加入四种不同荧光标记的 dNTP，当连接上修饰的 dNTP 时 DNA 合成暂时停止，洗脱未合并的 dNTP，然后对结合上的荧光信号进行拍照，最后切除荧光基团和 3′端阻断基团，可以继续下一轮反应。与传统 Sanger 测序中使用的双脱氧核苷酸作为链终止子不同，可逆末端终止法允许在每次核苷酸连接后暂停链的延伸，拍照后继续合成反应。同时，Illumina 平台这一特点大大提高了同聚物区的测序质量，弥补了焦磷酸测序法对于同聚物测序质量低的缺点。

3.1.3　连接法测序（SOLiD，Applied Biosystems）

SOLiD（ Sequencing by Oligonucleotide Ligation and Detection ）测序平台于 2007 年上市，它采用了一种新的测序方法：连接法测序。与 Roche 454 系统使用的乳化 PCR 相似，模板 DNA 稀释后与携带有 P1 衔接子直径为 1μm 的磁珠杂交。乳化 PCR 克隆性扩增独立磁珠上的模板。磁珠随机固定在测序玻片表面，可增大每个测序玻片上的磁珠密度。SOLiD 系统采用双碱基颜色编码的方法，每种荧光染料编码不同的 A、T、C、G 双碱基组合。每种探针都是八碱基单链荧光探针，连接反应中第 1、2 位代表探针类型，第 3～5 位用 "n" 表示随机碱基，而最后 3 位是通用的。一旦引物退火与衔接子结合，所有探针都将被释放，当模板和探针的前两个核苷酸形成最佳匹配时，DNA 连接酶将引物的 5′端与探针的 3′端连接起来（图 3.1c）。荧光信号被拍照后，荧光染料及每个探针 5′端的最后 3 位核苷酸被裂解，暴露出 5′磷酸基团，进行下一轮的连接反应。然后对产物进行变性和切除，使用单个碱基交错排列的引物可进行额外的 4 轮延伸。由于每个核苷酸都被检测两次，因此可以更准确地将测量误差与多态性区分开来。不需要任何人工解码，SOLiD 系统可在最后一步自动编译并将颜色空间数据转换为标准碱基信号。

3.1.4　半导体芯片的合成聚合酶测序（Ion Torrent）

454 Life Sciences 共同创始人 Jonathan M. Rothberg 博士在 2007 年创立了另一家测序公司 Ion Torrent（Life Technologies）。Ion Personal Genome Machine（IPGM）是一种台式高通量测序仪，专为相对较小的基因组进行测序，一次运行可产生 50 Mb 到近 1 Gb 的数据，数据量取决于芯片大小。与 Illumina GA/HiSeq 或 SOLiD 系统数天的测序时间相比，其运行时间显著减少到 1～2 小时。运行时间的提高归功于 IPGM 采用了新型信号检测系统[47]。取代 CCD 相机扫描信号，使用半导体芯片作为 pH 计检测核苷酸连接反应引起的 pH 的微小变化。IPGM 模板富集的方法与罗氏 454 相同，使用 emPCR。携带模板的 Ion Sphere™ 粒子与 DNA 聚合酶及测序引物一起被注入半导体芯片，然后装入 IPGM 机器进行测序，未修饰的 dNTP 按顺序释放并扩散到每个孔中（图 3.1d）。当核苷酸与模板链连接时，就会释放出一个氢离子，导致 pH 发生变化，pH 的变化转化为电压的变化，电信号将被进一步处理并转换为序列读取。释放离子的数量与连接反应的次数成正比。当连接两个相同的核苷酸时，释放两个氢离子，数字信号也将增加一倍。当然如果核苷酸与模板不互补，则不会产生氢离子，溶液中的 pH 也不会发生变化，说明不存在连接反应。可参考 http: //ioncommunity.lifetechnologies 提供的测序过程的视频。由于相对较低的资本投入和较短的运行时间，IPGM 已迅速运用于许多领域，包括微生物测序和靶向重测序（ 如 Ion AmpliSeq™ Cancer Panel ）[48-51]。

3.2　第三代测序技术概述

在前面的章节中介绍的下一代测序技术，或使用 emPCR（Roche 454、SOLiD 和 Ion Torrent ），或通过桥接扩增（Illumina）对模板进行扩增以增强检测信号。然而，基于扩增放大的错误和偏差是不可避免的。第三代测序技术的主要特点是在单分子水平进行测序，避免了模板的预扩增。该方法还缩短了样品制备的时间。另一个优点是所需的初始 DNA 量大大减少，使其成为对有限样品进行测序更好的选择。下面将介绍三种主要的第三代测序仪：HeliScope™单分子测序仪（Helicos Biosciences）、单分子实时测序仪（SMRT™）（Pacific Biosciences）和纳米孔测序仪（Oxford Nanopore Technologies）。

3.2.1　HeliScope™单分子测序仪

HeliScope™单分子测序仪利用真正的单分子测序（tSMS™）技术在单分子水平进行测序[52]。其原理为在片段化的单链模板 3′端加上 poly A，片段单链模板与 poly T 杂交，共价结合于流动池表面。依次加入荧光标记的 dNTP，洗涤去除多余的 dNTP 后，通过激光激发结合的核苷酸产生荧光信号，拍摄数千张照片记录结合反应及精确定位。之后切除荧光染料和抑制基团，进入下一轮反应。循环反应完成后，将每个循环记录下来的信号转换成单个模板分子的序列读取以进行分析。HeliScope™单分子测序仪每次运行生成 21～35 Gb 的数据，每次读取长度从 25 个到 55 个碱基不等。单核苷酸替换、插入和缺失检出的错误率分别为 0.2%、1.5%和 3.0%。

3.2.2　单分子实时测序仪（SMRT™）

来自 Pacific Biosciences 的单分子实时测序仪（SMRT™）通过实时监测测序进展并产生长读数，从而促进实现单分子测序[52]。与 Illumina 的 Flow cell 和 Ion Torrent 的半导体芯片类似，测序模板被沉积到 SMRT cell 的"孔"中，每个孔包含成千上万个零模波导孔（ZMW），纳米直径的 ZMW 为平行测序提供了空间。为了实时记录 DNA 合成，摄像机的焦点需要保持恒定，防止整个测序过程中出现微小调整。因此，在合成过程中，每个结合反应的物理位置应该是预先确定和固定的。为了达到这个目的，DNA 聚合酶，而非模板，被固定在 ZMW 内。模板可以是线性的，也可以是环形的。线性模板单次通过 ZMW 获得长读取（可达 10 kb），而环形模板是多次通过，得到短读取（250 bp）。模板由 DNA 聚合酶维持，单色荧光染料通过三磷酸链与 dNTP 连接，无须对插入碱基的带有荧光标记的 dNTP 进行额外剪切。在反应溶液中不断提供高浓度的荧光标记的 dNTP，使得聚合酶的性能，包括酶的精确度和持续合成的能力都得到极大改善。由于 ZMW 的尺寸太小，不能容纳游离的荧光标记的 dNTP。每个游离的碱基扩散速度大约是几十毫秒，这个时间差，只能产生低水平的荧光背景。不匹配的 dNTP 迅速扩散出 ZMW，而互补的 dNTP 被聚合酶"抓住"，产生延伸荧光信号，通过发射的荧光谱识别结合的 dNTP 类型。一旦磷酸二酯键形成，二磷酸盐和附着的荧光团在反应结束时被 DNA 聚合酶裂解，释放的荧光团迅速从 ZMW 扩散出去，将荧光信号恢复到背景水平。利用这一策略，可以连续进行链合成反应，并实时捕获信号，省去了对焦、信号扫描、清洗、加入新鲜 dNTP 等多个测序步骤，大大缩短了测序时间。通过模仿 DNA 聚合酶的自然合成过程，最大限度地延长 DNA，链的延伸速度远高于其他技术，可产生长度为千碱基的长读取（表 3.1）。

表 3.1　常见大规模平行测序平台的比较

	第二代大规模并行测序技术				第三代大规模平行测序技术		
测序平台	454 GS	HiSeq2000	SOLiD	Ion torrent	HeliScope™ single molecule sequencer	SMRT	GridION
生产商	Roche	Illumina	ABI, Life Technologies	Life Technologies	Helicos Biosciences	Pacific Biosciences	Oxford Nanopore Technologies
模板制备	微球上基于乳液 PCR 的克隆扩增	固态表面上的电桥克隆扩增放大	微球上基于乳液 PCR 的克隆扩增	微球上基于乳液 PCR 的克隆扩增	不需克隆扩增，但在片段化模板中需添加 poly A 结构	不需要克隆扩增	不需要克隆扩增
测序机制	焦磷酸测序，每次一种 dNTP	通过可逆染料终止子进行合成测序	连接测序	半导体技术合成测序	通过可逆染料终止子进行合成测序	通过合成进行测序，磷酸基团失去荧光标记	不涉及化学反应，流变化期间测得的电流特征检测核苷酸
信号源	化学发光	荧光	荧光	氢离子	荧光	荧光	数字设备感测到的基于分子的特征电流中断
读取长度（bp）	400	50~100, 配对末端	75+35, 配对末端	200	25~55, 平均 35	平均 1000	10 000
运行时长	10~20 小时	4~11 天	最多 8 天	2.5~4.5 小时	8 天	<1 小时	不确定，与测序量有关
单次运行测序长度	400 Mb	最大 300 Gb/流动池	50~70 Gb/流动芯片	10 Mb（314 芯片）100 Mb（316 芯片）1 Gb（318 芯片）	21~35 Gb	36 Mb/h	40~100 Mb
单个合并事件的错误率（%）	1	0.1	5	1	≤1	15	≥4
最终错误率（%）	1	0.1	≤0.1	1	≤1	1	4
每 Mb（兆碱基）测序成本（$）	10	0.07	0.13	1（318 芯片）	0.45~0.6	>7	1
仪器费用（$）	<500 K	700 K	530 K	50 K	~100 万	695 K	N/A
优势	长片段测序；适于重复区域测序	错误率极低；每 Mb 成本最低；具有良好的均聚性	错误率极低	资金投入少；运行时间短	单分子测序	单分子测序；直接测序甲基化的 DNA；长片段测序；运行时间同短	单分子测序；能够直接分析 DNA、RNA 和蛋白质的含量；超长片段测序；资本投资低
限制	性价比低；通量低；均聚物测序错误率高	短片段测序；运行时间长	短片段测序；运行时间长	通量低；均聚测序序错误率高	短片段测序；资高；运行时间长	短片段测序；资本投资高；成本高；错误率高	错误率高；未上市

注：N/A, 不详。

SMRT 技术的另一个吸引人的特性是不需要传统的亚硫酸氢盐转换，能够直接测序和检测甲基化 DNA。DNA 甲基化、组蛋白修饰和染色质重构是三种表观遗传修饰，调控着各种生物过程，如基因表达、基因组印记和 X 染色体失活[53-55]。这些过程出现的问题与多种人类疾病有关[56-58]。不同的研究领域在绘制全基因组甲基化图谱时使用不同的方法富集甲基化区域，然后进行大规模平行测序，如甲基化 DNA 免疫沉淀测序（MeDIP-seq）、methyl-CpG 结合域测序（MBD-seq）和亚硫酸氢盐测序。所有这些方法在构建文库时都需要进行额外的处理[59-62]。在 SMRT 技术中，插入碱基的检测由两个参数组成：脉冲宽度和脉冲间持续时间。脉冲宽度测量核苷酸插入到模板与切除荧光标记的磷酸基团之间的持续时间，脉冲间持续时间表示两个连续脉冲之间的间隔。一项概念验证研究提出，甲基化 DNA 可以很容易地被 SMRT 技术检测到，因为 DNA 聚合酶的动力学变化对 DNA 修饰基团更敏感，与未修饰的模板相比，将产生不同的脉冲宽度和脉冲间持续时间[63]。事实上，研究结果表明，不同的甲基化修饰模式，包括甲基腺嘌呤（mA）、甲基胞嘧啶（mC）和羟甲基胞嘧啶（hmC），都能很容易被检测到，并根据其独特的脉冲测量与未甲基化的对照区分开来。

以上介绍的都是 SMRT 技术的优势，但还需解释一下其面临的挑战。测序错误率偏高是 SMRT 平台的主要问题。在 158 个碱基的读数中，只有 131 个碱基与参考序列一致，灵敏度为 82.9%[63]。其中，插入/缺失（INDEL）占总错误的 74%。为了提高检测的准确性，人们提出了提高脉冲宽度和信号强度的方法。另一种有效的方法是对环状模板进行多次测序（≥15 次）。由于大多数误差是随机产生的，而且随着覆盖率的增加，在同一位置上发生两次误差的概率显著降低，因此该方法可以将检测灵敏度提高到 99%。尽管检测系统还有待进一步的改进以提高准确性，但 SMRT 技术在基因组和表观基因组水平上及在高通量单分子测序水平上推进了 MPS 的发展。

3.2.3　纳米孔测序仪（GridION）

另一种新的 MPS 技术：纳米孔测序，是通过记录单链 DNA 或 RNA 流过半导体芯片上直径为 2 nm 的孔时的电流变化来分析模板的序列[64]。无须添加衔接子，双链 DNA 可直接作为模板，通过纳米孔时会引起电阻膜上电流的变化，通过捕获电流变化来识别碱基。这种新方法不是捕获光信号，而是简单地记录电信号，从而大大加快了测序过程，降低了成本。在 1000 美元基因组计划竞争中作为强大的候选人[65]，牛津纳米孔技术公司（Oxford Nanopore Technologies）预计 2012 年推出两款基于纳米孔技术的机器，其商业化后将使得这款第三代 MPS 平台从理论推向应用。

3.3　第二代和第三代 MPS 平台的比较

由于市场上存在多种 MPS 平台，对它们进行交叉比较，便于根据其用途和性能进行平台的选择。第二代 MPS 技术依赖于检测分子簇（cluster）产生的信号，而第三代 MPS 技术则捕捉单个分子发出的信号，使 DNA 和 RNA 分子能够快速直接测序。此外，通过将读取长度从几十个碱基增加到几千个碱基，第三代基于 MPS 的从头组装和插入/缺失（INDEL）

检测能力将显著增强。然而，第二代技术将继续在生物医学和诊断领域中广泛应用，是因为它具有稳定的系统和较低的错误率。表 3.1 从几个常用指标对不同测序平台的性能进行了汇总和比较，展示了不同平台间的差异性。

4 总结

随着 MPS 时代的到来，单基因研究逐渐演变为 panel 和全基因组研究。这种转变给生物信息学家提出了挑战，要求他们改进基于重测序的读取序列比对和未知序列的从头组装的算法，要求计算机科学家维护和更新公共数据库，还要求生物学家解释筛选后的结果和进行后续的功能研究。未解决的生物难题将指引工程师们继续提高现有 MPS 平台的性能，或为新应用开发新技术。毫无疑问，MPS 将继续全速发展[66]，也将增进我们对于人类基因组和尚未攻克的遗传性疾病的理解。

（丁　鑫　王　猛　译；颜水堤　孙玉琦　审）

参 考 文 献

[1] Margulies M，Egholm M，Altman WE et al（2005）Genome sequencing in microfabricated high-density picolitre reactors. Nature 437（7057）：376-380.

[2] Bilguvar K，Ozturk AK，Louvi A et al（2010）Whole-exome sequencing identifies recessive WDR62 mutations in severe brain malformations. Nature 467（7312）：207-210.

[3] Campeau PM，Lu JT，Sule G et al（2012）Whole-exom esequencing identifies mutations in the nucleoside transporter gene SLC29A3 in dysosteosclerosis，a form of osteopetrosis. Hum Mol Genet 21（22）：4904-4909.

[4] O'Roak BJ，Deriziotis P，Lee C et al（2011）Exome sequencing in sporadic autism spectrum disorders identifies severe de novo mutations. Nat Genet 43（6）：585-589.

[5] 1000 Genomes Project Consortium，Abecasis GR，Altshuler D，Auton A，Brooks LD，Durbin RM，Gibbs RA，Hurles ME，McVean GA（2010）A map of human genome variation from population-scale sequencing. Nature 467（7319）：1061-1073.

[6] Jones MA，Bhide S，Chin E et al（2011）Targeted polymerase chain reaction-based enrichment and next generation sequencing for diagnostic testing of congenital disorders of glycosylation. Genet Med 13（11）：921-932.

[7] Wang J，Cui H，Lee N-C et al（2012）Clinical application of massively parallel sequencing in the molecular diagnosis of glycogen storage diseases of genetically heterogeneous origin. Genet Med 15（2）：106-14.

[8] Gowrisankar S，Lerner-Ellis JP，Cox S et al（2010）Evaluation of second-generation sequencing of 19 dilated cardiomyopathy genes for clinical applications. J Mol Diagn12（6）：818-827.

[9] Baetens M，Van Laer L，De Leeneer K et al（2011）Applying massive parallel sequencing to molecular diagnosis of Marfan and Loeys-Dietz syndromes. Hum Mutat 32（9）：1053-1062.

[10] Meuzelaar LS，Lancaster O，Pasche JP，Kopal G，Brookes AJ（2007）MegaPlex PCR：a strategy for multiplex amplification. Nat Methods 4（10）：835-837.

[11] Tewhey R，Warner JB，Nakano M et al（2009）Microdroplet-based PCR enrichment for large-scale targeted sequencing. Nat Biotechnol 27（11）：1025-1031.

[12] Kirkness EF（2009）Targeted sequencing with microfluidics. Nat Biotechnol 27（11）：998-999.

[13] Schlipf NA，Schüle R，Klimpe S et al（2011）Amplicon-based high-throughput pooled sequencing identifies mutations in CYP7B1 and SPG7 in sporadic spastic paraplegia patients. Clin Genet 80（2）：148-160.

[14] Ghadessy FJ，Ong JL，Holliger P（2001）Directed evolution of polymerase function by compartmentalized self-replication. Proc Natl Acad Sci 98（8）：4552-4557.

[15] Williams R，Peisajovich SG，Miller OJ，Magdassi S，Tawfik DS，Griffiths AD（2006）Amplification of complex gene libraries by emulsion PCR. Nat Methods 3（7）：545-550.

[16] Valencia CA, Rhodenizer D, Bhide S et al（2012）Assessment of target enrichment platforms using massively parallel sequencing for the mutation detection for congenital muscular dystrophy. J Mol Diagn 14（3）: 233-246.

[17] Wheeler DA, Srinivasan M, Egholm M et al（2008）The complete genome of an individual by massively parallel DNA sequencing. Nature 452（7189）: 872-876.

[18] Levy S, Sutton G, Ng PC et al（2007）The diploid genome sequence of an individual human. PLoS Biol 5（10）: e254.

[19] Zhang MQ（1998）Statistical features of human exons and their flanking regions. Hum Mol Genet 7（5）: 919-932.

[20] Sakharkar MK, Chow VT, Kangueane P（2004）Distributions of exons and introns in the human genome. In Silico Biol 4（4）: 387-393.

[21] Barnes WM（1994）PCR amplification of up to 35-kb DNA with high fidelity and high yield from lambda bacteriophage templates. Proc Natl Acad Sci USA 91（6）: 2216-2220.

[22] Tang S, Huang T（2010）Characterization of mitochondrial DNA heteroplasmy using a parallel sequencing system. Biotechniques 48（4）: 287-296.

[23] He Y, Wu J, Dressman DC et al（2010）Heteroplasmic mitochondrial DNA mutations in normal and tumour cells. Nature 464（7288）: 610-614.

[24] Zhang W, Cui H, Wong LJ（2012）Comprehensive 1-step molecular analyses of mitochondrial genome by massively parallel sequencing. Clin Chem 58（9）: 1322-1331.

[25] Li M, Schönberg A, Schaefer M, Schroeder R, Nasidze I, Stoneking M（2010）Detecting heteroplasmy from high-throughput sequencing of complete human mitochondrial DNA genomes. Am J Hum Genet 87（2）: 237-249.

[26] Cui H, Li F, Chen D, et al（2013）Comprehensive next-generation sequence analyses of the entire mitochondrial genome reveal new insights into the molecular diagnosis of mitochondrial DNA disorders. Genet Med. 2013 Jan 3. [Epub ahead of print], PMID23288206.

[27] Coppieters F, De Wilde B, Lefever S et al（2012）Massively parallel sequencing for early molecular diagnosis in Leber congenital amaurosis. Genet Med 14（6）: 576-585.

[28] Turner EH, Lee C, Ng SB, Nickerson DA, Shendure J（2009）Massively parallel exon capture and library-free resequencing across 16 genomes. Nat Methods 6（5）: 315-316.

[29] Dahl F, Stenberg J, Fredriksson S et al（2007）Multigene amplification and massively parallel sequencing for cancer mutation discovery. Proc Natl Acad Sci 104（22）: 9387-9392.

[30] Dahl F, Gullberg M, Stenberg J, Landegren U, Nilsson M（2005）Multiplex amplification enabled by selective circularization of large sets of genomic DNA fragments. Nucleic Acids Res 33（8）: e71.

[31] Stenberg J, Dahl F, Landegren U, Nilsson M（2005）PieceMaker: selection of DNA fragments for selector-guided multiplex amplification. Nucleic Acids Res 33（8）: e72.

[32] Fredriksson S, Banér J, Dahl F et al（2007）Multiplex amplification of all coding sequences within 10 cancer genes by Gene-Collector. Nucleic Acids Res 35（7）: e47.

[33] Porreca GJ, Zhang K, Li JB et al（2007）Multiplex amplification of large sets of human exons. Nat Methods 4（11）: 931-936.

[34] Hodges E, Xuan Z, Balija V et al（2007）Genome-wide in situ exon capture for selective resequencing. Nat Genet 39（12）: 1522-1527.

[35] Okou DT, Steinberg KM, Middle C, Cutler DJ, Albert TJ, Zwick ME（2007）Microarray-based genomic selection for high-throughput resequencing. Nat Methods 4（11）: 907-909.

[36] Albert TJ, Molla MN, Muzny DM et al（2007）Direct selection of human genomic loci by microarray hybridization. Nat Methods 4（11）: 903-905.

[37] Gnirke A, Melnikov A, Maguire J et al（2009）Solution hybrid selection with ultra-long oligonucleotides for massively parallel targeted sequencing. Nat Biotechnol 27（2）: 182-189.

[38] Cancer Genome Atlas Research Network（2011）Integrated genomic analyses of ovarian carcinoma. Nature 474（7353）: 609-615.

[39] Boileau C, Guo D-C, Hanna N et al（2012）TGFB2 mutations cause familial thoracic aortic aneurysms and dissections associated with mild systemic features of Marfansyndrome. Nat Genet 44（8）: 916-921.

[40] Glycogen storage diseases（GSDs）are a group of inherited genetic defects of glycogen synthesis or catabolism. GSDs are categorized into 14 subtypes, based on the specific enzyme deficiency and disease phenotype. Common symptoms include hypoglycemia, hepatomegaly, developmental delay and muscle cramps. Based on major clinical presentation, GSDs can be divided into two sub-forms: muscle and liver. This comprehensive panel includes genes involved in both the muscle and liver forms of GSDs.

[41] Metabolic myopathies are genetic disorders of energy metabolism due to defects in the pathways of carbohydrate and fatty acid catabolism, and the subsequent energy production through mitochondrial oxidative phosphorylation. Mutations in genes involved

in three major pathways of energy metabolism, including glycogenolysis, fatty acid oxidation, and mitochondrial oxidative phosphorylation are the main causes of metabolic myopathies. These groups of diseases are clinically heterogeneous with variable penetrance, severity and age of onset. The predominant clinical symptoms associated with metabolic myopathy include chronic muscle weakness, myoglobinuria, and/or acute and recurrent episodes of irreversible muscle dysfunction related to exercise intolerance. Patients with metabolic myopathy are usually diagnosed based on their clinical features, abnormal metabolites, and enzymatic deficiency. However, the biochemical and molecular analytical procedures are time-consuming, costly, and often not confirmatory. Definitive diagnosis is made through the identification of deleterious mutations in the causative gene. Early diagnosis of these conditions is important for prompt clinical management and improved outcome of the patients.

[42] Oh JD, Kling-Backhed H, Giannakis M et al (2006) The complete genome sequence of a chronic atrophic gastritis Helicobacter pylori strain: evolution during disease progression. Proc Natl Acad Sci USA 103 (26): 9999-10004.

[43] Smith MG, Gianoulis TA, Pukatzki S et al (2007) New insights into *Acinetobacter baumannii* pathogenesis revealed by high-density pyrosequencing and transposon mutagenesis. Genes Dev21 (5): 601-614.

[44] Girard A, Sachidanandam R, Hannon GJ, Carmell MA (2006) A germline-specific class of small RNAs binds mammalian Piwi proteins. Nature 442 (7099): 199-202.

[45] Tarasov V, Jung P, Verdoodt B et al (2007) Differential regulation of microRNAs by p53 revealed by massively parallel sequencing: miR-34a is a p53target that induces apoptosis and G1-arrest. Cell Cycle 6 (13): 1586-1593.

[46] Wicker T, Schlagenhauf E, Graner A, Close T, Keller B, Stein N(2006)454 sequencing put to the test using the complex genome of barley. BMC Genomics7 (1): 275.

[47] Rothberg JM, Hinz W, Rearick TM et al (2011) An integrated semiconductor device enabling non-optical genome sequencing. Nature 475 (7356): 348-352.

[48] Elliott AM, Radecki J, Moghis B, Li X, Kammesheidt A (2012) Rapid detection of the ACMG/ACOG-recommended 23 CFTR disease-causing mutations using ion torrent semiconductor sequencing. J Biomol Tech 23 (1): 24-30.

[49] Vogel U, Szczepanowski R, Claus H, Junemann S, Prior K, Harmsen D(2012)Ion torrent personal genome machine sequencing for genomic typing of Neisseria meningitidis for rapid determination of multiple layers of typing information. J Clin Microbiol 50 (6): 1889-1894.

[50] Whiteley AS, Jenkins S, Waite I et al (2012) Microbial 16S rRNA Ion Tag and community metagenome sequencing using the Ion Torrent (PGM) Platform. J Microbiol Methods 91 (1): 80-88.

[51] Junemann S, Prior K, Szczepanowski R et al (2012) Bacterial community shift in treated periodontitis patients revealed by ion torrent 16S rRNA gene amplicon sequencing. PLoS One 7 (8): e41606.

[52] Eid J, Fehr A, Gray J et al (2009) Real-time DNA sequencing from single polymerase molecules. Science 323 (5910): 133-138.

[53] Meissner A (2010) Epigenetic modifications in pluripotent and differentiated cells. Nat Biotechnol 28 (10): 1079-1088.

[54] Esteller M (2007) Cancer epigenomics: DNA methylomes and histone-modification maps. Nat Rev Genet8 (4): 286-298.

[55] Delaval K, Feil R (2004) Epigenetic regulation of mammalian genomic imprinting. CurrOpin Genet Dev14 (2): 188-195.

[56] Dobrovic A, Simpfendorfer D (1997) Methylation of the BRCA1 gene in sporadic breast cancer. Cancer Res57 (16): 3347-3350.

[57] PlathK, Mlynarczyk-Evans S, Nusinow DA, Panning B(2002)Xist RN A and the mechanism of X chromosome inactivation. Annu Rev Genet 36: 233-278.

[58] Horsthemke B, Wagstaff J(2008)Mechanisms of imprinting of the Prader-Willi/Angelman region. Am J Med Genet A146A(16): 2041-2052.

[59] Taiwo O, Wilson GA, Morris T et al (2012) Methylome analysis using MeDIP-seq with low DNA concentrations. Nat Protoc 7 (4): 617-636.

[60] HarrisRA, WangT, CoarfaC et al (2010) Comparison of sequencing-based methods to profile DNA methylation and identification of monoallelic epigenetic modifications. Nat Biotechnol 28 (10): 1097-1105.

[61] Serre D, Lee BH, Ting AH (2010) MBD-isolated Genome Sequencing provides a high- throughput and comprehensive survey of DNA methylation in the human genome. Nucleic Acids Res 38 (2): 391-399.

[62] Ball MP, Li JB, Gao Y et al (2009)Targeted and genome-scale strategies reveal gene-body methylation signatures in human cells. Nat Biotechnol27 (4): 361-368.

[63] Flusberg BA, Webster DR, Lee JH et al(2010)Direct detection of DNA methylation during single-molecule, real-time sequencing. Nat Methods 7 (6): 461-465.

[64] Branton D, Deamer DW, Marziali A et al (2008) The potential and challenges of nanopore sequencing. Nat Biotechnol 26 (10): 1146-1153.

[65] Pennisi E (2012) 23 July, 2012. New start date and first contestant for genomics X PRIZE. ScienceInsider.

[66] von Bubnoff A (2008) Next-generation sequencing: the race is on. Cell 132 (5): 721-723.

第四章 序列比对、分析和生物信息学流程

Fuli Yu，Cristian Coarfa

摘要：随着 DNA 测序成本的大幅降低，数据"海啸"已经到来。信息学和数据分析成为目前基因组学研究中科学发现和医疗活动的限速步骤。本章将简要回顾基因组学领域的历史，随后详细介绍序列比对和变异分析算法以及相关软件的使用方法，最后讨论该领域的挑战和潜在的发展方向。

1 历史概述

1.1 从 HGP 和 HapMap 到千人基因组计划

人类基因组计划（Human Genome Project，HGP）是一项艰巨的科学研究，在现代生物医学研究史上持续了 10 多年（1990 年至 2000 年初）[1, 2]。HGP 的完成标志着"基因组学"进入生物医学研究领域几乎每一个学科的日常实践中[3]。自人类参考基因组序列发表以来，生物医学研究在许多领域都实现了前所未有的飞跃。例如，它使得进化生物学家将人类基因组与来自其他物种（如黑猩猩和恒河猴）的基因组进行比较[4, 5]，并在核苷酸水平上获得对进化历史的巨大见解，其中"生命之树"不再基于表型相似而是基于基因型——物种进化的核心"引擎"。物理图谱和遗传图谱的可用性使得研究人员能够通过浏览参考基因组序列，快速缩小感兴趣基因的合理列表，因此描绘疾病基因谱花费的时间和精力大为减少。更重要的是，HGP 第一次为个体重测序提供了参考序列，因此全球范围内研究个体间常见遗传变异成为可能，这是基因研究的核心。

基因多态性被认为是使我们每个人具有独特表型的关键因素，并对我们如何具有不同的遗传疾病易感性以及我们如何应对环境损害（如细菌、病毒和化学物质）、药物和其他治疗产生重大影响[6]。因此，基因突变对于生物医学研究和分子诊断具有重要价值。

遗传突变有不同的类型。单核苷酸多态性（single-nucleotide polymorphism，SNP）是基因组序列中单个核苷酸（A、T、C 或 G）发生改变时产生的 DNA 序列突变，是迄今为止最丰富的多态性形式。高密度和易于评分使 SNP 成为绘制遗传图谱理想的标记物。国际单倍型图谱计划（HapMap）已对基因组中大多数常见的 SNP 进行了鉴定[7-10]。小片段插入/缺失（INDEL）是第二常见的多态类型，比 SNP 更具有多态性，当它们改变密码子序列时，

可能会产生更明显的蛋白质功能改变（如移码框 INDEL）[11, 12]。即使没有改变密码子序列，不论在蛋白编码序列中还是在蛋白编码序列外，INDEL 最常表现为三碱基重复（CGG 或 CAG），可导致亨廷顿病和脆性 X 染色体等疾病[13]。三碱基重复超过一定的阈值（如扩增）可因为聚谷酰胺束（polyQ tract）聚集水平异常而导致毒性[14]。还有一部分 INDEL 表现为可变数目串联重复序列（variable number of tandem repeat，VNTR），也称为短串联重复序列（short tandem repeat，STR）。它们由可变长度序列基序组成，以不同拷贝数（即微卫星和小卫星）串联重复，具有巨大的异质性，每个位点可以有数百个等位基因。拷贝数变异（copy number variation，CNV）和结构变异（structural variation，SV），包括基因组区域重复、缺失、倒置和易位，在正常人群中发现的频率比预期[15]的要高。它们可能通过改变基因的表达量来影响对疾病的易感性和对不同的药物反应。在过去的十年中，人们已经进行了许多大规模的研究在基因组范围描述 CNV/SV 的特性[16]。这种类型的突变在癌症基因组和罕见的遗传性疾病中尤其普遍。

由于 SNP 在遗传学的各个领域都具有重要意义，2002 年加拿大、中国、日本、尼日利亚、英国和美国 6 个国家组成国际 HapMap 联盟，最初的目标是通过描绘 4 个不同种群中常见的 SNP 及其频率和关联模式来"确定人类基因组中 DNA 序列突变的共同模式"[17]。至 2005 年 2 月底，该小组已经完成了其最初的目标（第一阶段），即在整个人类基因组范围对约 100 万个 SNP 进行基因分型[17]。第二阶段[10]该小组将新增更多的 SNP，在 11 个不同种族的人群中进行测序建立"HapMap 3"数据库[9]。

HapMap 计划[7, 8]在常见 SNP 分类编目方面取得了巨大的进展。目前该计划正在开发一种方法，利用一个小的标签 SNP（tagging SNP）来表示几乎所有常见突变的潜在单倍型结构，以扫描与表型或药物反应显著相关的标志物[18]。这为基因分型微阵列平台（如 Affymetrix 6.0 SNP 芯片和 Illumina BeadChip 芯片）广泛应用于多种常见疾病的全基因组关联研究（GWAS）奠定了基础[19]。

HapMap 计划在生物医学领域产生了深远的影响，包括复杂疾病基因图谱绘制、群体遗传学和进化遗传学。已发现超过 1617 个 SNP 与 249 种常见性状相关。HapMap 计划成果中详细描述了 SNP 之间的关联模式（单倍型）[9, 10, 17]；在了解最近 10 万年的人类历史和自然选择过程方面取得了巨大的进展[20, 21]，确定了对生物机制产生重大影响的基因组特征，如重组[22-24]；在 HapMap 计划中，以 HapMap 为参考，通过归因法将更多的标记用于关联研究，推进了计算工具的发展[25]。在 GWAS 时代，研究者开发了大量的软件工具并广泛应用于 SNP 芯片数据分析和单倍体基因模式的可视化[26]。

随着 GWAS 时代的到来，所谓的遗传缺失问题变得突出，也就是说，在几乎所有的常见性状中，遗传因素只占很小的一部分（<10%）[27]。因此有学者提出假设：在较低的频率（1%～5%）分离几个遗传突变的组合效应可以解释常见性状的大部分遗传可能性（即罕见突变-常见性状假说）。为此，2007 年启动了国际千人基因组计划（http://www.1000genomes.org/sites/1000genomes.org/files/docs/1000Genomes-MeetingReport.pdf）。该计划的目标是通过对来自 20 多个种族的 2500 个个体进行测序，"在研究的人群中找到大多数频率至少为 1% 的基因突变"（http://www.1000genomes.org/about）。计划中包括三个子项目：（a）完成测序深度在 4～6 倍的低覆盖度的全基因组测序；（b）外显子区的靶向捕获测序；（c）少数样品

的高覆盖度全基因组测序[28]。到目前为止，人们已经发现约 4000 万个基因突变，包括 3800 万个 SNP、140 万个 INDEL 和 14 000 个 CNV/SV（http: //www.1000genomes.org/ phase1-analysis- results-directory）。千人基因组计划的实现依赖于"下一代测序（NGS）"平台技术的进步。

1.2　NGS 平台

到目前为止，DNA 测序/基因分型技术已经发展成为最强大和自动化的生物医学分析方法，并常规地应用于大规模研究。NGS 平台（如 Roche 454，Life Technologies 的 SOLiD 和 Ion Torrent，以及 Illumina 的 HiSeq 和 MiSeq）不仅在 BCM-人类基因组测序中心等大型基因组中心有配备，也应用于较小的实验室，如临床实验室，有利于探索广泛的科学问题。它反映了 James Watson 和 Francis Collins 等科学领袖在 20 多年前人类基因组计划（HGP）成立之初就渴望 DNA 技术快速发展的远见和决心。许多关于平台之间技术方法、成本等比较[29]的评论文章对读者非常有帮助。

NGS 平台的核心创新是大规模平行化学反应、超高分辨率光学元件和分析极短读长的计算方法。这些革命性的技术进步大大降低了测序成本，并将周转时间缩短到几天（而不是几十年）。根据 NIH-NHGRI 的价格图表，2012 年我们已进入了 1 万美元/基因组时代（http:// www.genome.gov/ images/ content/ cost_per_genome.jpg）。随着一些第三代测序平台的推出，检测成本将继续下降。尽管仍存在一些质疑，牛津纳米孔技术可能成为一个新的测序平台。随着该领域技术的不断更新，预计在未来 2～3 年测序平台和关键技术都将发生相当大的改变。

1.3　NGS 实现模式转换

人类遗传学研究一直致力于绘制某种表型（常见或罕见）的致病基因突变图谱。位置克隆方法可能需要数年时间才能找到与性状相关的候选区域，将候选区域缩小到特定的基因突变可能是一项代价高昂的工作。最典型的例子是囊性纤维化基因定位克隆，耗时约 4 年[30]。与传统的定位克隆方法相比，使用全外显子组捕获测序（whole-exome capture sequencing，WECS）技术[31]，获得 30～60 Mb 靶基因的几乎所有功能性突变只需几天时间，成本低于 1000 美元。

WECS 系统搜索孟德尔遗传病致病基因具有很强的可行性。NIH 发起的"孟德尔疾病基因组中心计划"（http: // grants.nih.gov/ grants/ guide/ rfa-files/ RFA-HG-10-016.html）和"临床测序探索性研究项目"（http: // grants.nih.gov/ grants/ guide/ rfa-files/ rfa-hg-12-009.html）等科学项目，能够系统地发现罕见遗传性疾病和癌症的致病突变，并在临床上检验 DNA 测序的实用性和影响力。临床基因检测领域检测模式实现了从 panel-by-panel 到 WECS 的转变。在美国的一些机构，包括 BCM 临床实验室，就可以提供这种检测服务。通过智能的信息学工具实现测序结果的快速交付（以天为单位）[32]。

2 信息学在 NGS 分析中的应用

2.1 流程概述

NGS 平台可以利用捕获工具来富集靶基因区域，从而对全基因组或编码区域进行筛查。不管选择何种测序策略，主要的数据处理和分析包括以下步骤（图 4.1），在 SEQanswers（http://seqanswers.com）网页上可以找到非常详尽的工具列表。

（1）使用厂家软件进行初步数据分析：FASTQ[33]是一种存储了有序的核酸序列和其质量评价的文本格式，反映核苷酸信号响应（base call）的准确性。质量评分采用 Phred 量表，即测序错误率的对数乘以−10。假设 A 碱基 Q 值为 20，则其错误率是 0.01。

（2）Mapping/Alignment 数据映射/比对：将测序读取映射定位到参考基因组上进行比对，这是很关键的一步。Mapping/Alignment 算法正在深入研究和开发，许多算法得到了广泛的应用，如 BWA 和 BFAST[34-38]。

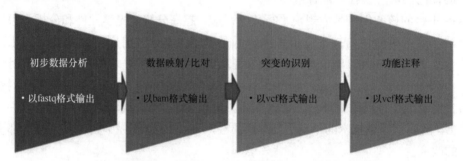

图 4.1　下一代测序（NGS）生物信息学分析流程

本图描述的是不同测序平台上生物信息学典型流程和常规输出的文件格式

（3）突变的识别：遗传突变包括 SNP、INDEL、CNV 和 SV 等，检出的准确性取决于复杂疾病和孟德尔疾病与对照组关联研究结果的信噪比。国际千人基因组项目激励了许多团体，引领了信息学的快速发展，并向 NGS 社区发布了开源软件包。在这里，我们将详细地介绍在过去 3 年中我们在千人基因组计划中为分析突变开发的两个独特的计算工具（Atlas2 和 SNPTools）。

（4）突变的功能注释：了解基因突变的相关生物学功能可能是一个限速步骤。然而，遗传数据库[如千人基因组计划（1000 Genomes）、HGMD（生殖系突变）和 COSMIC（癌症）]和计算工具（PolyPhen-2 和 SIFT）的发展使得大幅缩短候选位点列表成为可能。

2.2 测序要素

2.2.1 比对

测序结果比对算法及软件的开发是一种跨学科、多领域技术，近来该领域技术发展迅速。本章将详细介绍几种常用的比对算法及计算工具的使用方法；另外，以亚硫酸氢盐测序法为例简介核苷酸突变和 DNA 甲基化序列分析比对方法。

虽然字符串匹配技术在计算领域已较为成熟，但序列比较为计算比对技术提出了更进一步的要求，推进了读取映射算法的发展。尽管算法已不断地被优化，但哺乳动物基因组几十亿个碱基比对过程仍存在巨大挑战，其中包括提高比对准确性和提升计算设备配置（内存、存储等）以提高运算速度，满足全基因组庞大数据的比对任务。表 4.1 列出了目前主流运算软件及其应用范围。

表 4.1 下一代测序平台序列比对软件汇总

应用	使用的对应计算工具
全基因组/全外显子组重测序，Illumina	Bowtie，BWA，Bowtie2，SOAP2
全基因组/全外显子组重测序，SOLiD	BFAST，SHRIMP
全基因组/全外显子组拷贝数变异检测	mrsFAST，RazerS，Hobbes，Novoalign
454 重新测序	SSAHA2，Pash 3.0，BWA-SW
全基因组 DNA 双硫键测序分析	Bismark，BSMAP，Pash，LAST，BS-seeker，BRAT

（1）比对算法演变史：在 NGS 之前，Sanger 测序平台最长读取片段长度为 1000 个碱基，但两端的碱基质量很低，所以比对方法必须对间隙和错配都有比较高的敏感性。由于 Sanger 测序量较低，所以相对于运算速度而言对运算准确性的要求更为严格。但是，随后的 NGS 测序结果庞大，处理任务更加繁重，所以要求更快的运行速度和更优化的运算性能。可通过使用单点、多点式启发式运算方法进行测序结果与标准数据库高通量短片段对齐比对以提高运算效率，即通过对测序片段与参考基因组序列在可接受差异率范围内进行往复多次测序片段比对以计算标本基因突变率。虽然多点式启发式运算方法在很大程度上提高了运算速度，但对于半重复性、未曾报道过的突变类型基因的基因组绘制方面也显得力不从心，准确性较低[40]。目前，随着技术的不断更新，测序读取长度不断增加，这为有效解决重复片段基因组序列绘制提供了机会；随后，比对算法也更加专注于不匹配和 Gaps 区域处理能力的提高。

（2）比对算法金标准 Smith-Waterman 算法（S-W 算法）[41]：比对算法金标准——在碱基对水平下进行比较，可以提供最优化的比对结果。S-W 算法通过对匹配碱基进行加分，对不匹配或 Gaps 区域以扣分的方式进行计算评估。S-W 算法计算流程如下：对长度为 M 的测序序列和长度为 N 的参考序列设置一个 $M \times N$ 矩阵，例如 $S(i, j)$，表示测序序列第 i 个碱基与参考序列第 j 个碱基对齐时比对评分最高。该算法的关键在于对于所有对齐方式进行评分，其中包括碱基匹配对齐方式、碱基不匹配对齐方式或测序序列与参考序列 Gap 对齐方式。由于该算法比较复杂，所以在最快的处理器上也无法实现。

（3）Seed-and-Extend 比对算法：快速读取映射的 Seed-and-Extend 运算法在早期的 Sanger 测序时代出现，并得到了广泛的推广和使用，流行的软件有 FASTA[42]、BLAST[34]、BLAT[43]、SSAHA[44]和 Mosaik。这些 Seed-and-Extend 运算工具首先使用 k-mer 级长度测序片段（别称为"Seed"）在参考序列范围内筛选潜在高相似度序列，再以高相似度序列（"Seed"）为中心进行附近序列的碱基匹配比对，从而节省了往复的对不必要区域内的碱基匹配比对运算，更方便于针对目标区域进行更严格的统计分析（Karlin and Altschul 1990，PNAS），从而提高了运算速度和准确性。其中，最基本的比对工具 BLAST 就能容易地发现未报道的突变类型[Altschul SF，Gish W，Miller W，Myers EW，Lipman DJ，J Mol Biol 1990 Oct 5；215（3）：403-410]；同时，在运算过程中加入额外的设置（如最小 Seed 数或参考序列中最小 Seed 出现次数）能更进一步地节约成本，提高运算效率。

（4）具有 Gaps 模式的 Seed-and-Extend 比对算法：BLAST 和 BLAT 比对工具最初依赖于使用连续的 Seed 指导随后的比对工作，一方面，虽然较短的 Seed 容易在参考序列中找到匹配对象，但由于较多的虚假匹配对象也将导致消耗更长的对齐和比对时间；另一方面，较长的 Seed 可以生成更准确的映射，但可能会错过许多高度不相似的区域。由此产生了一款创新的比对工具，即具有缺口模式的 Seed-and-Extend 比对算法[45-47]，该算法使用有缺口的 Seed 筛选参考序列以对齐中心位置，通过允许错配提高灵敏度，通过使用更长的 Seed 提高特异性。Seed 模式和缺口 Seed 模式通过延长序列长度提高相似序列的分析能力，从而取得了理想的结果。例如，早期版本 NGS 平台（如 Illumina）测序读取片段较短，使用 Gaps-Seed 模式比对则可以找到仅具有少量错配的映射。Eland 和 SOAP[36]使用 6 个 Seed 找到了 2 个不匹配的映射；MAQ[48]在前 28 bp 碱基中就发现了 2 个不匹配碱基；RMAP[49, 50] 使用 $k+1$ 个核苷酸 Seed 进行匹配，检测到了具有至多 k 个错配的比对。

同时，在运算过程中可以根据所期望的灵敏度，优化 Seed 的大小和间距[51]。Pash 通过调整 Seed 间距，建立查询索引，然后基于 Seed 索引进行 k-mer 级 Smith-Waterman 算法比对。该方法通过优化 Seed 长度调整了比对频率，提高了运算速度和准确性，故结果和效率均优于直接比对法。该算法已成功用于检测人类基因组和临床相关生物模型（如小鼠、大鼠）中的种间保守区域同源性比对[35, 52, 53]。

（5）Burrows-Wheeler 变换算法：在开发高通量测序数据比对方面，一个主要突破就是使用了基于 Burrows-Wheeler 变换（BWT）建立 FM 索引，它可以在参考序列范围内进行精确匹配对齐，并且比对耗时仅受参考序列长度限制，不受目标片段影响；然后再使用回溯功能筛选不匹配映射。第一代 BWT 工具有 BWA[37]、SOAP2[54]和 Bowtie[55]，提供了高效的无间隙对齐服务，但对于小片段插入/缺失片段的解析能力明显降低。事实上，FM 索引策略主要基于 Gap 模型理论。第二代 BWA-SW 算法与 BWA 采用类似的原理，适用于长达 100 000 个碱基对的大片段比对，其灵敏度类似于 SSHA2[44]和 PASH 3.0[35, 52, 53]等计算工具。基于该算法的最新计算工具如 Bowtie2[38]，首先对 FM 索引进行矢量化对齐，目标序列再进行局部对齐和比对分析，其过程类似于 SHRIMP[56]等。在过去的 3 年中，基于 FM 索引的比对算法提供了速度和精度的最佳组合服务，已成功应用于千人基因组计划[28]的解析。

（6）q-gram 过滤算法：许多间隔 Seed 算法通过使用 q-gram 滤波器进一步提高了其性能。该方法的关键技术为：当在长度为 w 的参考序列中对长度为 q 的 Seed（此处称为"q-grams"）进行比对时，最多有 m 个不匹配映射，其中目标序列、参考序列将共同承担至少 $w-(m+1)*q$ 个 q-grams；运算过程中可根据需求和目标片段长度设置 m 值及比对次数，提高运算性能。其中，软件 SHRIMP 通过矢量化对齐，简化了并行运算水平，进一步提高了运算速度，甚至在 x86 Intel CPU 系统上就能对 *SSE2* 进行分析。而软件 mrsFast[57]旨在正确识别目标序列所有映射位置，以便准确分析重复区域中的结构多态性；该软件通过充分使用计算机缓存，进一步提高了运算性能，它首先设定 11 个读取区域以匹配 12 个目标区域，并且不断分解该区域直到达到计算机缓存容量，随后进行高效对齐及比对，以提高运算速度。

RazerS 软件继续沿用了间隙模式 q-gram 运算法，该软件使用动态编程方法优化 q-gram 长度和间距，以满足目标片段长度和预期灵敏度等要求[58]；在运算过程中使用 SWIFT 算法，并可以通过滑动控制键高效设置全基因组内 q-gram 空间分布[59]以提高运算速度。Hobbes 软件实现了 q-gram 过滤，确保产生最少的候选目标片段，以减少不必要的运算次数[60]，并且通过二进制编码（1 代表与 4 种任意碱基匹配；0 代表未匹配）方式进行目标片段编码和匹配度检查。这些技术提高了目标序列缓存提取速度，最大限度提高了计算机缓存使用效率，提高了运算速度。

（7）亚硫酸氢盐-DNA 甲基化测序技术：亚硫酸氢盐测序是检测碱基 DNA 甲基化状态的准确方法。DNA 样本首先应用亚硫酸盐处理后再进行 NGS 测序，甲基化的胞嘧啶碱基在测序过程中仍为 Cs，未甲基化的胞嘧啶碱基被转换为 Us。曾有研究开创性地使用全基因组亚硫酸氢盐测序绘制两个人甲基化图谱，总共测序得到 48 亿个碱基，或 376 条 Illumina 泳道结果[61]。在目标序列对齐分析过程中必须考虑到参考序列或测序序列中任何一条链上的 Ts 或 Cs。目前 Bowtie 软件是较常用的分析软件，它能在所有的 Cs 保持不变以及所有的 Cs 转换为 Ts 的情况下，对正向和反向基因组链上的序列进行对齐比对；随后对每个测序序列和匹配序列进行逆转换，从而确定最可能的匹配位置（碱基）。该方法在人类第一次甲基化实验中被使用[61]，并由此诞生了一批软件包，如 Bismark[62]、BS Seeker[63]和 Methycoder[64]。

通常亚硫酸氢盐测序分析软件为根据不同需求量身定制，以确保运算高效、准确。其中，BSMAP[65]软件通过对参考基因组和多个目标 CpG 岛可能的甲基化位点进行匹配，绘制甲基化图谱。Pash 3.0 软件则首先对亚硫酸氢盐测序结果进行 k-mers 运算后再进行匹配对比；每个参考染色体序列正向、反向互补链均为匹配对象，而且匹配结果中也可能包含序列间隙。mrsFAST[57]软件使用计算缓存优化策略对亚硫酸氢盐测序结果进行无间隙匹配；与其相反，RMAP-BS[49]软件则对亚硫酸氢盐测序结果进行空缺匹配（gapped mapping）。The LAST[66] alignment software 软件基于 BLAST 算法采用空缺匹配策略，以获得对亚硫酸氢盐测序结果高灵敏度、高效率比对分析。其他类型亚硫酸氢盐测序软件还有 BRAT[67, 68]和 Novoalign（www.novocraft.com），可供不同需求参考使用。

2.2.2 NGS 测序数据突变识别技术

对于 NGS 项目来说，准确地检测基因突变是至关重要的。与 Sanger 测序技术相比，NGS 平台的错误率更高，而且将较短的 reads 序列映射到参考基因组的复杂性给突变获取带来了挑战，包括 SNP 和 INDEL 的识别。从 NGS 数据中发现 SNP 的一个主要挑战是鉴别真正的突变和因测序或比对不准确而引入的错误。目前有许多关键的软件包为 NGS 分析研究者广泛使用，包括 Samtools[69]、SOAPsnp[70]、GATK[71]和 FreeBayes（http://bioinformatics.bc.edu/ marthlab/ FreeBayes）。以下将介绍我们团队开发的两个软件包 Atlas2 和 SNPTools[72, 73]及其潜在的算法。Atlas2 更适合于全外显子组捕获测序数据分析，而 SNPTools 更适合于群体测序数据分析。

（1）Atlas2：用于外显子捕获测序 SNP/INDEL 筛查的软件包。全外显子组捕获测序

（WECS）是一种经济有效的方法，可用于鉴定生物医学重要的突变，并为后续研究提供假设。WECS 数据引入的一系列偏差和错误模式与全基因组测序不同，如覆盖深度的异质性和捕获引起的参考偏差[75]。基因组的编码区还修改了在突变筛查中常规使用的许多质量指标的预期值。例如，编码序列中的转换/颠换比值（Ts/Tv）的预期值为 3.5，高于非编码区的平均值 2.4（图 4.2）。在编码区中，这个较高的比率是由转换/颠换比值的选择所造成的，因为颠换可能导致密码子的改变。很少有生物信息学工具最初是为 WECS 分析开发的，所以需要大量的人为调整——比如在对编码序列添加过滤程序方面，我们根据外显子序列特征开发了 WECS 数据库 Atlas2 分析软件。首先，该软件可以结合突变位点邻近相关序列，经回归模型逻辑运算后剔除系统测序错误序列，以提高测序结果的准确性；其次，软件可以根据个性化 WECS 数据特征调节识别 SNP 或插入/缺失突变率的分析变量参数，以提高分析效率；最后，软件使用 Bayesian 方法通过构建回归模型、计算误差概率和整体人群 SNP 突变率统计方法综合评估每个突变位点的误差概率，以提高分析结果的客观性。根据估计的后验误差概率，可以更好地区分真 SNP 和假阳性。Atlas2 的参数可使用 SNP 芯片数据、PCR 验证的位点、HapMap 和 ENCODE 重测序数据进行广泛调整[8-10, 17]。对于 WECS 数据，利用 Atlas2 软件可以获得高精度、高灵敏度的结果[28, 39]。

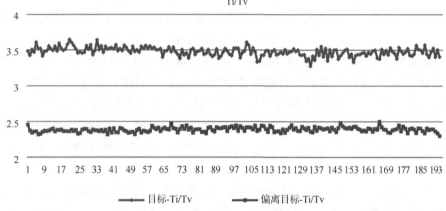

图 4.2　利用 Atlas2 软件分析 WECS 数据中 SNP 的 Ti/Tv 比值图例

对千人基因组数据库中 193 个外显子组进行分析，目标区域 SNP 的 Ti/Tv 比值为 3.5，远高于非目标区域的平均水平

（即 Ti/Tv 值：～2.4）

扫封底二维码获取彩图

（2）SNPTools：大规模人群研究中突变分析的整合软件包。作为 HapMap 和 GWAS 的延续，对数千个样本的研究是人类遗传学研究的主要焦点。这种大规模的队列研究（如 CHARGE-S，http: //web.chargeconsortium.com/）或群体测序项目（如 1000 Genomes Project，http: //www.1000genomes.org/）为理解基因型与表现型之间的关联以及与人类群体相关的属性（如人口统计学）铺平了道路[76]。从成千上万个具有表型信息样本的 NGS 数据中生成完整 SNP 信号是非常必要的。在承担从大规模人群中进行高覆盖度测序之前，或在许多大规模人群高覆盖率测序调查之前，通常先对数千名低覆盖率受试者的 NGS 数据[77]进行分析，评价突变类型。突变之间的连锁不平衡（LD）可以用于推算个体基因型以提高特异性和敏感性[78]，并将

这些突变逐步归为单倍体型，这是与表型关联的关键。

千人基因组计划，对来自 30 多个种族的 2500 个个体进行测序，在其推动下，我们设计了一个框架进行数据分析，分为以下四个主要步骤。①构建概率模型，对每个碱基重新加权，使碱基质量和映射质量都被重新调整为一个单一的质量分数。②基于方差比索引框架的 SNP 位点检测，实现了高灵敏度和特异性。③初始基因分型采用 "BAM-specific binomial mixture model（BBMM）" 为三种可能的基因型提供原始基因型的概率，BBMM 能够有效克服群体测序数据的高度异质性，获得高质量的结果。④使用新的精炼基因型的推算方法获得高准确性结果，该方法能有效地减少计算量。该流程还可以通过创新的 "数据集成" 步骤整合不同来源的数据（如外显子组、低覆盖率全基因组测序和 SNP 基因分型数据）（图 4.3）[74]。

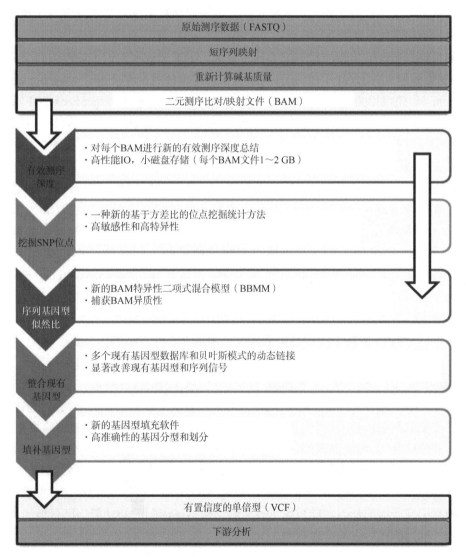

图 4.3　SNPTools 软件在大规模人口下一代测序（NGS）项目中的分析流程

首先，SNPTools 解析 BAMs 数据有效序列深度（effective base depth，EBD），从而反映每个碱基质量和绘制质量（mapping quality），筛选出目标 SNP 位点；接下来，利用 BAM 特异性混合模型（BAM-specific mixture modeling，BBMM）过程对基因簇进行建模，评估相似度；最后通过填补算法确定 SNP 突变类型不管是单样本方案还是多样本方案，Atlas2 和 SNPTools 都能够生成高质量的 SNP 数据。方法的选择取决于样本量、数据覆盖率和用户可获得的计算资源。对于几十个 WECS 的临床测序项目，可以用 Atlas2 获得高质量的结果。对于大规模人群的测序项目（如 CHARGE-S）并有可利用的高性能计算机资源时，SNPTools 可能更适合。

2.2.3 遗传突变的功能注释

对于遗传学家来说，最大的挑战是对这些突变的解释，并从数十万甚至数百万候选基因位点中按先后顺序排列得到潜在突变的简短列表。通过 NGS 测序和定位、比对，突变获取数据处理流程的执行可以得到一份翔实的突变列表。通常，研究人员被大量的突变数据搞得不知所措，这正日益成为定位疾病致病基因研究和利用全外显子组下一代测序技术进行临床遗传病诊断的重要瓶颈[79]。

目前对突变列表的功能注释主要有三种方法。①基于现有知识（如疾病突变、功能数据库）的功能注释。这类数据库包括遗传病相关的 HGMD 数据库（http://www.hgmd.cf.ac.uk/ac/index.php）和癌症相关的 Cosmic 数据库（http://www.sanger.ac.uk/genetics/CGP/cosmic/）。ENCODE 等项目来源的功能信息展示了强大的成果，对基因组的表达模式进行了实验性的目录分类（http://www.genome.gov/10005107）。②PolyPhen-2 和 SIFT 生物信息学预测法。有许多软件包[80-85]可通过 DNA 保守性和（或）编码序列蛋白质结构和生化属性评估多态性位点的功能，该领域研究仍处于非常活跃的发展阶段。③通过突变等位基因的群体频率进行阈值处理。基本原理是随着时间推移的反向选择，大多数有害突变倾向于罕见突变，最小等位基因频率＜（0.5%～1%），这个理论对于孟德尔遗传病模型的研究特别有用。许多数据库可以用于此目的。常见的应用包括利用 dbSNP（http://www.ncbi.nlm.nih.gov/projects/SNP/）、HapMap（http://hapmap.ncbi.nlm.nih.gov/）、千人基因组数据库（http://www.1000genomes.org/）和 NIEHS 外显子组突变项目等数据库进行突变频率的过滤。

用户可以对 NGS 数据中的遗传突变同时利用以上三种方法进行功能解释。一个很好的例子是由 BCM-Human Genome Sequencing Center（Matthew Bainbridge Personal Communication）的 Matthew Bainbridge 博士开发的 Cassandra 注释软件包，可同时在保守性基因模型（RefSeq）和包容性基因模型（UCSC）背景下评估突变的影响。评估内容包括突变是否改变氨基酸残基、是否位于内含子-外显子边界附近、是否产生或移除终止密码子、是否位于非编码 RNA 内或基因间。再用不同的算法计算及预测非同义突变的危害性，对其进行进一步的注释[83-85]。还需要注释突变出现的频率，以及是否在多个数据库（dbSNP、千人基因组数据库、NEIHS 外显子组突变项目、HGMD）出现，或位于已知突变的附近。最后，根据突变所在的基因功能数据进行注释，包括基因的已知功能、已报道的与基因相关的疾病、基因翻译后修饰及表达谱。

3 讨论

3.1 信息学面临的挑战仍然存在

随着测序通量的增加和应用范围的扩大，数据处理信息学方面，比如 IT 基础设施、科学算法的开发和高效实施，面临着重大挑战。

3.1.1 存储

测序通量不断增加的直接影响是对现有存储基础设施的压力越来越大。先进的数据压缩和检索技术如 CRAM[86]，一种更有效的 BAM 文件存储格式，正在积极开发中。鉴于本地文件服务器容量有限，云存储这样的商业途径受到越来越多的关注（Amazon，Google）。

3.1.2 计算时间

一般来说，在每一个处理步骤中都需要更高效的计算方法以最有效的方式得出新的算法和数据结构。还有一些工程方面的问题，如将编译成高效代码的语言（C/C++）用于时间密集型计算，新算法的设计主要注重提高同步并行计算的能力：使用 CPUs 和 GPUs 中提供的矢量化功能进行低水平并行化（由大多数供应商提供，CUDA），通过使用多线程应用程序和函数库有效扩展多核计算机数据处理能力，最后将大型计算工作分为集群计算和云计算。未来的生物信息学工作台很可能由云计算和分布式数据库支持。

3.2 基因组学的云计算

将基因组分析软件作为一种服务置于云计算框架内，为这些问题提供了独特的解决方案。云计算背后的概念是将计算外包到远程位置的第三方服务器或集群。这种分析软件作为一种服务模式，省去了前期投资以及与构建本地计算基础架构相关的任何延迟，从而实现了计算的灵活性和可扩展性。

作为试点，我们的团队已经将我们的基因组突变分析流程（Atlas2 软件）整合到亚马逊云上[87]，并进行了案例分析，以展示在云端上分析个人基因组的潜力[87]。随着许多 MiSeq 和 HiSeq 测序仪将数据流实时传输到云服务器上，我们预计，在不久的将来基因组学领域会被云使用所吸引。它可以有效地简化流程，减轻许多没有足够的计算资源或专业知识访问权限的终端用户的负担。我们的试用研究表明，处理一些个人外显子组或基因组的成本是合理的，但当扩展到数千个基因组时，成本或将成为一个问题。另外，数据传输到云端和数据安全问题也同样值得关注。但我们仍然对云计算在基因组科学中的应用持乐观态度，因为我们将这些问题视为技术问题。

3.3 结论性思考：宏观探讨 NGS 信息学

DNA 测序技术已成为许多分支研究的关键技术，并且不限于 SNP 检测和基因定位，还可以用于理解生物机制中更动态的部分：RNA-seq、ChIP-seq、表观基因组测序和人类微生物群测序，有望成为未来常规临床诊断工具的一部分。测序技术不断革新，全基因组测序成本不断降低，因此 DNA 测序技术应用于全国性遗传学研究和环境研究项目的前景变得更加明朗。NGS 对于基因型、环境及其相互作用引起的危险因素进行深入研究具有很大的潜力，从长远来看，它还将促进医学实践开展预防和干预，从而降低医疗费用[88]。

NGS 信息学无疑是实现这一总体目标的关键组成部分。作为最活跃的研究领域之一，研究者已经开发出许多相应的软件包，但以下几个问题尚待解决。科学方面：INDEL 和 CNV/SV 的检测方法还需要不断改进；多态性位点的功能注释需要与生物学知识相结合；需要强大的统计学方法来改善孟德尔遗传病或复杂疾病突变检测中的信噪比。工程设计方面：科学软件的设计应具有可扩展性，能与 NGS 通量的增加相匹配。

（颜水堤　孙玉琦　译；阎国辉　王佳佳　审）

参 考 文 献

[1] International Human Genome Sequencing Consortium（2004）Finishing the euchromatic sequence of the human genome. Nature 431：931-945.

[2] International Human Genome Sequencing Consortium（2001）Initial sequencing and analysis of the human genome. Nature 409：860-921.

[3] Green ED，Guyer MS（2011）Charting a course for genomic medicine from base pairs to bedside. Nature 470：204-213.

[4] Chimpanzee Sequencing and Analysis Consortium（2005）Initial sequence of the chimpanzee genome and comparison with the human genome. Nature 437：69-87.

[5] Gibbs RA et al（2007）Evolutionary and biomedical insights from the rhesus macaque genome. Science 316：222-234.

[6] Daly AK（2010）Genome-wide association studies in pharmacogenomics. Nat Rev Genet 11：241-246.

[7] Consortium TIH（2004）Integrating ethics and science in the International HapMap Project. Nat Rev Genet 5：467-475.

[8] Consortium TIH（2003）The International HapMap Project. Nature 426：789-796.

[9] Altshuler DM et al（2010）Integrating common and rare genetic variation in diverse human populations. Nature 467：52-58.

[10] Frazer KA et al（2007）A second generation human haplotype map of over 3. 1 million SNPs. Nature 449：851-861.

[11] Mills RE et al（2006）An initial map of insertion and deletion（INDEL）variation in the human genome. Genome Res 16：1182-1190.

[12] Mills RE et al（2011）Natural genetic variation caused by small insertions and deletions in the human genome. Genome Res 21：830-839.

[13] Orr HT，Zoghbi HY（2007）Trinucleotide repeat disorders. Annu Rev Neurosci 30：575-621.

[14] Gatchel JR，Zoghbi HY（2005）Diseases of unstable repeat expansion：mechanisms and common principles. Nat Rev Genet 6：743-755.

[15] Kidd JM et al（2008）Mapping and sequencing of structural variation from eight human genomes. Nature 453：56-64.

[16] Berger MF et al（2011）The genomic complexity of primary human prostate cancer. Nature 470：214-220.

[17] Consortium TH（2005）A haplotype map of the human genome. Nature 437：1299-1320.

[18] Lin M，Aquilante C，Johnson JA，Wu R（2005）Sequencing drug response with HapMap. Pharmacogenomics J 5：149-156.

[19] Cozen W et al（2012）A genome-wide meta-analysis of nodular sclerosing Hodgkin lymphoma identifies risk loci at 6p21. 32. Blood 119：469-475.

[20] Sabeti PC et al（2006）Positive natural selection in the human lineage. Science 312：1614-1620.

[21] Sabeti PC et al（2007）Genome-wide detection and characterization of positive selection in human populations. Nature 449：

913-918.

[22] Myers S，Bottolo L，Freeman C，McVean G，Donnelly P（2005）A fine-scale map of recombination rates and hotspots across the human genome. Science 310：321-324.

[23] Myers S et al（2006）The distribution and causes of meiotic recombination in the human genome. Biochem Soc Trans 34：526-530.

[24] Myers S，Freeman C，Auton A，Donnelly P，McVean G（2008）A common sequence motif associated with recombination hot spots and genome instability in humans. Nat Genet 40：1124-1129.

[25] Li Y，Willer C，Sanna S，Abecasis G（2009）Genotype imputation. Annu Rev Genomics Hum Genet 10：387-406.

[26] Barrett JC，Fry B，Maller J，Daly MJ（2005）Haploview：analysis and visualization of LD and haplotype maps. Bioinformatics 21：263-265.

[27] Manolio TA et al（2009）Finding the missing heritability of complex diseases. Nature 461：747-753.

[28] 1000 Genomes Consortium（2010）A map of human genome variation from population-scale sequencing. Nature 467：1061-1073.

[29] Metzker ML（2010）Sequencing technologies - the next generation. Nat Rev Genet 11：31-46.

[30] Collins FS（1992）Cystic fibrosis：molecular biology and therapeutic implications. Science 256：774-779.

[31] Albert TJ et al（2007）Direct selection of human genomic loci by microarray hybridization. Nat Methods 4：903-905.

[32] Saunders CJ et al（2012）Rapid whole-genome sequencing for genetic disease diagnosis in neonatal intensive care units. Sci Transl Med 4：154ra135.

[33] Cock PJ，Fields CJ，Goto N，Heuer ML，Rice PM（2010）The Sanger FASTQ file format for sequences with quality scores，and the Solexa/Illumina FASTQ variants. Nucleic Acids Res 38：1767-1771.

[34] Altschul SF et al（1997）Gapped BLAST and PSI-BLAST：a new generation of protein database search programs. Nucleic Acids Res 25：3389-3402.

[35] Coarfa C et al（2010）Pash 3.0：a versatile software package for read mapping and integrative analysis of genomic and epigenomic variation using massively parallel DNA sequencing. BMC Bioinformatics 11：572.

[36] Li R，Li Y，Kristiansen K，Wang J（2008）SOAP：short oligonucleotide alignment program. Bioinformatics 24：713-714.

[37] Li H，Durbin R（2009）Fast and accurate short read alignment with Burrows-Wheeler transform. Bioinformatics 25：1754-1760.

[38] Langmead B，Salzberg SL（2012）Fast gapped-read alignment with Bowtie 2. Nat Methods 9：357-359.

[39] Marth GT et al（2011）The functional spectrum of low-frequency coding variation. Genome Biol 12：R84.

[40] Homer N，Merriman B，Nelson SF（2009）BFAST：an alignment tool for large scale genome resequencing. PLoS One 4：e7767.

[41] Smith TF，Waterman MS（1981）Identification of common molecular subsequences. J Mol Biol 147：195-197.

[42] Pearson WR（1994）Using the FASTA program to search protein and DNA sequence databases. Methods Mol Biol 24：307-331.

[43] Kent WJ（2002）BLAT-the BLAST-like alignment tool. Genome Res 12：656-664.

[44] Ning Z，Cox AJ，Mullikin JC（2001）SSAHA：a fast search method for large DNA databases. Genome Res 11：1725-1729.

[45] Ma B，Tromp J，Li M（2002）PatternHunter：faster and more sensitive homology search. Bioinformatics 18：440-445.

[46] Li M，Ma B，Kisman D，Tromp J（2003）PatternHunter II：highly sensitive and fast homology search. Genome Inform 14：164-175.

[47] Li M，Ma B，Kisman D，Tromp J（2004）Patternhunter II：highly sensitive and fast homology search. J Bioinform Comput Biol 2：417-439.

[48] Li H，Ruan J，Durbin R（2008）Mapping short DNA sequencing reads and calling variants using mapping quality scores. Genome Res 18：1851-1858.

[49] Smith AD et al（2009）Updates to the RMAP short-read mapping software. Bioinformatics 25：2841-2842.

[50] Smith AD，Xuan Z，Zhang MQ（2008）Using quality scores and longer reads improves accuracy of Solexa read mapping. BMC Bioinformatics 9：128.

[51] Lin H，Zhang Z，Zhang MQ，Ma B，Li M（2008）ZOOM! Zillions of oligos mapped. Bioinformatics 24：2431-2437.

[52] Coarfa C，Milosavljevic A（2008）Pash 2.0：scaleable sequence anchoring for next-generation sequencing technologies. Pac Symp Biocomput：102-113.

[53] Kalafus KJ，Jackson AR，Milosavljevic A（2004）Pash：efficient genome-scale sequence anchoring by Positional Hashing. Genome Res 14：672-678.

[54] Li R et al（2009）SOAP2：an improved ultrafast tool for short read alignment. Bioinformatics 25：1966-1967.

[55] Langmead B，Trapnell C，Pop M，Salzberg SL（2009）Ultrafast and memory-efficient alignment of short DNA sequences to the human genome. Genome Biol 10：R25.

[56] Rumble SM et al（2009）SHRiMP：accurate mapping of short color-space reads. PLoS Comput Biol 5：e1000386.

[57] Hach F et al（2010）mrsFAST：a cache-oblivious algorithm for short-read mapping. Nat Methods 7：576-577.

[58] Weese D, Emde AK, Rausch T, Doring A, Reinert K（2009）RazerS-fast read mapping with sensitivity control. Genome Res 19：1646-1654.

[59] Rasmussen KR, Stoye J, Myers EW（2006）Efficient q-gram filters for finding all epsilonmatches over a given length. J Comput Biol 13：296-308.

[60] Ahmadi A et al（2012）Hobbes：optimized gram-based methods for efficient read alignment. Nucleic Acids Res 40：e41.

[61] Lister R et al（2009）Human DNA methylomes at base resolution show widespread epigenomic differences. Nature 462：315-322.

[62] Krueger F, Andrews SR（2011）Bismark：a flexible aligner and methylation caller for Bisulfite-Seq applications. Bioinformatics 27：1571-1572.

[63] Chen PY, Cokus SJ, Pellegrini M（2010）BS Seeker：precise mapping for bisulfite sequencing. BMC Bioinformatics 11：203.

[64] Pedersen B, Hsieh TF, Ibarra C, Fischer RL（2011）MethylCoder：software pipeline for bisulfite- treated sequences. Bioinformatics 27：2435-2436.

[65] Xi Y, Li W（2009）BSMAP：whole genome bisulfite sequence MAPping program. BMC Bioinformatics 10：232.

[66] Frith MC, Mori R, Asai K（2012）A mostly traditional approach improves alignment of bisulfite- converted DNA. Nucleic Acids Res 40：e100.

[67] Harris EY, Ponts N, Le Roch KG, Lonardi S（2012）BRAT-BW：efficient and accurate mapping of bisulfite-treated reads. Bioinformatics 28：1795-1796.

[68] Harris EY, Ponts N, Levchuk A, Roch KL, Lonardi S（2010）BRAT：bisulfite-treated reads analysis tool. Bioinformatics 26：572-573.

[69] Li H et al（2009）The sequence alignment/map format and SAMtools. Bioinformatics 25：2078-2079.

[70] Li R et al（2009）SNP detection for massively parallel whole-genome resequencing. Genome Res 19（6）：1124-1132.

[71] DePristo MA et al（2011）A framework for variation discovery and genotyping using next-generation DNA sequencing data. Nat Genet 43：491-498.

[72] Shen Y et al（2010）A SNP discovery method to assess variant allele probability from next-generation resequencing data. Genome Res 20：273-280.

[73] Challis D et al（2012）An integrative variant analysis suite for whole exome next-generation sequencing data. BMC Bioinformatics 13：8.

[74] Wang Y, Lu JT, Jin Y, Gibbs R, Yu F. Integrative imputation-based framework for variant analysis in population genomics studies. jtlu@bcm. edu（In revision）.

[75] Bainbridge MN et al（2010）Whole exome capture in solution with 3 Gbp of data. Genome Biol 11：R62.

[76] Gravel S et al（2011）Demographic history and rare allele sharing among human populations. Proc Natl Acad Sci USA 108：11983-11988.

[77] Li Y, Sidore C, Kang HM, Boehnke M, Abecasis GR（2011）Low-coverage sequencing：implications for design of complex trait association studies. Genome Res 21：940-951.

[78] Nielsen R, Paul JS, Albrechtsen A, Song YS（2011）Genotype and SNP calling from next-generation sequencing data. Nat Rev Genet 12：443-451.

[79] Cooper GM, Shendure J（2011）Needles in stacks of needles：finding disease-causal variants in a wealth of genomic data. Nat Rev Genet 12：628-640.

[80] Ng PC, Henikoff S（2003）SIFT：predicting amino acid changes that affect protein function. Nucleic Acids Res 31：3812-3814.

[81] Chun S, Fay JC（2009）Identification of deleterious mutations within three human genomes. Genome Res 19：1553-1561.

[82] Liu X, Jian X, Boerwinkle E（2011）dbNSFP：a lightweight database of human nonsynonymous SNPs and their functional predictions. Hum Mutat 32：894-899.

[83] Cooper GM et al（2005）Distribution and intensity of constraint in mammalian genomic sequence. Genome Res 15：901-913.

[84] Davydov EV et al（2010）Identifying a high fraction of the human genome to be under selective constraint using GERP++. PLoS Comput Biol 6：e1001025.

[85] Adzhubei IA et al（2010）A method and server for predicting damaging missense mutations. Nat Methods 7：248-249.

[86] Hsi-Yang Fritz M, Leinonen R, Cochrane G, Birney E（2011）Efficient storage of high throughput DNA sequencing data using reference-based compression. Genome Res 21：734-740.

[87] Evani US et al（2012）Enabling Atlas2 personal genome analysis on the cloud. In Genomic Signal Processing and Statistics（GENSIPS）, 2011 I. E. international workshop. San Antonio.

[88] Boerwinkle E（2012）Translational genomics is not a spectator sport：a call to action. Genet Epidemiol 36：85-87.

第五章 MNGIE 疾病基于蛋白质结构基因组学错义突变分析技术

Victor Wei Zhang

摘要：通过大规模平行测序对一组基因或全外显子组进行分析，为遗传疾病的分子诊断提供了一种有效的方法。与此同时，测序产生的大量突变数据给解释带来了巨大挑战，特别是对于没有功能证据的新突变，因此迫切需要一种基于非实验的方法来了解其基因型和表型的相关性。此外，错义突变导致了约 50% 的致病性改变。本章将以胸腺嘧啶磷酸化酶（thymidine phosphorylase，TP）为例，说明计算机立体化学分析在解释引起疾病的错义突变中的价值，其中包括疾病临床表型、生化遗传分析、计算预测和基于结构建模在内的综合方法，有助于理解这些错义突变的致病机制。基于蛋白质结构的分析方法具有可视化显示微小差异的特点，可纳入常规突变解释流程。

1 引言

大规模平行测序（massively parallel sequencing，MPS，也称为下一代测序或 "NGS"）技术的发展彻底改变了临床分子诊断的实验室实践。为参与共同途径、相似表型或全外显子组测序（whole exome sequencing，WES）的一组基因分析提供了高效、大量的数据，同时降低了成本和缩短了分析时间；但是，其产生的大量的数据也给研究人员带来了巨大的挑战，即如何有效地筛选、解释突变。致病突变的类型可以是错义突变、无义突变、剪接位点突变和小片段插入/缺失。根据美国医学遗传学学院（American College of Medical Genetics，ACMG）指南，对无义突变、剪接位点突变和小插入/缺失导致的移码突变和截短蛋白的解释相对简单；并且在缺乏功能检测的情况下，如何解释新的错义突变的致病性一直是一个难题。因此，在缺乏功能研究的情况下，根据 ACMG 指南，新的错义突变始终被归类为临床意义不明的突变（variants of unknown clinical significance，VUS）。已公开可用的突变数据库提供了致病突变的相关信息，但最近有文献表明，约 25% 的已报道变异体可能是被错误分类为了突变[1]。最近有研究者对 9 种常见的错义突变分类算法进行了性能评价，结果表明这些预测结果彼此之间并不一致[2, 3]，而且预测致病性错义突变常用的算法不具有临床设置的分析灵敏度和特异性。大规模平行测序结果筛选出了大量的基因组突变，因此迫切需要一种基于非实验的方法来评估错义突变的结构/功能，以帮助解释在发生突变的情况下患者的临床症状、病程和预后评估。

本章将以胸腺嘧啶磷酸化酶为例，基于晶体 X 射线结构，论证计算机立体化学分析在致病性错义突变中的应用价值。

2　胸腺嘧啶磷酸化酶和线粒体神经胃肠型脑病综合征

2.1　人胸腺嘧啶磷酸化酶的生化功能

TP（EC 2.4.2.4）在细胞胸苷代谢和嘧啶稳态中起重要作用。它在胞质溶胶中起同型二聚体的作用，通过糖苷键的断裂形成胸腺嘧啶或尿嘧啶和 2-脱氧核糖-1-磷酸来催化胸腺嘧啶或脱氧尿嘧啶的可逆磷酸化。TP 在人体多种组织中均有表达，在消化系统和大脑中均高表达，而在肌肉和肾脏中不表达[4]。TP 的缺陷（OMIM # 603041）破坏了核苷酸补救途径，导致血浆胸腺嘧啶核苷浓度升高和脱氧核苷酸池失衡，这是线粒体 DNA（mitochondrial DNA，mtDNA）耗竭综合征的常见原因[3]。

2.2　MNGIE 疾病的临床表现及发病机制

TP 由 *TYMP* 基因编码。*TYMP* 中的突变会导致亚裔美国人常染色体隐性遗传病，即线粒体神经胃肠型脑病（mitochondrial neurogastrointestinal encephalomyopathy，MNGIE），影响人体多个系统。消化系统以及中枢和周围神经系统组织中 TYMP 高水平表达与患者早期严重的胃肠道症状、白质脑病及周围神经病变有关[5]。不同于 DNA 聚合酶 γ（DNA polymerase gamma，POLG）缺乏引起的广泛表型谱，TP 缺乏引起的临床特征相对一致，多表现为胃肠道运动障碍和恶病质性的早期症状，是患者就医的主要原因。这些临床特征可与其他线粒体疾病临床表现相区别。因无效突变而导致严重酶缺乏症的患者在儿童早期常具有可识别的症状，其平均发病年龄为 10～20 岁[6]。这些患者通常不能存活超过 30～40 岁。高死亡率很大程度上是由营养不良、胃肠道系统并发症或感染引起的。部分酶缺乏的患者会在 50～60 岁发病[7, 8]，并伴有上睑下垂、眼睑轻瘫和周围神经病的症状。MNGIE 患者可通过 MRI 结果中表现出的弥漫性白质脑病与其他相似临床表现的患者进行鉴别诊断[6, 9-11]。

2.3　TP 突变谱引起 MNGIE 病

在人类 TP 缺乏症患者中已鉴定出 70 多种致病突变。*TYMP* 基因突变谱包括错义突变、无义突变、剪接位点突变和小片段插入/缺失；但在 MNGIE 患者中未发现基因组结构异常。

与疾病相关的无义突变、剪接位点突变和小片段插入/缺失相对简单，因为这些突变通常导致蛋白被截短而失去活性。然而，在疾病发病机制的背景下解释错义突变相对困难。图 5.1a、表 5.1 和表 5.2 阐释了 MNGIE 患者 *TYMP* 基因大多数错义突变。

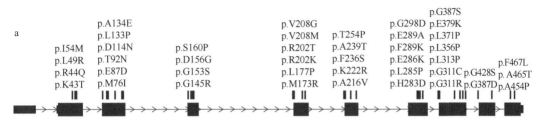

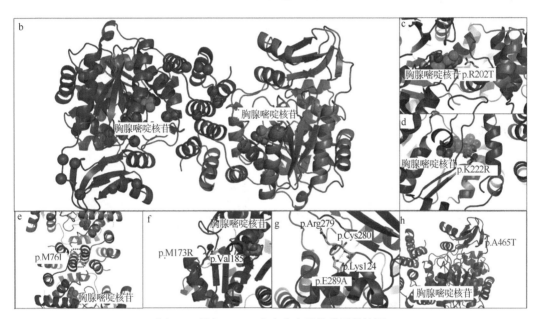

图 5.1　错义 *TYMP* 突变分布及其分子结构图

（a）人 *TYMP* 外显子错义突变分布图；（b）由蓝色、橙色标记的是两种不同单体亚单位的人鼓膜蛋白复合物带状结构，胸腺嘧啶核苷（thymidine）呈球形，其中错义突变用紫色球体表示；（c）p.R202T；（d）p.K222R；（e）p.M76I；（f）p.M173R；（g）p.E289A；（h）p.A465T

扫封底二维码获取彩图

表 5.1　线粒体神经胃肠型脑病突变汇总表

突变类别	突变数
错义突变	44
无义突变	4
剪接突变	12
移码突变	19
总计	79

表 5.2 线粒体神经胃肠型脑病错义变异突变汇总表

编号	密码子改变	氨基酸改变	预测			SNPs&GO[d]	结构分析	分类	临床疾病[e]严重性	酶活性
			保守[a]	突变预测[b]	Polyphen2[c]					
1	c.128A>C[19]	p.K43T	6	0.88	1.00	8	在二聚体界面形成稳定的螺旋结构	B	44岁	0
2	c.131G>A[24]	p.R44Q	4	0.83	1.00	4	直接与b.Ala206和b.Asp209相互作用形成二聚体界面	B	22岁/29岁，胃肠道症状/眼球轻颤	0
3	c.146T>G[6]	p.L49R	8	0.86	1.00	9	在二聚体界面形成稳定的螺旋结构	B	无	<10%
4	c.162C>G[29]	p.I54M	8	0.90	1.00	5	形成双螺旋形蛋白质核心	B	24岁，腹泻，上睑下垂	无
5	c.228G>A[31]	p.M76I	6	0.94	0.98	8	与b亚基的线粒体相互作用形成界面	B	60岁，晚期发作，无胃肠道症状	<1%
6	c.261G>C[25]	p.E87D	9	0.96	0.97	8	通过与a.Lys43相互作用来稳定二聚体界面螺旋结构	B	12岁，恶病质，假性梗阻	0
7	c.275C>A[32]	p.T92N	8	0.88	1.00	7	形成稳定的蛋白质螺旋核心	C	12岁，恶病质，胃肠道运动障碍	无
8	c.340G>A[25]	p.D114N	9	0.98	1.00	8	位于蛋白质核心的β片段中，并靠近活性位点	A, C	27岁，假性梗阻，眼肌麻痹	无
9	c.398T>C[33]	p.L133P	7	0.91	1.00	9	位于螺旋形蛋白质核心	C	23岁，腹泻，假性梗阻，上睑下垂	~2.5%
10	c.401C>A[6]	p.A134E	9	0.86	1.00	9	靠近表面，与Cys182竞争	C	无	<10%
11	c.433G>A[23]	p.G145R	9	0.95	1.00	9	毗邻活性位点	A	无	<5%
12	c.457G>A[23]	p.G153S	9	0.98	1.00	9	毗邻活性位点	A	无	<5%
13	c.467A>G[9]	p.D156G	9	0.99	1.00	9	紧密连接a.Arg408和a.Arg146分子	C	24岁	无
14	c.478T>T[28]	p.S160P	6	0.94	1.00	9	接近表面并紧密堆积蛋白质	C	肌肉活检异常	0
15	c.518T>G[28]	p.M173R	7	0.88	0.99	9	与a.Val185的疏水基相互作用，进行包装	C	肌肉活检异常	0
16	c.530T>C[9]	p.L177P	6	0.94	1.00	9	在螺旋体中间	C	24岁	0
17	c.605G>A[34]	p.R202K	9	0.89	1.00	7	靠近活性位点，可能与胸苷相互作用	A	无	N/A
18	c.605G>C[8]	p.R202T	9	0.94	1.00	9	靠近活性位点，可能与胸苷相互作用	A	55岁，晚期发作	15%
19	c.623T>G[6]	p.V208G	8	0.77	1.00	9	与活性位点相邻，与胸苷有疏水相互作用	A	无	<10%
20	c.622G>A[8]	p.V208M	8	0.92	1.00	8	与胸苷位点相邻，与胸苷有疏水相互作用	A	61岁，晚期发作	16%
21	c.647C>T[6]	p.A216V	9	0.87	1.00	7	在螺旋中与胸苷相互作用并紧密堆积	A, C	无	<10%
22	c.665A>G[23]	p.K222R	9	0.93	1.00	8	邻近活性位点，与胸苷相互作用	C	无	0
23	c.707T>C[11]	p.F236S	7	0.85	0.99	4	与螺旋形β片段形成疏水基核心	C, D	27岁，周围神经病，假性梗阻	杂合子
24	c.715G>A[6]	p.A239T	7	0.77	0.99	4	与邻近残基形成疏水基团	C	无	<10%

续表

编号	密码子改变	氨基酸改变	预测				结构分析	分类	临床疾病严重性	酶活性
			保守[a]	突变预测[b]	Polyphen2[c]	SNPs&GO[d]				
25	c.760A>C[9]	p.T254P	3	0.87	0.28	4	在螺旋结构中间	C, D	6 岁	50%胸腺嘧啶
26	c.847C>G[31]	p.H283D	1	0.92	0.15	5	溶剂暴露、易耐受	D	60 岁，晚期发作	N/A
27	c.854T>C[8]	p.L285P	5	0.90	1.00	9	在 His283 至 Gly296 的螺旋体中间，与邻近残基的疏水基相互作用	C	57 岁，晚期发作	9%
28	c.856G>A[25]	p.E286K	7	0.94	1.00	9	与邻近残基形成广泛的氢网络结构	C	10 岁，反复腹泻	N/A
29	c.866A>C[23]	p.E289A	8	0.94	1.00	8	在溶剂中，蛋白质分子表面呈正电性	C	无	0
30	c.865G>A[28]	p.E289K	8	0.94	1.00	9	在溶剂中，带正电残基暴露于蛋白质分子表面	C	无	无
31	c.893G>A[35]	p.G298D	4	0.44	1.00	5	蛋白质在溶剂中，暴露点为 loop 区域	C, D	32 岁，体重减轻、上睑下垂、轻瘫	0
32	c.931G>T[8]	p.G311R	1	0.89	1.00	1	紧密排列在一起的螺旋结构	C	61 岁，晚期发作	16 %
33	c.931G>T[6]	p.G311C	1	0.72	1.00	5	紧密排列在一起的螺旋结构	C	无	<10 %
34	c.938T>C[9]	p.L313P	3	0.95	1.00	9	形成蛋白质疏水基核心	C	无	0
35	c.1067T>C[6]	p.L356P	4	0.53	0.99	6	在 Asp353 到 Gly363 的螺旋体中间，与邻近残基的疏水基相互作用	C	41 岁	0
36	c.1112T>C[29]	p.L371P	1	0.73	0.99	1，中性	在螺旋体末端	C, D	19 岁，腹泻、上睑下垂等	N/A
37	c.1135G>A[7]	p.E379K	1	0.74	0.08	6，中性	暴露于溶剂中，可能与 p.Arg442 的正电荷相互作用	C	67 岁，晚期发作、无同期神经病变	18 %
38	c.1160G>A[25]	p.G387D	3	0.89	1.00	9	位于从环形结构至 Beta 结构的过渡位置	C	19 岁，神经性厌食症	0
39	c.1159G>A[6]	p.G387S	3	0.78	1.00	9	位于从环形结构至 Beta 结构的过渡位置	C	无	<10%
40	c.1282G>A[9]	p.G428S	2	0.94	1.00	9	位于从环形结构至 Beta 结构的过渡位置	C	33 岁	0
41	c.1360G>C[6]	p.A454P	2	0.57	0.92	4	在 Trp437 至 Pro450 螺旋结构中间	C	无	N/A
42	c.1393G>A[29,30]	p.A465T	1	0.71	0.14	2，中性	溶剂暴露后形成结构，无相互作用残基	D	25 岁，腹泻、上睑下垂等	N/A/正常
43	c.1401C>A[6]	p.F467L	2	0.19	0.01	1，中性	与中等残基的疏水基紧密结合	C	无	<10%
44	c.1412C>T[28]	p.S471L	2	0.88	0.46	6，中性	没有相互作用残基	D	胃肠道、恶病质、周围神经病变	N/A

注：N/A，不可获取信息；GI，胃肠道综合征。
a. http://consurf.tau.ac.il（数值代表保守分数；1: 可变化；9: 保守）。
b. http://mutpred.mutdb.org（数值代表有害突变的概率）。
c. http://genetics.bwh.harvard.edu/pph2（数值代表预测的置信度；0: 良性；1.00: 破坏性）。
d. http://snps-and-go.biocomp.unibo.it/snps-and-go/（数值表示预测的可靠性；0: 不可靠；最可靠数值为 10）。

3 错义突变注释方法

3.1 没有结构信息的计算预测方法

通常氨基酸置换是导致疾病发生的主要因素，但是将错义突变与疾病发病机制联系起来仍然比较困难。实验确定的蛋白质结构在其功能推断中具有更高的准确性和更丰富的信息。然而，获得蛋白质晶体 X 射线结构费时且通量低，甚至可能不成功。因此，由于技术限制或蛋白质的固有特性，获得实验室蛋白质结构并非总是可行的。良性多态性与真实突变的区别可以通过搜索基因座特异性突变数据库来完成，数据库可以提供有关已知突变解释的有价值的信息。然而，这些突变通常是新的，罕见报道，并没有足够的证据支持。为了克服这些困难，研究者基于各种理论模型开发了许多非实验计算工具（如 PolyPhen 和 SIFT），以帮助解释 NGS 测序产生的大量突变数据[12-15]。

通常这些算法结合了广泛的信息，包括序列保守性、氨基酸的物理特性、二级结构信息以及已知的基因特异性突变数据库，以构建理论模型。但是，最近有研究对 9 种常用的错义突变分类算法进行了性能评估，结果显示这些预测方法之间结果都不相同，其中的最佳方法可能只能提供 80%的准确性[3]。该报道的结论与另一项针对高胱氨酸尿症的胱硫醚β-合成酶（cystathionine beta-synthase，CBS）错义突变的 23 种算法评估报道的结果相一致（http://cbs.lf1.cuni.cz/cbsdata/genome.htm）。

3.2 基于结构的同源性建模方法

在多种物种中，蛋白质与其直系同源蛋白质线性序列的比较已被广泛用于推断其生物学功能，通常将其应用于某些保守性很高的关键残基功能的评估。对三维蛋白质大分子结构的详细而深入的分析，可以使我们对原子水平上的立体化学结构有更深入的了解，并扩展我们对该病发病机制的认识。为了研究氨基酸置换对酶在催化作用中的影响，酶-底物复合物的结构必须可用于研究底物与催化氨基酸残基之间的原子-原子相互作用，以及错义突变对这种相互作用的影响。

当感兴趣的蛋白质结构无法通过实验确定时，如果其他物种中同源蛋白的结构可用，则可以通过同源建模来构建。基于同源模型，研究人员可以通过计算机模拟和设计实验来产生合理的工作假设，以描述错义突变导致的生物学意义，从而对这些突变的作用方式进行分类。结构生物学在临床研究中的应用可参考相关综述[16, 17]。

研究大分子结构变化最常用的方法是 X 射线蛋白质晶体学和核磁共振(nuclear magnetic resonance，NMR)。蛋白质可以各种生物学形式适应不同的结构。为了检查单个原子和化学键，可以使用多种方法获得大分子蛋白质的原子分辨率。蛋白质结构可以由其自身天然状态，与底物或抑制剂复合或以蛋白质中具有突变的氨基酸残基的状态来确定。尽管建立结构-功能关系的重要性已得到广泛认可，但一些相关的生物大分子结构，无论蛋白质分子量大小，其结晶结构或其无序蛋白质结构均无法应用核磁共振技术进行研究，因此，在研究中并不总能得到原子分辨率的蛋白质结构。

与理论上的计算预测相比，通常认为使用实验确定的目的蛋白质结构或从同源结构模板生成的蛋白质模型对错义突变的解释更为可靠。通过检查蛋白质结构的原子分辨率，可以促进推断原子之间的化学相互作用，蛋白质核心堆积或某些二级结构形成的条件[2]。

4　胸腺嘧啶磷酸化酶及其错义变异/突变结构分析的基础

4.1　从 TP 结构推测其催化机制

TP 的天然结构是在 3.0Å 分辨率下测定的，尽管其序列相似性较低，但其总体折叠倍数与其他细菌嘧啶磷酸化酶相似[18]。TP 的单体由两个结构域组成，即 α 螺旋氨基亚结构域和 α/β 羧基亚结构域。TP 在氨基末端螺旋的界面处形成带有卷曲螺旋的二聚体（图 5.1b）。每个单体中的活性位点都嵌入在这两个子域之间。通过对细菌胸腺嘧啶磷酸化酶（bacterial thymidine phosphorylase，bTP）的研究，发现天然 bTP 分子可以在没有底物的情况下适应开放构象的变化。底物的结合引入了新的化学相互作用，通过诱导相对较大的结构域运动形成封闭的活性构象，从而稳定了复杂的结构[19, 20]。但是与具有核苷酸类似物的 TP 复合物相比，在 TP 的天然结构中尚未观察到这种构象变化，这可能是由于分子间的相互作用有助于形成晶体堆积晶格[18]。TP 蛋白-底物结构包括与核苷酸类似物、胸腺嘧啶或化学抑制剂的复合物[18, 21, 22]，多种晶体结构的比较研究发现，即使没有磷酸盐，它们也可以适应非常相似的封闭活性构象；通过使用不同的底物封闭两个子结构域所产生活性位点几乎相同。

4.2　构建完整的 TP 底物复合物

尽管可以使用多种 TP 蛋白-底物结构，但尚未解决具有两种相关底物磷酸盐和胸苷的 TP 结构问题。在一个不完全结构中对新的氨基酸置换进行分类很困难，因为错义突变能以多种方式调节蛋白质功能。局部立体化学相互作用中细微但重要的变化很容易被忽略。基于 TP 和 bTP 的结构，原子分辨率模型的构建将产生高度精确的 TP-磷酸盐-胸腺嘧啶复合物的结构，其特征如下：第一，多个结构比对表明天然或其他复合物的 TP 结构之间几乎没有差异；第二，活性位点残基的叠加具有较高的可信度；第三，不同的蛋白质底物结构可以相互补充，形成更完整的蛋白质相互作用的图像；第四，在必要时对目的残基构型进行原始结构的电子密度检测。在蛋白-底物复合物作为生物学单位的情况下，这种重建的蛋白质复合物结构将是用于研究蛋白质错义变化的理想结构。因此，研究者基于三个可用的 TP 结构构建了 TP-磷酸盐-胸腺嘧啶复合物，同时对磷酸盐和胸腺嘧啶分子进行了建模；对该活性位点的构型与细菌活性位点的构型进行了比较和验证[19]。

5 致病性错义突变的评估

蛋白质结构辅助解释错义突变

目前所有有关导致 TP 缺乏的错义突变的报道均定位到了重建的 TP-胸腺嘧啶-磷酸盐复合物结构上，并探测其结构和化学变化（图 5.1b）。这些结构变动可以在局部二级或三级构象的背景下以原子分辨率进行检测和验证，并进一步描述结构-功能关系，将基因型与相应的临床表型相关联。根据结构分析，这些报道的错义突变可分为四类：（A）影响催化位点的突变；（B）干扰二聚化界面的突变；（C）改变二级结构和（或）蛋白质稳定性的突变；（D）意义不明确或可能是良性的突变。

5.1.1 影响催化位点的错义突变（A 类）

通常蛋白质催化位点周围的残基保守性很高。将此类信息纳入其模型的算法通常会提供一致的预测结果，并与生化结果有很好的关联。对这些错义突变活性位点周围的结构变动进行检测，可以提供有关治疗药理的关键信息。

p.G145R 和 p.G153S 突变靠近催化位点、底物结合位点和在进化过程中高度保守的 TP 催化的氨基酸残基邻近位点。用精氨酸或丝氨酸取代甘氨酸将在活性位点构型中引入相对较大的侧链，从而影响底物结合后域的移动或使其催化作用降低。在严重的酶缺乏症（＜5%残留活性）患者中，两种纯合突变均有报道[23]。p.R202T 和 p.V208M 突变也在活性位点，并与胸苷相互作用，如 TP 复合物模型所示（图 5.1c）。所有这四种突变算法都做出了一致的有害预测。然而，有报道发现：发病较晚的 MINGE 患者中具有 15%残留酶活性的复合杂合子突变[8]。在深入研究复杂模型的构建后，研究者发现：分子间空隙空间使复合杂合子能够产生不同的构象。构象间转换导致突变类型表现为轻度，即尽管突变位点位于酶活性区域，但酶活性并未完全消除。

p.K222R 突变也位于活性位点，它与胸苷相互作用，并参与磷酸盐分子间氢键的形成[23]。尽管赖氨酸和精氨酸都是带正电荷的残基，但精氨酸的庞大侧链预计会削弱底物的结合力（图 5.1d）。在具有移码突变的复合杂合子中携带 p.K222R 突变的患者没有 TP 酶活性[23]，进一步证实了这种改变的显著作用。

5.1.2 干扰分子二聚化的错义突变（B 类）

TP 蛋白能够形成同型二聚体以进行胸苷向胸腺嘧啶的转化。TP 中的某些突变既不干扰蛋白质的活性位点，也不破坏其稳定性，而是干扰其四级结构。简单四级结构变动的影响很难通过计算方法来预测，但可以通过目测检查单体表面上的残留物，以评估其对四级结构的影响。此外，由于二聚体蛋白的对称性，二聚体蛋白分子表面的取代物对结构具有累加效应。TP 的氨基端与另一个亚基的对应端形成四个紧密缠绕的螺旋结构，其中 p.K43T、p.R44Q、p.L49R、p.M76I 和 p.E87D 突变位于二聚体界面（图 5.1e），这些突变会引起卷曲螺旋结构的变动或与其他亚基的相互作用[6, 9, 24, 25]。与 A 类突变不同，该 B 类突变对蛋白质功能的影响较小，可能与这些患者发病较晚有关。

5.1.3　改变二级结构和（或）蛋白质稳定性的错义突变（C 类）

二级结构变动可以在局部二级或三级结构的背景下以原子分辨率检查。如先前在其他致病性错义突变中所显示的，据估计大多数氨基酸置换会导致蛋白质不稳定或蛋白质溶解度降低[26, 27]。173 位的甲硫氨酸与 185 位的相邻缬氨酸残基具有疏水相互作用（图 5.1f）。将高度带正电荷的精氨酸引入该位置可能会破坏与 p.Val185 的局部疏水相互作用，并造成蛋白质不稳定。蛋白质稳定性降低会导致酶活性消失，这与 p.M173R 纯合突变的报道结果一致[28]。

p.E289A 突变位于溶剂暴露位置，带负电荷的侧链与来自 p.Lys124 和 p.Arg279 以及来自 p.Cys280 的附近带电原子形成氢键（图 5.1g）。p.E289A 从极性到非极性的变化会破坏紧密耦合的化学键相互作用，从而影响局部结构。p.E289A 纯合突变或具有其他致病突变的复合杂合子患者的酶活性几乎完全丧失[23, 25]。p.L356P 突变位于螺旋中部的 N 端，通过疏水相互作用与相邻残基紧密堆积，脯氨酸取代该位点残基产生不利结构稳定的 phi-psi 角，从而破坏局部螺旋结构。三种算法（conservation、MutPred、SNPs＆GO）对此给出了相对较低的致病评分，但仅 PolyPhen-2 预测这种变化是有害的。该患者为 p.L356P 突变和另一个有害突变的复合杂合子，TP 酶活性严重降低[6]。

在发现导致迟发性 MNGIE 患者的突变之前，人们已发现 *TYMP* 突变的基因型与 MNGIE 患者的临床表型相关性较弱[8-10]。迟发性 MNGIE 患者通常在 60 岁左右被诊断出来，而典型 MNGIE 患者的发病年龄在 10～20 岁，并且患者通常在 30～40 岁死亡。迟发性疾病患者通常没有完整的临床表现，严重程度要低得多。这些患者的酶活性为正常值的 10%～15%。

p.L285P 突变位于活性位点附近，从 His283 到 Gly296 的螺旋中间，它与底物结合位点相邻残基（p.Val281、p.Ala421 和 p.His441）提供相互作用的疏水基。用螺旋不稳定的次级氨基酸脯氨酸残基取代疏水性亮氨酸残基很可能会破坏螺旋结构。胸腺嘧啶和磷酸盐底物都有可能促进突变蛋白的稳定性。携带复合杂合子 p.L285P 和 p.G153S 突变患者的 TP 活性为对照的 9%。由于 p.G153S 突变蛋白的活性＜5%，该患者的残留 TP 活性可能是存在轻度突变的 p.L285P 所致。p.E379K 突变位于蛋白质表面，暴露于溶剂中，并与 p.Arg442 相互作用。谷氨酸被高度带正电的赖氨酸取代，预计会导致不平衡的电荷-电荷相互作用；这种离子相互作用可以被蛋白质表面上的溶剂分子中和，因此其影响可能很小。携带此突变和剪接位点突变的患者胸腺嘧啶仅轻度升高，白细胞中残留 TP 活性为 18%。

5.1.4　可能是良性的错义突变（D 类）

蛋白质的正常生物学功能可以通过多种方式消除。在进化过程中，蛋白质可能会保留维持结构完整性和适当功能所需的残基。然而，良性错义突变也可以在正常蛋白质中以不同的群体频率出现。由于某些种族背景中一些罕见突变不太可能引起疾病，这一事实也使解释工作变得更加复杂。在普通人群中高频检出 p.A465T 和 p.S471L 突变，次要等位基因突变频率分别为 0.0543 和 0.1089。已有报道，疑似临床诊断为 MNGIE 的患者发生了 p.A465T 纯合改变[29]，但在检查 TP 络合物结构时，发现该位置的丙氨酸暴露于溶剂，附近区域没有相互作用的残基（图 5.1h）；此外，据报道 p.A465T 突变者具有正常的酶活性[30]。因此，p.A465T 突变可能不是导致该患者临床症状的遗传缺陷。

至于 p.S471L 的变化，较高的次要等位基因频率表明它是在多个种族背景下发生的常见突变。据报道，p.S471L 纯合子突变患者符合临床诊断[28]，但尚无生化证据支持 TP 缺乏症。p.S471L 的结构分析也没有提供任何明显效果的证据。综上所述，p.A465T 和 p.S471L 突变可能是良性多态性。

6 理解 MNGIE 疾病错义变异/突变的综合方法

如果临床信息和生化研究具有指示性，则 MNGIE 疾病的分子诊断相对简单。然而，如果只能获得有限的临床和生化信息，那么解释新的错义突变的致病性就变得具有挑战性。本章介绍的计算预测和结构分析方法可以谨慎使用，以帮助了解这些突变的潜在致病机制。包括临床评估、生化遗传分析、计算预测和结构分析等在内的综合方法，有助于理解疾病发生的分子机制。蛋白质中的单个氨基酸置换可能是微妙的，但结构变化可能足以引起有害作用。基于蛋白质结构的分析是可视化微小结构变化的有价值的工具，可以将其纳入常规的变异解释流程之中。

（颜水堤 张 洋 译；阎国辉 王 猛 审）

参 考 文 献

[1] Bell CJ, Dinwiddie DL, Miller NA, Hateley SL, Ganusova EE, Mudge J, Langley RJ, Zhang L, Lee CC, Schilkey FD, Sheth V, Woodward JE, Peckham HE, Schroth GP, Kim RW, Kingsmore SF(2011)Carrier testing for severe childhood recessive diseases by next- generation sequencing. Sci Transl Med 3（65）: 65ra64. doi: 10. 1126/scitranslmed. 3001756.

[2] Thusberg J, Vihinen M（2009）Pathogenic or not? And if so, then how?Studying the effects of missense mutations using bioinformatics methods. Hum Mutat 30（5）: 703-714.

[3] Thusberg J, Olatubosun A, Vihinen M(2011)Performance of mutation pathogenicity prediction methods on missense variants. Hum Mutat 32（4）: 358-368.

[4] Matsukawa K, Moriyama A, Kawai Y, Asai K, Kato T（1996）Tissue distribution of human gliostatin/platelet-derived endothelial cell growth factor（PD-ECGF）and its drug-induced expression. Biochim Biophys Acta 1314（1-2）: 71-82.

[5] Shoffner JM（1993）Mitochondrial neurogastrointestinal encephalopathy disease. Gene Reviews, 1993.

[6] Garone C, Tadesse S, Hirano M（2011）Clinical and genetic spectrum of mitochondrial neurogastrointestinal encephalomyopathy. Brain 134（Pt 11）: 3326-3332.

[7] Massa R, Tessa A, Margollicci M, Micheli V, Romigi A, Tozzi G, Terracciano C, Piemonte F, Bernardi G, Santorelli FM（2009）Late-onset MNGIE without peripheral neuropathy due to incomplete loss of thymidine phosphorylase activity. Neuromuscul Disord 19（12）: 837-840.

[8] Marti R, Verschuuren JJ, Buchman A, Hirano I, Tadesse S, van Kuilenburg AB, van Gennip AH, Poorthuis BJ, Hirano M（2005）Late-onset MNGIE due to partial loss of thymidine phosphorylase activity. Ann Neurol 58（4）: 649-652.

[9] Hirano M, Nishigaki Y, Marti R（2004）Mitochondrial neurogastrointestinal encephalomyopathy（MNGIE）: a disease of two

genomes. Neurologist 10（1）：8-17.

[10] Nishino I，Spinazzola A，Hirano M（2001）MNGIE：from nuclear DNA to mitochondrial DNA. Neuromuscul Disord 11（1）：7-10.

[11] Said G，Lacroix C，Plante-Bordeneuve V，Messing B，Slama A，Crenn P，Nivelon-Chevallier A，Bedenne L，Soichot P，Manceau E，Rigaud D，Guiochon-Mantel A，Matuchansky C（2005）Clinicopathological aspects of the neuropathy of neurogastrointestinal encephalomyopathy（MNGIE）in four patients including two with a Charcot-Marie-Tooth presentation. J Neurol 252（6）：655-662.

[12] Ng PC, Henikoff S（2003）SIFT：predicting amino acid changes that affect protein function. Nucleic Acids Res 31（13）：3812-3814.

[13] Bao L，Zhou M，Cui Y（2005）nsSNPAnalyzer：identifying disease-associated nonsynonymous single nucleotide polymorphisms. Nucleic Acids Res 33（Web Server issue）：W480-W482.

[14] Adzhubei IA，Schmidt S，Peshkin L，Ramensky VE，Gerasimova A，Bork P，Kondrashov AS，Sunyaev SR（2010）A method and server for predicting damaging missense mutations. Nat Methods 7（4）：248-249.

[15] Li B，Krishnan VG，Mort ME，Xin F，Kamati KK，Cooper DN，Mooney SD，Radivojac P（2009）Automated inference of molecular mechanisms of disease from amino acid substitutions. Bioinformatics 25（21）：2744-2750.

[16] Minor DL Jr（2007）The neurobiologist's guide to structural biology：a primer on why macromolecular structure matters and how to evaluate structural data. Neuron 54（4）：511-533.

[17] Machius M（2003）Structural biology：a high-tech tool for biomedical research. Curr Opin Nephrol Hypertens 12（4）：431-438.

[18] Mitsiki E，Papageorgiou AC，Iyer S，Thiyagarajan N，Prior SH，Sleep D，Finnis C，Acharya KR（2009）Structures of native human thymidine phosphorylase and in complex with 5-iodouracil. Biochem Biophys Res Commun 386（4）：666-670.

[19] Pugmire MJ，Ealick SE（1998）The crystal structure of pyrimidine nucleoside phosphorylase in a closed conformation. Structure 6（11）：1467-1479.

[20] Pugmire MJ，Cook WJ，Jasanoff A，Walter MR，Ealick SE（1998）Structural and theoretical studies suggest domain movement produces an active conformation of thymidine phosphorylase. J Mol Biol 281（2）：285-299.

[21] El Omari K，Bronckaers A，Liekens S，Perez-Perez MJ，Balzarini J，Stammers DK（2006）Structural basis for non-competitive product inhibition in human thymidine phosphorylase：implications for drug design. Biochem J 399（2）：199-204.

[22] Norman RA，Barry ST，Bate M，Breed J，Colls JG，Ernill RJ，Luke RW，Minshull CA，McAlister MS，McCall EJ，McMiken HH，Paterson DS，Timms D，Tucker JA，Pauptit RA（2004）Crystal structure of human thymidine phosphorylase in complex with a small molecule inhibitor. Structure 12（1）：75-84.

[23] Nishino I，Spinazzola A，Hirano M（1999）Thymidine phosphorylase gene mutations in MNGIE，a human mitochondrial disorder. Science 283（5402）：689-692.

[24] Gamez J，Ferreiro C，Accarino ML，Guarner L，Tadesse S，Marti RA，Andreu AL，Raguer N，Cervera C，Hirano M（2002）Phenotypic variability in a Spanish family with MNGIE. Neurology 59（3）：455-457.

[25] Slama A，Lacroix C，Plante-Bordeneuve V，Lombes A，Conti M，Reimund JM，Auxenfants E，Crenn P，Laforet P，Joannard A，Seguy D，Pillant H，Joly P，Haut S，Messing B，Said G，Legrand A，Guiochon-Mantel A（2005）Thymidine phosphorylase gene mutations in patients with mitochondrial neurogastrointestinal encephalomyopathy syndrome. Mol Genet Metab 84（4）：326-331.

[26] Yue P，Li Z，Moult J（2005）Loss of protein structure stability as a major causative factor in monogenic disease. J Mol Biol 353（2）：459-473.

[27] Wang Z，Moult J（2001）SNPs，protein structure，and disease. Hum Mutat 17（4）：263-270.

[28] Nishino I，Spinazzola A，Papadimitriou A，Hammans S，Steiner I，Hahn CD，Connolly AM，Verloes A，Guimaraes J，Maillard I，Hamano H，Donati MA，Semrad CE，Russell JA，Andreu AL，Hadjigeorgiou GM，Vu TH，Tadesse S，Nygaard TG，Nonaka I，Hirano I，Bonilla E，Rowland LP，DiMauro S，Hirano M（2000）Mitochondrial neurogastrointestinal encephalomyopathy：an autosomal recessive disorder due to thymidine phosphorylase mutations. Ann Neurol 47（6）：792-800.

[29] Kocaefe YC，Erdem S，Ozguc M，Tan E（2003）Four novel thymidine phosphorylase gene mutations in mitochondrial neurogastrointestinal encephalomyopathy syndrome（MNGIE）patients. Eur J Hum Genet 11（1）：102-104.

[30] Vissing J，Ravn K，Danielsen ER，Duno M，Wibrand F，Wevers RA，Schwartz M（2002）Multiple mtDNA deletions with features of MNGIE. Neurology 59（6）：926-929.

[31] Martin MA，Blazquez A，Marti R，Bautista J，Lara MC，Cabello A，Campos Y，Belda O，Andreu AL，Arenas J（2004）Lack of gastrointestinal symptoms in a 60-year-old patient with MNGIE. Neurology 63（8）：1536-1537.

[32] Schupbach WM，Vadday KM，Schaller A，Brekenfeld C，Kappeler L，Benoist JF，Xuan-Huong CN，Burgunder JM，Seibold F，Gallati S，Mattle HP（2007）Mitochondrial neurogastrointestinal encephalomyopathy in three siblings：clinical，genetic and

neuroradiological features. J Neurol 254（2）：146-153.

[33] Monroy N，Macias Kauffer LR，Mutchinick OM（2008）Mitochondrial neurogastrointestinal encephalomyopathy（MNGIE）in two Mexican brothers harboring a novel mutation in the ECGF1 gene. Eur J Med Genet 51（3）：245-250.

[34] Poulton J，Hirano M，Spinazzola A，Arenas Hernandez M，Jardel C，Lombes A，Czermin B，Horvath R，Taanman JW，Rotig A，Zeviani M，Fratter C（2009）Collated mutations in mitochondrial DNA（mtDNA）depletion syndrome（excluding the mitochondrial gamma polymerase，POLG1）. Biochim Biophys Acta 1792（12）：1109-1112.

[35] Nalini A，Gayathri N（2011）Mitochondrial neurogastrointestinal encephalopathy in an Indian family with possible manifesting carriers of heterozygous TYMP mutation. J Neurol Sci 309（1-2）：131-135.

第六章　DNA 突变注释算法及指南

Jing Wang，Megan Landsverk

摘要：近年来，随着分子遗传学检测技术在临床诊断中的应用日益广泛，大量未知临床意义的新分类或未分类突变类型不断被发现。在转化医学中，确定基因序列的改变是引起疾病的致病突变还是非致病性突变变得越来越重要。由于线粒体 DNA 高度多态性、异质性，在线粒体基因组中对未分类突变的临床注释更加困难。尤其线粒体 DNA 突变异质性的程度因组织而异，并且与组织疾病严重程度密切相关。在本章中，我们将通过使用各种数据库、计算工具和结构分析方法协助临床注释，为评估细胞核和线粒体基因组未分类突变提供帮助。

1　引言

分子检测不仅广泛应用于遗传疾病的诊断，还广泛应用于传染病和癌症的预后评估。随着高通量测序技术的迅速发展，特别是"下一代"大规模平行测序，针对某些疾病同时对多个基因进行测序或对全外显子组进行测序已广泛应用于常规临床检测。这不可避免地导致未知临床意义的新的或未分类突变类型不断被检出。在测序结果的临床管理中有几个重要步骤：第一，生成检测到的突变/突变类型列表；第二，注释检出突变的潜在功能意义；第三，正确评估所有新的或未分类的突变类型，确定突变是引起疾病的致病突变还是仅与疾病无关的无义多态性。基因组突变注释将直接影响患者临床治疗管理策略。因此，对于这些新的或未分类的遗传突变的准确分析在转化医学中变得越来越重要。尽管实验室可能拥有诸如功能研究之类的资源可进一步研究个体突变的功能意义，但对于临床诊断实验室而言，在有限的时间和预算内对个体突变进行此类功能研究尚不可行。

线粒体基因组是个体遗传物质中不可或缺的一部分，因此许多疾病归因于双重基因组串扰的缺陷。近年来，由细胞核或线粒体基因组突变引起的线粒体疾病越来越受到关注。由于双重基因组的相互调控作用以及临床特征不典型性和遗传异质性，对测序结果的注释具有一定的挑战性。与大多数核基因的对称性特性不同，不同组织之间的 mtDNA 拷贝数从数百到数千不等。mtDNA 中的序列突变可以存在于每个 mtDNA 分子中（称为同质性），也可以出现在 mtDNA 分子的亚群中（称为异质性）。另外，mtDNA 是高度多态的，据报道，mtDNA 突变几乎发生在 16 569 bp 线粒体基因组的每个核苷酸位置[1, 2]。因此，必须评估 mtDNA 中罕见的和新突变的致病潜力，但是对于这些突变的注释是一个巨大的挑战，需要广泛的遗传学知识、临床经验和分子实验室技能。将复杂的分子遗传信息正确传达给相关人员，可以帮助医生为患者做出准确的诊断和治疗。分子检测结果是进行临床诊断、预后、治疗、产前评估和评估家系成员必不可少的工具。

诊断实验室必须建立标准，以注释常规基因检测中检测到的未分类突变的临床意义。2008 年，美国医学遗传学学院（American College of Medical Genetics，ACMG）发布了使用 ACMG 标准注释序列突变的指南[3]。在本章，我们将通过列举各种数据库、计算工具和结构分析方法阐述序列突变分类、注释的全过程。

2 测序突变分类

为了正确注释测序结果，需要对序列突变的临床特征进行详细分类。根据 ACMG 关于序列突变注释和报告标准的建议[3]，以及我们临床实验室的实践经验，序列突变分为以下六类：

（1）已报道的致病突变：序列突变已经在多个不相关患者/家系被报道，这些患者/家系具有临床相关性和（或）支持的功能研究，并且被认为是引起该疾病的原因。

（2）新的致病突变：先前尚未报道的序列突变，但预期会导致疾病。通常，截断突变（新的无义、移码突变），影响翻译起始密码子的错义突变或改变恒定的 AG/GT 边界的剪接突变均属于此类。

（3）新的突变可能是或可能不是致病突变：序列突变先前未见报道，并且在已知导致孟德尔遗传病的基因中具有不确定的致病性。突变类型包括以下几种：

1）无法推断其对蛋白质结构/功能影响的错义突变或小片段缺失/重复。

2）可能会影响前 mRNA 剪接的外显子或内含子突变，但尚无直接证据。例如，接近外显子的第一个或最后一个核苷酸的同义突变。

3）恒定边界外的假定剪接位点突变。

4）调控元件突变。

（4）可能良性的新突变：序列突变先前未报道，可能是良性变化。超出外显子/内含子边界 20 bp 的同义突变和深度内含子突变均属此类。

（5）已知良性突变：序列突变是先前报道过的，并且是公认的中性突变。例如，dbSNP 中报道的突变具有很高的频率，表明其是良性的：平均杂合度（average heterozygosity）≥2% 或小等位基因频率（minor allele frequency，MAF）＞1%，总染色体计数≥100。

（6）致病性不明的突变：基于单个患者/家系或群体关联研究的观察结果，突变被报告为"变异"，没有针对其致病性的功能研究和（或）在 dbSNP 中报告为具有平均杂合度＜2%的罕见突变或 MAF＜1%，总染色体数＜100。值得注意的是，该类别与 ACMG 指南[3]中的第六类不完全相同，后者是在关联研究中发现的突变；而在我们的分类标准中，ACMG 第六类突变根据每个个体突变的等位基因频率划分为第五类或第六类。

3 突变注释

将序列突变正确分类为不同的类别，有助于注释突变的临床意义。图 6.1 给出了一种用于突变分类的示意图。第一类和第二类中的等位基因被认为是真正有害的，并且是引起疾病的原因。这两种类别的突变都必须体现在患者报告中从而讨论其致病性，并列举参考文献。为了证实结论，可以建议进行家系分析。例如，如果突变是纯合的，则必须进行亲代检测以确认每个亲代均为杂合性突变，而反对描述为由于技术或遗传原因只检出一个等位基因而未能检测到另一个亲代等位基因。如果检测到两个杂合突变，亲代的研究将有助于确定先证者中两个突变的相位（顺式或反式）。还应该为高风险家系成员提供家系性的定向分析。

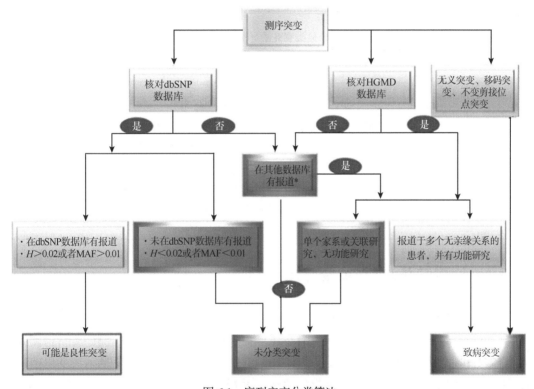

图 6.1 序列突变分类算法

H：平均杂合度；MAF：小等位基因频率（＊详见表 6.1 和 3.1 节）

第五类序列突变是良性多态性，在健康人群中很常见。这些良性突变可能会或可能不会包含在患者的报告中，但应根据要求提供。

第三、四、六类序列突变被认为是临床意义未知的突变。对未分类突变的临床相关性进行评估并非易事，可能极具挑战性。诸如变异体数据库（表 6.1）和计算机模拟预测算法（表 6.2）等资源可用于提供支持或反对未分类突变的致病性的证据，以帮助遗传咨询。未分类突变的报告应发给经过相关培训的医疗保健专业人员，必须与临床遗传学家讨论结果，并要求患者和家属提供其他相关标本进行进一步测试，以便于注释未分类的突变。但通常不建议对未分类的突变进行预测，如产前诊断。

表 6.1　在线数据库汇总表

基因组	数据库	网站
nDNA 变异	人类基因组突变数据库（HGMD）	http://www.hgmd.cf.ac.uk
	单核苷酸多态性数据库（dbSNP）	http://www.ncbi.nlm.nih.gov/projects/SNP
	人类孟德尔遗传病数据库	http://omim.org/
	基因座特异性突变数据库（LSDB）	http://grenada.lumc.nl/LSDB_list/lsdbs
	莱顿开放变异数据库（LOVD）	http://www.lovd.nl/3.0/home
mtDNA 变异	MITOMAP	http://www.mitomap.org/MITOMAP
	mtDB	http://www.mtdb.igp.uu.se
	Mamit-tRNA 数据库	（http://mamit-trna.u-strasbg.fr/human.asp）

表 6.2　针对未分类突变的计算机预测工具汇总表

预测类别	名称	网站
错义突变	PolyPhen	http://genetics.bwh.harvard.edu/pph2
	Align GVGD	http://agvgd.hci.utah.edu/
	Panther	http://www.pantherdb.org/tools/csnpScoreForm.jsp
	PhD-SNP	http://gpcr.biocomp.unibo.it/cgi/predictors/PhD-SNP/PhD-SNP.cgi
	PMut	http://mmb.irbbarcelona.org/PMut
剪接预测	NetGene2	http://www.cbs.dtu.dk/services/NetGene2
	BDGP	https://insitu.fruitfly.org/cgi-bin/ex/insitu.pl
	ESE Finder	http://rulai.cshl.edu/tools/ESE2

3.1　片段缺失/插入突变注释

　　与微阵列基因组杂交技术（array comparative genomic hybridization，aCGH）、荧光原位杂交（fluorescence in situ hybridization，FISH）和细胞遗传学研究相比，测序分析检测到的缺失/插入片段的大小相对较小（通常小于 100 bp）。如果观察到的缺失/插入突变以前未曾报道过，但导致基因的蛋白质阅读框发生改变，导致移码或无义终止密码子，则根据 ACMG 指南将其分类为有害突变[3]。如果框内缺失/插入片段是新的，根据其大小和位置，则可能会或不会影响蛋白质的功能，其中小的框内缺失/插入被归类为未分类突变。总之，片段缺失/插入突变是否涉及重要的功能结构域，决定了对蛋白质功能的影响能力。

3.2　进化保护

　　分析蛋白质特定位置的氨基酸保守性是推断氨基酸残基的结构/功能重要性的第一步。使用 NCBI 蛋白质 BLAST 网站（http://blast.ncbi.nlm.nih.gov/Blast.cgi），对含有目的氨基酸的蛋白质序列进行分析；需要选择和检索整个进化过程中来自各种物种的直系同源蛋白，应该从代表其物理和遗传特征相似性、差异性的系统发育树中选择不同的生物物种。作为最低标准，比对应包括八个直系同源基因的全长序列，其中至少五个来自哺乳动物。我们建议选择以下物种的数据（如果有）：人类（*Homo sapiens*）、欧洲牛（*Bos taurus*，牛）、家犬（*Canis familiaris*）、小家鼠（*Mus musculus*，小鼠）、褐家鼠（*Rattus norvegicus*）、红原鸡（*Gallus gallus*）、非洲爪蟾（*Xenopus laevis*，爪蛙）、斑马鱼（*Danio rerio*）、黑腹果蝇（*Drosophila melanogaster*）、绿海胆（*Strongylocentrotus droebachiensis*）、秀丽隐杆线虫（*Caenorhabditis elegans*）和酿酒酵母（*Saccharomyces cerevisiae*）。建议使用 ClustalW2 多序列比对工具（www.ebi.ac.uk/Tools/msa/clustalw2/）进行多序列比对。

3.3 在线数据库和资源

许多在线数据库可用于进一步确定先前是否已报道过与疾病相关的等位基因：

（1）人类基因组突变数据库（Human Genome Mutation Database，HGMD，http://www.hgmd.cf.ac.uk）：通常仅收集突变的首次报道，包括一些相关的表型，但不包括其在人群中的复发。它能够访问突变查询并链接到已出版的文献及 dbSNP 和 OMIM 等公共资源。高级搜索功能包括根据核苷酸或氨基酸变化的类型或它们在特定基序、剪接位点或调节区中的位置来查找突变类型。HGMD 可以帮助验证先前是否已报道过的突变以及了解给定基因的突变谱。

（2）基因座特异性突变数据库（Locus-Specific Mutation Databases，LSDBs）：列出了引起孟德尔遗传病或表型改变的特定基因突变。这些突变可能只是在一个或多个接受测试的个体中观察到的，也可能文献尚未发表[4]。

（3）莱顿开放变异数据库（Leiden Open Variation Database，LOVD）：是在莱顿大学医学中心开发的基于 Web 的开源数据库，用于收集和显示 DNA 序列中的突变[5]。LOVD 重点是将突变基因与遗传疾病建立关联。在数据库中收集在个体中发现的所有序列突变，以及其是否可能与疾病相关的信息（即汇总引起疾病的突变或变异）或不引起疾病的信息（即非引起疾病的突变）。

（4）单核苷酸多态性数据库（Database of Single Nucleotide Polymorphisms，dbSNP，http://www.ncbi.nlm.nih.gov/projects/SNP）：是遗传突变的免费 NCBI 数据库。其中包括单碱基核苷酸替代，小片段插入/缺失，可逆转录元件插入，微卫星重复突变和非多态性突变。

（5）PubMed（http://www.ncbi.nlm.nih.gov/PubMed/）：是生物医学文献、生命科学期刊和在线书籍的公共资源。它还提供对其他相关网站的访问，以及与其他 NCBI 分子生物学资源的链接。PubMed 由位于美国国立卫生研究院（National Institutes of Health，NIH）的美国国家医学图书馆（NLM）的国家生物技术信息中心（National Center for Biotechnology Information，NCBI）开发和维护。

（6）人类孟德尔遗传病数据库（Online Mendelian Inheritance in Man，OMIM，McKusick-Nathans 遗传医学研究所，http://omim.org/）：是人类基因和遗传疾病信息的全面权威性汇总。OMIM 通常收集描述突变的首次报道，后来也收集一些具有独特特征的突变。OMIM

数据库侧重于描述表型和基因型之间的关系。

（7）Google：是功能强大的互联网搜索引擎，可通过标准和替代术语查找特定的变体[6]，还可以通过基因名称和所有其他可能的方式进行搜索，以检索已发表的文献中的突变。Google 学术（Google scholar）在查找相关文献方面也非常有用，但是它不如 PubMed 全面。

（8）基因特异性数据库：一些机构维护着对公众开放的基因特异性数据库，如 POLG（http://tools.niehs.nih.gov/polg/index.cfm?do=polg.home）、PAH（https://ghr.nlm.nih.gov/gene/PAH）、OPA1（https://databases.lovd.nl/shared/genes/OPA1）和 ALDOB（http://www.bu.edu/ aldolase/HFI/hfidb/hfidb.html）。这些疾病特异性的数据库是检索已发现的某种突变/变异的良好资源。

如果以前报道过该突变，则应仔细审查该出版物，以查看所发表的数据是否提供了足够的证据来说明发现的致病性。如果该突变从未在任何上述数据库中报道，并且不属于第二类，则将其视为意义不明的突变，并且需要进行其他相关功能分析。

3.4 In silico 算法预测未分类突变的致病性

多种计算机预测工具可用于获取错义突变或剪接突变致病的可能性。以下我们列出了临床诊断实验室中常用的预测工具（表 6.2）。

3.4.1 用于错义突变功能预测的 In silico 工具

（1）SIFT 算法（从容忍中选择不容忍）：主要基于序列同源性分析，可以用来预测非同义替代对蛋白质功能可能的影响（耐受或不耐受）[7]。

（2）PolyPhen 算法（多态表型）：是一种基于序列结构的氨基酸替代预测方法，它利用 UniProtKB/UniRef100 中提供的数据，并基于保守性、蛋白质折叠和晶体结构[8]进行分析，将突变分类为良性、致病性或可能致病性。当前版本为 PolyPhen-2（http://genetics.bwh.harvard.edu/pph2）。

（3）Align GVGD：是一个基于 Web 的程序，结合了氨基酸和蛋白质多序列比对的生物物理特征，从丰富的有害基因到丰富的中性基因谱中预测感兴趣基因中的错义突变[9, 10]。

实际上软件预测结果存在不确定性，虽然已有部分研究对软件的预测结果进行了评估[9, 11]，但是未对预测结果进行临床验证；但目前为止，公认为对于高致病性等位基因筛选，生物信息学预测工具可能更具价值。总之，软件预测结果由于错误率较高，仍不能代替体外、体内功能方面相关研究[12]。

3.4.2 In silico 预测工具拼接效应

内含子-外显子连接（剪接位点）的准确识别以及 5′剪接位点与其同源 3′剪接位点的正确配对对于剪接位点的识别至关重要。在剪接位点处供体在内含子的 5′端含有几乎不变的 GU 序列，而受体在内含子的 3′端以几乎不变的 AG 序列终止内含子。如果核苷酸替换改变了其中一个不变的剪接位点序列，则根据 ACMG 指南将其视为有害突变[3]。真核生物基因组包含大量的剪接位点，称为隐性剪接位点（cryptic splice sites, CSS），除非被附近的真实或有利的剪接位点突变激活，否则通常被认为是处于休眠状态或仅以低水平使用的不利位点。似乎所有类型的基因组核苷酸突变都可能通过破坏/创建剪接位点序列而影响正常的 mRNA 前体剪接，因此使用不同的剪接预测工具来评估内含子或同义突变对剪接可能产生的影响是很重要的。

（1）NetGene2（http://www.cbs.dtu.dk/services/NetGene2）：是基于神经网络的人类秀丽隐杆线虫（human *C. elegans*）和拟南芥（*A. thaliana*）DNA 剪接位点的预测工具[13]，在软件中输入跨越外显子-内含子边界的突变序列以预测剪接位点突变，但查询序列的长度必须大于 200，且小于 80 000 个核苷酸。

（2）Berkeley 果蝇基因组计划（Berkeley Drosophila Genome Project，BDGP）的剪接位点预测工具：基于 DNA 序列中供体/受体剪接位点进行神经网络识别[14]。该算法既适用于人类基因又适用于黑腹果蝇（*D. melanogaster*）基因（http://www.fruitfly.org/seq_tools/splice.html）。在软件中输入跨越外显子-内含子边界的野生型和突变序列，可以同时对多个序列进行搜索，并且预测工具还会根据算法产生可信度评分。

（3）其他可用于预测拼接效果的算法：如 SpliceSiteFinder、MaxEntScan、NNSPLICE、GeneSplicer 和 Known constitutive signals [15]。

（4）ESE Finder 2.0：是一种用于预测外显子序列变化，推测如何进行干扰外显子剪接增强子（exonic splicing enhancer，ESE）的算法[16, 17]（http://rulai.cshl.edu/tools/ESE2）。外显子增强子是特定丝氨酸/精氨酸（serine/arginine-rich，SR）蛋白的结合位点。与 ESE 结合的 SR 蛋白可以通过其 SR 结构域直接参与剪接机制和（或）拮抗附近的沉默子元件，以促进外显子表达。

计算机可以预测抑制野生型基因表达的剪接位点突变和隐性剪接位点突变。虽然计算机无法预测突变为中性还是有害的，但是可以作为异常剪接的候选突变，以便进一步研究其转录功能，结合临床特征确定其是否为有害突变。

表 6.2 列出了对于未分类突变进行致病性评估的常用计算机预测工具。

3.5　未分类突变的其他分析方法

3.5.1　亲代检测

对先证者的父母进行检测是一项易于执行的测试，还可以帮助注释突变的意义。当在先证者的常染色体隐性基因中检测到明显的纯合突变或变异时，为了确定每个亲代都是相同的杂合子，亲代检测很重要。如果仅在一个亲代中检测到杂合变体，而在另一亲代中未检测到，则应进行进一步研究，以确定是否由于引物位点上罕见的 SNP 而在先证者中存在等位基因缺失，另一个等位基因中存在基因内缺失导致在检测到的区域明显丧失杂合性（loss of heterozygosity，LOH）或单亲二体性。当在先证者的常染色体隐性基因中检测到两个杂合突变或变异时，测试亲代可以帮助确定两个杂合变化的相位或构象。通常，如果检测到新的或罕见的错义未分类突变为具有已知有害突变的顺式构象，则该突变不太可能在先证者中引起临床症状；相反，如果新的或罕见的突变处于具有有害突变的反式构象并且位于高度保守功能域中，则暗示了该突变具有致病潜力。

3.5.2　共分离分析

突变与疾病在家系中的共分离分析（co-segregation analyses）是对未分类突变进行分类的有力工具[18]。它相对容易实施，只需要性别、基因型和发病年龄以及临床和家系史即可。尽管在大多数情况下，共分离分析本身不足以证明给定未分类突变的致病性，但不存在共分离现象却能强有力地证明该突变的非致病性。

3.5.3　对照研究

测试家系健康对照可以确定正常人群中是否存在未分类的突变，并有助于注释未分类突变的可能致病性。使用对照研究时，需要考虑以下几个因素：①需要筛选健康对照组的数量。通常，为了有95%的机会观察到等位基因1%的突变率，必须筛选至少298条染色体。②由于先证者效应，某些人群对于隐性疾病的某些致病突变可能具有较高突变率。③在迟发性疾病中，对照组中的某些人可能会在以后的生活中受到影响。

3.5.4　RNA研究

RNA分析是确定剪接突变的必不可少的手段。但是，由于RNA样本来源的有限性，无法对大多数未分类的突变类型进行RNA研究。我们建议通过至少两种独立的计算机剪接预测工具对影响剪接的变异体或患者样本进行RNA评估，或者使用临床表现具有高度提示为常染色体隐性遗传性疾病但仅检测到杂合子突变的患者样本进行评估；同时必须注意评估方法适用的标本类型，因为转录形式的基因表达可能具有组织特异性。

3.5.5　蛋白质功能研究

可靠的蛋白质功能检测是评估变异致病性的最佳方法。常用的功能研究方法包括测量酶活性、蛋白质表达水平的体外或体内分析、检测细胞内蛋白质定位和组织特异性表达的免疫组织化学分析。这些检测方法较为复杂，导致难于向临床诊断实验室推广、普及，目前尚处于基础研究阶段。

4　解释mtDNA变异的其他注意事项

与大多数细胞核内二倍体染色体不同，不同组织中每个细胞的mtDNA拷贝数从几百到几千不等。mtDNA中的序列变异可以是同质性的，也可以是异质性的。mtDNA突变的异质性程度及其组织分布情况将会影响个体的临床表现。因此，异质性水平、特定突变的组织阈值和突变外显率，可能使解释罕见的和新发现mtDNA突变的致病性变得更加复杂。虽然软件评估并不总是可靠的，但可以利用公开的蛋白质结构/功能/进化的mtDNA数据库和算法来评估新的和（或）罕见的mtDNA突变的致病潜力。

4.1　线粒体序列公开数据库

由于软件评估的不确定性，所以有必要使用公开可用的 mtDNA 数据库和有关蛋白质结构/功能/进化的算法来评估新的和（或）罕见的 mtDNA 突变的致病性。

MITOMAP（http://www.mitomap.org/MITOMAP）和人类线粒体基因组数据库（mtDB）（http://www.mtdb.igp.uu.se）为注释 mtDNA 突变提供了有利证据。MITOMAP 从已出版和未出版的资料中汇编人类 mtDNA 突变。在 MITOMAP 中，mtDNA 突变分为两类：多态性和突变。其中，多态性类别包括良性多态性、体细胞突变和未发表突变的集合（如 PhyloTree 的 mtDNA 变体）；突变类别包括确认的 mtDNA 突变和据报道与疾病相关的突变，同时标注了已识别突变出处。

人类线粒体基因组数据库（Human Mitochondrial Genome Database，mtDB）是包含人类线粒体突变的大量文献资料的另一重要资源。它包含来自 2700 多个仍处于健康状态个体的 mtDNA 突变，以及在受试者中的突变率，这对于 mtDNA 突变注释具有重要的作用。但是，由于数据库中种族代表性不足，受试者突变率偏低。这些等位基因突变率来自 mtDB 数据库和我们的实验数据库（截至 2012 年 6 月已获得超过 3000 个无关个体的线粒体全基因组序列库和 420 个母系亲属部分 mtDNA 序列库）。我们使用突变率≤0.2%作为罕见 mtDNA 突变的界限，但是在使用实验室数据时需谨慎，因为样本覆盖率有限，几乎所有的标本均来自不健康的病例个体。并且已有文献报道，罕见群体特异性变异与其病理性改变也存在错误/不一致性。

如果线粒体 tRNA 基因中存在 mtDNA 突变，则应使用 Mamit-tRNA 数据库（http://mamit-trna.u-strasbg.fr/human.asp）进行评估。Mamit-tRNA 数据库包含哺乳动物线粒体 tRNA，而且重点介绍了 tRNA 的分子结构特征；该数据库包含人类线粒体疾病相关基因点突变的大量资料，包括线粒体 tRNA 二维立体图、突变列表及相关疾病表型和参考文献[19]。

4.2　mtDNA 突变类型

通常 mtDNA 突变分为以下三类[20]。

（1）良性突变（第五类）：如果在 MITOMAP 中报道一个突变为多态性类型，而没有在人群或家系中进行疾病相关性分析，并且在 mtDB 中报道突变率大于 0.2%，则认为该突变是良性突变。

（2）未分类突变：至少满足以下条件之一。

1）一种新的突变（第三类）。

2）一种罕见突变，已在 MITOMAP 中报道为多态性，但未在 mtDB 中报道，或在 mtDB 中突变率≤0.2%。

3）文献或 MITOMAP 中报道为罕见突变类型，但数据基于单家系研究或单篇报道而没有针对致病性的功能研究（第七类）。

（3）致病性突变（第一类和第二类）：在 MITOMAP 中列为"确诊突变"，并在多个不相关的患者/家系中进行了相关性和（或）功能性研究验证。mtDNA 蛋白质编码基因中的无义和移码突变，被分类为第一类和第二类有害突变。

4.3 mtDNA 突变辅助性研究

4.3.1 母系亲属内鉴定

因为未分类突变的生物学/临床意义的不确定性，所以通常建议对患者的母亲和其他母系亲属进行有针对性的序列分析。当突变在无症状母系成年亲属中是同质的并且不与疾病表型共分离时，则该突变不可能是临床症状的主要诱因。如果在无症状母系亲属中不存在突变或异质性水平较低，或者与疾病表型共分离，则该突变体可能是致病的；但可能需要其他进一步的研究，包括线粒体功能研究和 Western blot 分析，以明确突变与临床症状的相关性。

4.3.2 异质性定量及验证

尽管对异质性变化的注释本质上存在问题，但如果无症状母系亲属中不存在突变或异质性较低，则怀疑致病性指数较高；与临床特征相关的各种组织中突变异质性程度也有助于注释，而且应该考虑对来自侵入性（如肌肉、皮肤）或非侵入性（如毛发、尿沉淀物和颊黏膜细胞）来源的组织样本中突变/变异的异质性水平进行量化。

4.4 组织特异性和核修饰基因

mtDNA 的复制和维持都受到核基因控制。除主要的 mtDNA 突变外，线粒体疾病还可能由核基因编码的呼吸链复合蛋白缺陷直接诱导 mtDNA 突变或由核修饰基因与突变的mtDNA 基因协同作用引起。其中，核修饰基因与突变 mtDNA 协同诱发病例如 Leber 遗传性视神经病变（Leber's hereditary optic neuropathy，LHON），其突变位点位于 ND 基因以下3 个位点，m.11778G＞A、14484 T＞C 和 3460G＞A，以及与感觉神经性听力损失（sensorineural hearing loss，SNHL）相关的 2 个突变基因位点，m.1555A＞G、12S rRNA[21]。线粒体母系遗传基因特征常表现为核基因修饰的 mtDNA 突变，并且 mtDNA 突变的同质水平、组织特异性表现、突变外显率，以及在不同谱系中观察到的临床表型差异均较大[22]。

例如，只有存在主要的 mtDNA 突变时，个体才能表现为 LHON 病症。然而，由于外显率的降低，只有大约 50% 的男性和 15% 以上的女性才表现为原发性 LHON 症状，甚至失明，由此证明核基因在该疾病的病程中起重要的调控作用[23]。与原发性 mtDNA 突变基因相互作用的其他未知遗传因素、外界环境尚不清楚，因此，在注释 mtDNA 突变时，应考虑核基因的潜在影响。

4.5 大片段 mtDNA 缺失

大片段 mtDNA 缺失常引发以下三种病症：Kearns-Sayre 综合征（KSS）、Pearson 综合征或进行性眼外肌麻痹（progressive external ophthalmoplegia，PEO）。虽然大片段 mtDNA

缺失是真正的突变，但对于先证者、母系亲属不同组织的进一步测试可以帮助区分大片段 mtDNA 缺失是系统突变还是体细胞突变，是遗传突变还是新发突变，这为家系遗传咨询提供了重要帮助。因为大多数大片段 mtDNA 缺失是新发突变，如果先证者母亲没有携带大片段 mtDNA 缺失，那么先证者兄弟姐妹携带突变的概率非常低。虽偶有例外发生，但女性患者的后代通常不会携带此类型突变[24]。

4.6　区分原发性和继发性 mtDNA 突变

线粒体疾病也被称为基因组信号传导缺陷或核线粒体通信障碍性疾病。除了因 mtDNA 突变而引起的偶发性疾病或母系遗传性疾病外，核线粒体间基因组信号病也作为孟德尔遗传病，无论是常染色体显性遗传还是隐性遗传，都与 mtDNA 分子异常的积累有关，其临床特征与 mtDNA 定性或定量检出的突变率有关。

大多数单个 mtDNA 缺失发生在散发病例中，因为它们是在卵母细胞或胚胎发育过程中产生的。有研究证明：单个大片段 mtDNA 缺失的母系遗传极为罕见，但以常染色体显性遗传和隐性遗传的进行性眼外肌麻痹（PEO）家系形式的 mtDNA 的多重缺失较多发。mtDNA 多重缺失的积累通常仅限于骨骼肌，并且通常继发于对维持线粒体完整性至关重要的基因缺陷。*ANT1*、*Twinkle*、*POLG*、*POLG2*、*RRM2B*、*OPA1* 和 *MFN2* 基因中的突变与 PEO 综合征相关，并常导致 mtDNA 多重缺失。

当前的大规模平行测序技术不仅可以检测 mtDNA 点突变和片段插入/缺失，还可以检测单个大缺失和多重缺失[25]。当鉴定 mtDNA 多重缺失时，还应同时考虑进一步测试负责维持线粒体完整性的核基因。

5　总结

下一代测序技术对于分子诊断越来越重要，无论是鉴定已知致病基因，还是发现新的致病基因。根据 ACMG 的建议，只有合格的专业人员才能对临床诊断的测序结果进行注释和报告[3]，本章中，我们针对细胞核和线粒体基因组突变提出了分类方案和注释指南，以便测序结果在临床诊断中合理、有效、全面地应用。

（王佳佳　张　洋　译；颜水堤　谢　芳　审）

参 考 文 献

[1] Ingman M，Gyllensten U（2006）mtDB：Human Mitochondrial Genome Database，a resourcefor population genetics and medical sciences. Nucleic Acids Res 34：D749-D751.

[2] Ruiz-Pesini E，Lott MT，Procaccio V，Poole JC，Brandon MC，Mishmar D，Yi C，Kreuziger J，Baldi P，Wallace DC（2007）An enhanced MITOMAP with a global mtDNA mutational phylogeny. Nucleic Acids Res 35：D823-D828.

[3] Richards CS，Bale S，Bellissimo DB，Das S，Grody WW，Hegde MR，Lyon E，Ward BE（2008）ACMG recommendations for standards for interpretation and reporting of sequence variations：revisions 2007. Genet Med 10：294-300.

[4] Cotton RG, Auerbach AD, Beckmann JS, Blumenfeld OO, Brookes AJ, Brown AF, Carrera P, Cox DW, Gottlieb B, Greenblatt MS, Hilbert P, Lehvaslaiho H, Liang P, Marsh S, Nebert DW, Povey S, Rossetti S, Scriver CR, Summar M, Tolan DR, Verma IC, Vihinen M, den Dunnen JT (2008) Recommendations for locus-specific databases and their curation. Hum Mutat 29: 2-5.

[5] Fokkema IF, Taschner PE, Schaafsma GC, Celli J, Laros JF, den Dunnen JT (2011) LOVD v. 2. 0: the next generation in gene variant databases. Hum Mutat 32: 557-563.

[6] Bandelt HJ, Salas A, Taylor RW, Yao YG (2009) Exaggerated status of "novel" and "pathogenic" mtDNA sequence variants due to inadequate database searches. Hum Mutat 30: 191-196.

[7] Kumar P, Henikoff S, Ng PC (2009) Predicting the effects of coding non-synonymous variants on protein function using the SIFT algorithm. Nat Protoc 4: 1073-1081.

[8] Adzhubei IA, Schmidt S, Peshkin L, Ramensky VE, Gerasimova A, Bork P, Kondrashov AS, Sunyaev SR (2010) A method and server for predicting damaging missense mutations. Nat Methods 7: 248-249.

[9] Mathe E, Olivier M, Kato S, Ishioka C, Hainaut P, Tavtigian SV (2006) Computational approaches for predicting the biological effect of p53 missense mutations: a comparison of three sequence analysis based methods. Nucleic Acids Res 34: 1317-1325.

[10] Tavtigian SV, Deffenbaugh AM, Yin L, Judkins T, Scholl T, Samollow PB, de Silva D, Zharkikh A, Thomas A (2006) Comprehensive statistical study of 452 BRCA1 missense substitutions with classification of eight recurrent substitutions as neutral. J Med Genet 43: 295-305.

[11] Tchernitchko D, Goossens M, Wajcman H (2004) In silico prediction of the deleterious effect of a mutation: proceed with caution in clinical genetics. Clin Chem 50: 1974-1978.

[12] Hon LS, Zhang Y, Kaminker JS, Zhang Z (2009) Computational prediction of the functional effects of amino acid substitutions in signal peptides using a model-based approach. Hum Mutat 30: 99-106.

[13] Brunak S, Engelbrecht J, Knudsen S (1991) Prediction of human mRNA donor and acceptor sites from the DNA sequence. J Mol Biol 220: 49-65.

[14] Reese MG, Eeckman FH, Kulp D, Haussler D (1997) Improved splice site detection in Genie. J Comput Biol 4: 311-323.

[15] Houdayer C (2011) In silico prediction of splice-affecting nucleotide variants. Methods Mol Biol 760: 269-281.

[16] Cartegni L, Wang J, Zhu Z, Zhang MQ, Krainer AR (2003) ESEfinder: a web resource to identify exonic splicing enhancers. Nucleic Acids Res 31: 3568-3571.

[17] Cartegni L, Chew SL, Krainer AR (2002) Listening to silence and understanding nonsense: exonic mutations that affect splicing. Nat Rev Genet 3: 285-298.

[18] Mohammadi L, Vreeswijk MP, Oldenburg R, van den Ouweland A, Oosterwijk JC, van der Hout AH, Hoogerbrugge N, Ligtenberg M, Ausems MG, van der Luijt RB, Dommering CJ, Gille JJ, Verhoef S, Hogervorst FB, van Os TA, Gomez Garcia E, Blok MJ, Wijnen JT, Helmer Q, Devilee P, van Asperen CJ, van Houwelingen HC (2009) A simple method for co-segregation analysis to evaluate the pathogenicity of unclassified variants; BRCA1 and BRCA2 as an example. BMC Cancer 9: 211.

[19] Helm M, Brule H, Friede D, Giege R, Putz D, Florentz C (2000) Search for characteristic structural features of mammalian mitochondrial tRNAs. RNA 6: 1356-1379.

[20] Wang J, Schmitt ES, Landsverk ML, Zhang VW, Li FY, Graham BH, Craigen WJ, Wong LJ (2012) An integrated approach for classifying mitochondrial DNA variants: one clinical diagnostic laboratory's experience. Genet Med 14: 620-626.

[21] Guan MX, Fischel-Ghodsian N, Attardi G (1996) Biochemical evidence for nuclear gen einvolvement in phenotype of non-syndromic deafness associated with mitochondrial 12S rRNA mutation. Hum Mol Genet 5: 963-971.

[22] Davidson MM, Walker WF, Hernandez-Rosa E, Nesti C (2009) Evidence for nuclear modifier gene in mitochondrial cardiomyopathy. J Mol Cell Cardiol 46: 936-942.

[23] Man PY, Griffiths PG, Brown DT, Howell N, Turnbull DM, Chinnery PF (2003) The epidemiology of Leber hereditary optic neuropathy in the North East of England. Am J Hum Genet 72: 333-339.

[24] DiMauro S, Hirano M (2011) Mitochondrial DNA deletion syndromes, GeneReviews ™[Internet].

[25] Zhang W, Cui H, Wong LJ (2012) Comprehensive one-step molecular analyses of mitochondrial genome by massively parallel sequencing. Clin Chem 58: 1322-1331.

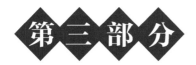

第 三 部 分

NGS平台临床诊断学

第七章 基于 NGS 技术的遗传异质性疾病临床诊断病例解析

C.A. Valencia，T.A. Sivakumaran，B.T. Tinkle，A. Husami，K. Zhang

摘要: 下一代测序技术通过降低测序成本、提高检测通量，改变了基因组研究策略。NGS 技术平台的发展为基因突变的检测提供了一种准确、全面的手段，自从完成全基因组测序任务后，目前研究重点主要集中于临床诊断。NGS 技术主要包括三个部分: 富集、测序和分析。其中，已开发基于杂交或扩增原理的富集技术，提高了测序灵敏度，同样，测序平台通过增加测序通量，降低测序时间和成本，提高了测序效率，因此提高了 NGS 技术应用于遗传异质性疾病诊断的可行性。本章我们将通过病例讨论 NGS 技术在遗传异质性疾病诊断中应用的优势和挑战。

缩略词

AF	心房颤动（atrial fibrillation）
APEX	阵列引物延伸（arrayed primer extension）
ARPKD	常染色体隐性遗传性多囊肾病（autosomal recessive polycystic kidney disease）
ARVC	致心律失常性右心室心肌病（arrhythmogenic right ventricular cardiomyopathy）
BBS	Bardet-Biedl 综合征（Bardet-Biedl syndrome）
CHD	先天性心脏病（congenital heart disease）
CHF	先天性肝纤维化（congenital hepatic fibrosis）
CMD	先天性肌营养不良（congenital muscular dystrophy）
CNS	中枢神经系统（central nervous system）
CSD	传导系统疾病（conduction system disease）
DCM	扩张型心肌病（dilated cardiomyopathy）
ERG	视网膜电图（electroretinogram）
HCM	肥厚型心肌病（hypertrophic cardiomyopathy）
HLH	噬血细胞性淋巴组织细胞增多症（hemophagocytic lymphohistiocytosis）
JBTS	Joubert 综合征相关疾病（Joubert syndrome-related disorders）
LCA	Leber 先天性黑矇（Leber congenital amaurosis）
LGMD1B	肢体型肌营养不良 1B 型（limb-girdle muscular dystrophy type 1B）
LVNC	左心室心肌致密化不全（left ventricular noncompaction）

MDC1A   Merosin 缺陷性先天性肌营养不良（Merosin-deficient congenital muscular dystrophy）

MDC1C   先天性肌营养不良 1C 型（congenital muscular dystrophy type 1C）

MEB   肌-眼-脑病（muscle-eye-brain disease）

MKS   Meckel-Gruber 综合征（Meckel-Gruber syndrome）

NGS   下一代测序（next-generation sequencing）

NPHP   肾耗竭；肾消耗病；肾单位肾痨（nephronophthisis）

NPHP-AC   肾病相关纤毛病（nephronophthisis-associated ciliopathies）

PCD   原发性纤毛运动不良症（primary ciliary dyskinesia）

PIDD   原发性免疫缺陷病（primary immunodeficiency disorders）

RP   视网膜色素变性（retinitis pigmentosa）

RSS   脊柱强直综合征（rigid spine syndrome）

SCD   心源性猝死（sudden cardiac death）

SVT   室上性心动过速（supraventricular tachycardia）

VT   室性心动过速（ventricular tachycardia）

WGA   全基因组扩增（whole genome amplification）

WWS   Walker-Warburg 综合征（Walker-Warburg syndrome）

1 引言

2003 年人类基因组计划的完成被认为是基因组医学时代的曙光，它加速了疾病相关基因突变位点的研究进程，为基因诊断、基因预后评估提供了可能，为最终实现个性化医疗做出了贡献[1, 2]。个性化基因组医学不仅需要获得完整的人类基因组，还需要分析患者自身基因型才能进行有效的风险评估、遗传咨询和预后评估，对于日后诊疗及未来的基因治疗策略评估均具有重要意义[3-5]。其中，孟德尔遗传性疾病基因诊断过程的关键点在于异质性基因分型和表型高相关性基因的确认，因此候选基因的筛选过程变得尤其重要；NGS 测序技术通过富集和测序平台大规模地对数百万条 DNA 序列同时进行测序，为候选基因的筛选提供了可靠的解决方案[2]。本章从标本富集到平台测序，层层深入，全面讨论疾病高相关表型基因筛查方案及其异质性基因分型方法，旨在帮助专科医生深入了解 NGS 平台，充分利用测序数据，进一步指导临床诊断。

2 遗传异质性疾病

2.1 视网膜色素变性

视网膜色素变性（retinitis pigmentosa，RP）是一种最常见的遗传异质性视网膜变性疾病，患病率为 1/4000[6]。RP 可分为非综合型或简单型（不影响其他器官或组织）、综合型

（影响其他器官，如听力器官等）或全身型（影响多个组织器官）。非综合型 RP 可通过常染色体显性遗传、常染色体隐性遗传或 X 染色体连锁方式遗传[7]；此外，在 *ROM1* 和 *RDS* 基因中也可出现罕见的杂合双基因突变型。已知有 52 个基因与非综合型 RP 相关，涉及所有的遗传模式，表明其遗传的异质性[8]。另有 59 个已报道基因是其他综合型和非综合型视网膜疾病亚型的遗传基础（http: // www.sph.uth.tmc.edu/ Retnet/）。然而遗传异质性以及缺乏基因突变型与表型相关性证据，使得对特定候选基因的分子检测具有挑战性。例如，除少数病例外，RP 不同基因亚型难于与不同疾病特征建立相关性，因此阻碍了 Sanger 测序在 RP 疾病基因分型诊断中的应用。大量病例所体现的遗传模式的不确定性，表明 52 个已知 RP 相关性基因均有可能是重要的致病因素。尽管取得了一定的技术进步，但传统的 RP 遗传筛查方案仍费时、费力，可行性差[9, 10]。对于异质性疾病，目前应用最广泛的诊断技术是阵列引物延伸（arrayed primer extension，APEX）技术，但该技术只能对已知的高相关性基因突变型进行检测、确认[11]。由于该芯片技术设计位点仅针对已知常染色体显性或隐性 RP 基因突变型进行检测，故常染色体隐性 RP 的检出率仅约为 10%[11]。总之，尽管在过去的 20 年里发现了许多 RP 疾病重要的致病基因，但对于 RP 患者而言，测序结果对于疾病诊断的价值仍不理想[8]。并且，目前测序成本、视觉感知诊断技术和数据处理技术壁垒，限制了 NGS 测序技术在分子诊断中的应用。

2.2　Leber 先天性黑矇

Leber 先天性黑矇（Leber congenital amaurosis，LCA）是一种早期且严重的常染色体隐性遗传异质性视网膜营养不良病，可导致严重的进行性视力缺陷或先天失明症状。LCA 的全球发病率约为三万分之一，是儿童失明的最常见原因[12]。LCA 患儿在出生后第一年视力病症就十分明显，主要表现为眼球震颤、瞳孔反应迟钝或近乎消失、畏光、高度远视或圆锥角膜，视敏度（visual acuity）很少超过 20/400；其中，典型病症主要表现为 Francechetti 眼手征（Franceschetti's oculo-digital sign），包括戳眼、按压眼和揉眼。虽然 LCA 患儿视网膜最初无任何病症，但后期经常观察到类似 RP 的色素性视网膜病变，视网膜电图（electroretinogram，ERG）结果的主要特征为"无检出"或"严重低于正常水平"[13]。因为 LCA 疾病绝大多数是常染色体隐性遗传性疾病（但也有几例罕见型常染色体显性遗传性 LCA 病例报道[14]），所以遗传异质性检测是决定患者是否适合基因特异性靶向治疗的关键步骤。迄今为止，大约 70% 的 LCA 病例与 16 种突变基因相关，但仍有 30% 的病例无法查找到致病基因[15]。大量研究发现以下几种 LCA 病症表型高度相关性致病基因：①视力丧失 20/50 或更多的病例，通常伴有 *CRB1*、*LRAT* 或 *RPE65* 突变[16]；②视觉功能暂时有轻微改善然后下降的病例，可能有 *CRB1*、*LRAT* 和 *RPE65* 基因突变；③进行性病程的患者常存在 *AILP1* 和 *RPGRIP1* 基因突变;④视力长期严重受损患者常存在 *CEP290* 和 *GUCY2D* 基因突变[16]。此外，这些基因突变型也常与 LCA 综合征相关。因此，早期分子诊断具有重要的临床应用价值和良好的医学随访前景。从技术上讲，使用 LCA 微阵列评估 13 个基因中的 641 个已知突变位点是最常用的基因检测手段[17]。但不幸的是，目前该技术成本高，不同人群检出率也不同，并且无法检测到未知基因突变型，即基因检测范围仅局限于致病基因的一部分[18]，因此迫切需要开发一种检测位点覆盖更广的 LCA 疾病测序方案，而应运而生的高通量 NGS 测序技术恰为 LCA 遗传异质性疾病的分子诊断提供了全方位解决方案。

2.3 纤毛病

纤毛是进化上高度保守的毛发状结构，在细胞运动、体液运动和有性生殖过程中起到关键性作用[19]。纤毛的轴突结构和功能异常与日益增加的一类遗传性疾病（统称为纤毛病，ciliopathies）有关[19]。典型纤毛病（prototypical ciliopathy）原发性纤毛运动不良症，是首个与纤毛功能障碍相关的人类疾病[20-22]。纤毛功能缺陷在多种儿科疾病病程中扮演着重要角色，包括肥胖、肾脏疾病、肝纤维化、骨骼发育异常（skeletal dysplasias）、内分泌疾病、神经发育缺陷（neurodevelopmental defects）、中枢神经系统（central nervous system，CNS）异常、偏侧性缺陷（laterality defects）和先天性心脏病（congenital heart disease，CHD）[21-24]。

2.3.1 原发性纤毛运动不良症

原发性纤毛运动不良症（primary ciliary dyskinesia，PCD）是一种常染色体隐性遗传异质性疾病，然而也有报道常染色体显性遗传和 X 连锁遗传模式的罕见病例[25]。PCD 的发病率为 15 000～30 000 例活产婴儿中即有 1 例[19]。大多数 PCD 患者在刚出生时就有持续性低氧血症，甚至急性呼吸衰竭，因此几乎所有患者的病变均累及上呼吸道。呼吸道黏液清除不足通常表现为慢性鼻窦炎，有些患者发展为鼻息肉病。大多数累及中耳性疾病都表现为有不同程度的传导性听力损失。下呼吸道黏膜纤毛清除功能受损可导致肺炎或支气管炎反复发作。慢性肺部感染或炎症可导致许多患者（尤其幼儿患者）持续性肺扩张不全或进行性支气管扩张，通常累及右（或左）中叶[26, 27]。左右轴分化异常也是一种纤毛功能障碍的重要机制，有一半的 PCD 患者有完全性内脏反位（situs inversus totalis，SI），即胸部、腹部器官完全逆位。男性 PCD 患者通常由精子功能缺陷导致精子活动受损，可导致不育，但男性不育在该病中并非普遍存在[20]。PCD 男性患者可以有一些精子具有活动性，这表明精子的尾部保留了某些功能，或者可能受到了与纤毛病调控基因不同的遗传物质的控制。据报道，女性生育问题可能是由输卵管内的纤毛功能障碍所致[20]，并且对 PCD 患者在动力蛋白臂上的遗传基础研究揭示了该疾病的遗传异质性。

迄今为止，已在 11 个基因中鉴定出 PCD 相关性突变。在筛选过程中，*DNAI1* 是第一个被发现的与 PCD 疾病高度相关的基因。在患有外动力臂蛋白缺陷和功能性纤毛异常的患者中发现了 *DNAI1* 突变，并且在 10%的 PCD 患者中出现了此种突变[28]；另一个基因 *DNAH5* 也被鉴定为纯合性突变致病基因。最近的一项研究表明，53%具有已知外动力臂蛋白缺陷的 PCD 患者的 *DNAH5* 突变集中在其中的 5 个外显子中，为筛选更多相关性突变基因类型奠定了基础[29]。最近，另一个动力蛋白基因 *DNAH11* 被发现与纤毛超微结构有关。在少数患者中还发现了其他与 PCD 相关的基因，包括 *DNAI2*、*KTU*、*TXNDC3*、*LRRC50*、*RSPH9*、*RSPH4A*、*CCDC40*、*CCDC39*，但其突变导致的患病率尚未明确[19]。因此目前迫切需要对所有导致原发性纤毛运动不良的致病基因进行全面的基因检测，为临床诊断提供更多的帮助。

2.3.2　感觉性纤毛病

在一些组织中，原纤毛是细胞外环境化学受体、机械性感受器[22, 30, 31]。常染色体显性遗传性多囊肾病（autosomal dominant polycystic kidney disease）是成人慢性肾功能衰竭的常见病因，是最早发现与感觉性纤毛功能障碍相关的疾病之一，由 PKD1 和 PKD2 基因突变引起，其中 PKD1 和 PKD2 基因分别编码多囊蛋白 1 和多囊蛋白 2[31-33]。相反，常染色体隐性遗传性多囊肾病（autosomal recessive polycystic kidney disease，ARPKD）是最常见的儿童期发病的纤毛病，病症主要体现为肾集合管扩张、肾脏进行性囊性病变和先天性肝纤维化（congenital hepatic fibrosis，CHF）。ARPKD 主要由 PKHD1 基因突变引起，PKHD1 基因主要编码多导管蛋白，该蛋白是肾集合管细胞分化主要蛋白[34]。另一种纤毛病——肾单位肾痨（nephronophthisis，NPHP）是一种儿童期常染色体隐性囊性肾病，由 9 种编码肾囊肿蛋白的基因（NPHP1-8 和 ALMS1）突变引起，肾囊肿蛋白以黏性连接或局部黏连定位于纤毛、基体、中心体[35]。总之，各种形式的肾单位肾痨是儿童终末期肾衰竭的最常见病因。遗传异质性原发性纤毛不良症已被证明可引起多种复合综合征，这是由各种细胞类型（如视网膜感光细胞或肾小管上皮细胞）的纤毛/中心体功能缺陷所致，并与肾病相关纤毛病（nephronophthisis-associated ciliopathies，NPHP-AC）的发病机制相关，包括肾单位肾痨、Senior-Loken 综合征（Senior-Loken syndrome，SLSN）、Joubert 综合征（Joubert syndrome，JBTS）、Meckel-Gruber 综合征（Meckel-Gruber syndrome，MKS）和 Bardet-Biedl 综合征（Bardet-Biedl syndrome，BBS）[31, 36]。例如，Bardet-Biedl 综合征是一种罕见的遗传异质常染色体隐性遗传病，具有多种表型，包括视网膜色素变性（RP）、多囊肾、躯干肥胖、多指畸形、性腺功能低下、智力障碍、糖尿病和冠心病。大约 1/3 Bardet-Biedl 综合征患者会出现嗅觉缺失，由嗅觉神经元上存在的非运动感觉 "9+2" 纤毛功能缺陷引起。已发现在纤毛细胞中至少有 12 种不同的 BBS 基因表达的蛋白，并定位于基体和纤毛轴突，参与微管锚定和细胞周期调节[37]。肾病相关纤毛病最严重的临床表现见于伴有 Meckel-Gruber 综合征的胎儿，这是一种围生期致死性纤毛病，其特征是中枢神经系统畸形（典型的枕叶脑膨出）、双侧轴后六趾畸形、肝胆管板畸形和多囊性肾发育不良[36]。肾病相关纤毛病是由位于纤毛-基体-中轴的复合蛋白（包括 MKS1 和 MKS3）结构异常导致的。在 Joubert 综合征患者中，新生儿的中脑/后脑畸形和小脑蚓部发育不全/发育不良可引起多种神经功能障碍症，包括发育迟缓、智力障碍、肌张力低下、共济失调、动眼神经失用、眼球震颤和呼吸不规则等[38]；偶尔伴有一些罕见症状，包括视网膜营养不良、纤维囊性肾病、心力衰竭、枕叶脑膨出和多指畸形。已有一些表观遗传学研究发现：多种致病基因突变可引起一种综合征或同时几种综合征并发，可见基因座和等位基因的遗传异质性共同参与了感觉性纤毛病的病理调控机制。其中，大量研究已证明不同类型纤毛性疾病的致病基因差异较大，例如，18 个隐性基因与肾病相关纤毛病高度相关[36]；12 个基因（NPHP1、INVS、NPHP3、NPHP4、IQCB1、CEP290、GLIS2、RPGRIP1L、NEK8、TMEM67、TTC21B 和 XPNPEP3）与肾单位肾痨和（或）Senior-Loken 综合征相关[39-50]；10 个基因（AHI1、TMEM216、INPP5E、NPHP1、CEP290、RPGRIP1L、TMEM67、ARL13B、CC2D2A 和 TTC21B）与 Joubert 综合征相关；5 个基因（TMEM67、CEP290、RPGRIP1L、CC2D2A 和 TMEM216）与 Meckel-Gruber 综合征相关[51-55]。

此外，有报道一些突变基因与纤毛病相关但尚需进一步研究探讨，例如，*CEP290*、*RPGRIP1L*、*TMEM67*、*CC2D2A*、*TTC21B* 和 *TMEM216* 基因与肾病相关纤毛病具体表型相关；*TMEM67* 基因（*MKS3/NPHP11*）的错义突变与肾病相关纤毛病患者肝纤维化或 Joubert 综合征表型Ⅵ型相关；*TMEM67/MKS3* 的无义突变（truncating mutation）与严重发育不良表型的 Meckel-Gruber 综合征病例相关[49-53]。因为多种等位基因和异质性基因共同参与肾病相关纤毛病的分子病理调控机制并调节不同表型特征，所以需要全面的突变筛查技术才能确定更多的潜在分子机制，才能满足不同类型患者的诊断需求及面对大量候选基因表型相关性分析的挑战。

2.4　先天性肌营养不良

先天性肌营养不良（congenital muscular dystrophy，CMD）是遗传及表型均为异质性的常染色体隐性遗传性疾病。CMD 患者在出生时或早期婴儿期临床特征表现为先天性肌张力低下、运动发育迟缓、进行性肌无力、呼吸功能不全、延髓功能障碍、关节挛缩，并常累及其他组织器官，如大脑和眼等[56]；并且舌和肢体肌肉肥大、脊柱侧弯和挛缩可能随着年龄的增长而进行性加重[57]；而肌无力常呈静止或缓慢性进展。其肌活检结果显示典型的营养不良性改变（肌肉纤维变性和再生，脂肪和结缔组织增生），肌电图（electromyography，EMG）结果显示肌性特发性异常，脑磁共振成像结果显示神经元迁移和脑白质信号异常。在最近的十年里，人们对于 CMD 疾病分子机制的理解有了巨大进步[58-61]，研究发现：CMD 相关性基因由 293 个外显子组成，12 种基因突变型与 CMD 不同表型高度相关（详见表 7.1）[62-69]；大约 1/3 的 CMD 患者携带 *LAMA2* 基因突变，*LAMA2* 基因编码层粘连蛋白 α2 链（表 7.1）；编码Ⅵ型胶原蛋白（collagen-Ⅵ）3 条链的 *COL6A1*、*COL6A2*、*COL6A3* 基因突变易引起 Ullrich 先天性肌营养不良（Ullrich congenital muscular dystrophy）和 Bethlem 肌病（Bethlem myopathy）；硒蛋白 N 基因（selenoprotein N gene，*SEPN1*）突变可导致强直性脊柱综合征（rigid spine syndrome）、多微小轴空病（multiminicore disease）和伴有 Mallory 体样包涵体的纤溶性肌病（desmin-related myopathy with Mallory body-like inclusions）。与 CMD 相关的其他基因都编码影响细胞外基质分子层粘连蛋白细胞表面受体的分子，这些基因包括 *ITGA7*——编码整合素 α7（骨骼肌中主要的整合素 α 链）的基因，以及其他 6 个基因[Fukutin 基因（*FKTN*）、Fukutin 相关蛋白基因（*FKRP*）、蛋白质 O-连接的甘露糖 β1, 2-N-乙酰氨基葡萄糖-氧位-甘露糖基转移酶基因（*POMGnT1*）、蛋白质-O-甘露糖基转移酶 1 和 2 基因（*POMT1/2*）和样糖基转移酶基因（*LARGE*）]，其产物可影响 α-肌营养不良蛋白聚糖的糖基化反应[62-69]。α-肌营养不良蛋白聚糖是一种重要的膜蛋白，类似于整合素，可与细胞外基质结合。影响 α-肌营养不良蛋白聚糖去甲糖基化突变所引起的疾病被归为"去甲糖基化酶病"一类。这些基因的突变引起 α-肌营养不良蛋白糖基化的特征性改变，并且可改变其功能，尽管对其精确的分子机制还知之甚少。目前，抗肌营养不良性肌病基因占与 CMD 相关基因的一半（表 7.1）[56]，这些基因的突变使得分子亚群及其相关临床表型的定义更加明确（表 7.1）。然而，通常不可能在给定基因和确定的表型之间保持一对一的关系。这种扩大的基因型-表型的关系最显著的例子

表 7.1　遗传异质性先天性肌营养不良不同基因表型汇总表

基因名称	参考序列	定位	相关酶/蛋白	疾病	已报道变数	转录子大小（bp）	外显子个数	编码氨基酸数量
LAMA2	NM_000426.3	6q22	层粘连蛋白 α2 链	缺乏蛋白质的先天性肌营养不良症（CMD1A）	127	9708	65	3122
FKRP	NM_024301.3	19q13	Fukutin 相关蛋白	Fukutin 相关蛋白病（MDC1C）、肌-眼-脑病（MEB）、Walker-Warburg 综合征（WWS）、肢带型肌营养不良（LGMD21）、福山型先天性肌营养不良（FCMD）	79	1488	1	495
LARGE	NM_004737.3	22q12	大型糖基转移酶	LARGE 相关先天性肌营养不良（MDC1D）	9	2268	14	756
FKTN	NM_001079802.1	9q31	Fukutin	FCMD、Walker-Warburg 综合征（WWS）	39	1383	9	461
POMT1	NM_007171.3	9q34	蛋白质-O-甘露糖基转移酶 1	Walker-Warburg 综合征（WWS）、LGMD2K	55	2241	19	747
POMT2	NM_013382.4	14q24	蛋白质-O-甘露糖基转移酶 2	肌-眼-脑病（MEB）、Walker-Warburg 综合征（WWS）	35	2250	21	750
POMGnT1	NM_017739.2	1p34	β1, 2-N-乙酰氨基葡萄糖转移酶	肌-眼-脑病（MEB）	50	1980	21	660
SEPN1	NM_020451.2	1p36	硒蛋白 N	强直脊柱肌营养不良	43	1770	13	590
COL6A1	NM_001848.2	21q22	VI 型胶原蛋白 α1 链	Ulrich 先天性肌营养不良、Bethlem 肌病	38	3084	35	1028
COL6A2	NM_001849.3	21q22	VI 型胶原蛋白 α2 链	Ulrich 先天性肌营养不良、Bethlem 肌病	66	3057	27	1019
COL6A3	NM_004369.2	2q37	VI 型胶原蛋白 α3 链	Ulrich 先天性肌营养不良、Bethlem 肌病	31	9531	43	3177
ITGA7	NM_002206.1	12q13	整合素 α7 前体	肌球蛋白性先天性肌营养不良	4	3411	25	1137

就是与 FKRP 蛋白（Fukutin 相关蛋白）基因突变相关的临床案例，范围从 Walker-Warburg 综合征到晚期成人发作的肢带型肌营养不良（late adult-onset limb-girdle muscular dystrophy，LGMD）。关于 CMD 的分子和临床方面出现了两大主题。在分子方面，令人惊讶的是，人们发现的大多数遗传缺陷要么影响 α-肌营养不良蛋白聚糖的翻译后加工，要么更直接地涉及细胞外基质本身的分子，尤其是层粘连蛋白-2（层粘连蛋白-2/分层蛋白的重链）以及构成 Ⅵ 型胶原蛋白的 3 条 α 链；在临床方面，CMD 可能参与患者眼、大脑的 α-肌营养不良聚糖糖基化障碍，以及合并肌肉、肌腱和皮肤的 Ⅵ 型胶原紊乱综合征的病程。因此，CMD 显示出相当大的临床和分子异质性，但似乎大多数定义的条件都涉及肌肉与其细胞外基质的干扰联系[62]。

2.5　心脏疾病

与其他单器官疾病类似，心血管疾病曾传统地被认为是"特发性"的，但随着人类基因组计划的完成，越来越多的人更加认同心血管疾病具有遗传性、区域聚集性等特点。由于疾病可能为单基因或多基因所调控，NGS 技术的出现为心血管疾病从基因角度进行诊断提供了可能。研究发现：对于遗传性心血管疾病家系需要对先证者和一级直系亲属进行全面测序评估；其中，对于疾病高风险人群则可以尽早地进行随访、行为或医学干预，从而有效预防或改善预后；而对于低风险人群，则可以减少随访频率，避免不必要的干预和过度医疗，有效缓解患者的焦虑症状。例如，研究发现患有长 QT 间期综合征（long QT syndrome，LQT）患者的亲属仍然有较高的心脏猝死风险[70]。实际上，一些专业团体推荐对于诸如扩张型心肌病（dilated cardiomyopathy，DCM）、肥厚型心肌病（hypertrophic cardiomyopathy，HCM）、致心律失常性右心室心肌病（arrhythmogenic right ventricular cardiomyopathy，ARVC）、LQT 和 Brugada 综合征等疾病进行基因检测[71, 72]。NGS 能以较低的成本为 HCM、DCM 和 LQT 等遗传异质性疾病提供更全面的遗传分析。此外，NGS 在检测大的单基因如 TTN（含有 363 个外显子，编码 34 000 个氨基酸）方面也有优势，TTN 基因突变是一种已知的心肌病遗传病因[73]。DCM 是最常见的心肌病，DCM 患者约占所有心脏病病例的 1/3，其中高达 30% 的 DCM 病例可归因于孟德尔遗传 [73]。DCM 的特点是心室扩张和功能障碍，相比之下，HCM 是遗传性心血管疾病中最常见的疾病。HCM 的特点是左心室增厚，可导致血流阻塞、心力衰竭以及心律失常和脑卒中。ARVC 是一种心脏桥粒的常染色体（显性和隐性）疾病，最初发生在右心室，涉及心肌纤维脂肪置换，易使受影响者发生快速性心律失常和猝死。LQT 心电图（electrocardiogram，ECG）显示为 QT 间期延长，可导致心律失常、晕厥甚至猝死。事实上，在分子解剖中发现，35% 的不明原因猝死和 10% 的婴儿猝死可能源于与长 QT 间期或儿茶酚胺敏感性多形性室性心动过速相关的基因突变[74]。Brugada 综合征是一种离子通道病，可导致心脏节律紊乱，因此易出现晕厥、快速性心律失常和心源性猝死。各种疾病的检出率取决于疾病种类以及使用的 Panel 检测基因的数量。DCM 至少涉及 28 个基因，其产物包括细胞骨架、收缩蛋白和其他蛋白。目前，HCM 至少有 18 种遗传病因，约占家族性 HCM 的 50%，其中在 80% 的 HCM 中可检出 MYH7 和 MYBPC3 基因突变[75]。ARVC 至少涉及 12 个基因位点，其中 9 个可用于基因检测，这些基因子集的检出率可能高达 70%。已知有 13 个以上的基因可引起 LQT，总体检出率大于 75%。至少有 8 个基因可以导致 Brugada 综合征，临床上所有这些基因的总检出率为 20%～38%[76]。

2.6　听力损失

听力损失是人类最常见的感觉障碍，是由外耳和大脑听皮质之间的声音传输受阻造成的。在正常情况下，外耳收集的声波能被中耳放大，然后传输到内耳的耳蜗，耳蜗将这些能量转换成电信号，最终通过听觉神经传递到大脑。根据所涉及的解剖结构缺陷，听力损失可分为传导性、感觉神经性或混合性 3 种类型。传导性听力损失是由外耳和（或）中耳听骨异常而导致的通过外耳和中耳传导声波的缺陷；感觉神经性听力损失是由从耳蜗到听皮质的任何部位的缺陷造成的；混合性听力损失是传导性和感觉神经性听力损失的综合。根据发病年龄的不同，听力损失可分为言语发展前的舌前性听力损失和言语发展后的舌后性听力损失。听力损失的严重程度可以从轻微到严重，影响范围可以从低频到高频（表 7.2）。据统计，每 500 名新生儿中就有 1 名患有双侧永久性感觉神经性听力损失 40dB 或以上，并且在青春期这一数字已增加至 3.5‰[77]。大约 2/3 的听力损失是由遗传因素造成的，而其余 1/3 的病例，是由环境因素造成的[78, 79]。导致听力损失的环境因素包括产前和产后感染、使用耳毒性药物和接触过多噪声。大多数遗传性听力损失是单基因性的，它可以是综合征型的，也可以是非综合征型的。在综合征型中，听力损失伴有其他身体表现，约占遗传性听力损失的 30%[80]。已有超过 400 种听力损失综合征的报道，其中包括 Usher 综合征、Pendred 综合征、Jervell 综合征、Lange-Nielsen 综合征、Waardenburg 综合征、腮-耳-肾综合征和 Stickler 综合征[78, 81]。非综合征形式的听力损失，没有其他体征发现，约占遗传性听力损失的 70%。根据遗传方式的不同将它们分为四种不同的类型：①常染色体隐性遗传；②常染色体显性遗传；③X 连锁遗传；④线粒体基因突变引起的母系遗传。常染色体隐性遗传性听力损失约占 80%，是最常见的类型，其次是约占 20% 的常染色体显性遗传。与 X 染色体和线粒体相关的听力损失较少见，仅占 1% 左右[82-84]。非综合征型听力损失是极度异质性的，到目前为止，已经有超过 150 个基因位点与这种表型相关（http://hereditaryhearingloss.org）。这些基因位点被称为 DFN，其遗传模式：DFNA 为常染色体显性位点；DFNB 为常染色体隐性位点；DFN 为 X 连锁遗传。基因位点名称后面的数字为位点鉴定的时间顺序（如 DFNB1 为第一个被鉴定出的常染色体隐性位点）。目前人们已鉴定出有关听力损失的 39 个常染色体隐性遗传基因、25 个常染色体显性遗传基因、3 个 X 连锁基因和 2 个线粒体基因，其中许多基因可导致多种类型的听力损失（表 7.3）：*SLC26A4*、*CDH23*、*MYO7A*、*DFNB31*、*USH1C* 等会导致综合征型和非综合征型听力损失。*TMC1*、*GJB2*、*GJB6*、*MYO7A* 等会导致常染色体显性和常染色体隐性听力损失。由编码连接蛋白 26 的 *GJB2* 突变导致 DFNB1，是听力损失最常见的原因，约占常染色体隐性听力损失病例的一半[80, 81]。另一半为其他基因突变所致，其中较常见的是 *SLC26A4*、*MYO7A*、*OTOF*、*CDH23*、*TMC1*[78]。其余基因的突变非常罕见（表 7.3），已发现其中许多会导致一两个近亲家庭的听力损失[80, 85]。同样，除了 *WFS1*、*KCNQ4*、*GJB2* 和 *COCH* 外，没有任何基因导致常染色体显性遗传性听力损失[78]。阐明听力损失的遗传基础对于患者及其家属的临床治疗至关重要。此外，在大量患者中确定遗传病因将更好地理解基因型与表型的相关性，这有助于制定具体的治疗干预措施。对于综合征型听力损失，可以根据相关症状选择用于分子诊断的候选基因；然而，这种方法不适用于非综合征型听力损失，因为大多数基因引起的表型难以区分。因此，对所有听力损失基因进行序列筛选是确定听力损失遗传原因的关键。目前，世界各地的多家研究机构正在使用不同的诊断算法进行听力损失的遗传检测（图7.1），其中最常用的方法是使用自动化Sanger测序对候选基因的编码和侧翼内含子区域进行突变筛选。但是，非综合征型听力损失的极端遗传异质性使得该策略在成本和时间方面均不利。NGS技术的优点是可以并行多个基因的测序分析[86]。目前，美国只有少数实验室使用该技术进行听力损失基因的突变筛查。

表 7.2　听力损失分类

依据听力损失的严重程度分类	依据频率对听力损失分类
·轻度（26~40 dB）	·低（<500 Hz）
·中度（41~55 dB）	·中（501~2000 Hz）
·中度严重（56~70 dB）	·高（>2000 Hz）
·严重（71~90 dB）	
·特别严重（>90 dB）	

表 7.3　遗传性听力损失相关性基因汇总

基因	耳聋基因位点	参考序列	定位	已报道突变数	转录子大小（bp）	外显子个数	编码氨基酸数量
ACTG1	DFNA20/26	NM_001614.3	17q25	10	2004	6	375
CCDC50	DFNA44	NM_178335.2	3q28	1	8949	12	482
CDH23	DFNB12, USH1D	NM_022124.5	10q22.1	150	11 134	69	3354
CLDN14	DFNB29	NM_144492.2	21q22.3	6	1958	3	239
COCH	DFNA9	NM_004086.2	14q11.2—q13	13	2558	12	550
COL11A2	DFNB53, DFNA13	NM_080680.2	6p21.3	28	6425	66	1736
DFNA5	DFNA5	NM_004403.2	7p15	5	2521	10	496
DFNB31	DFNB31, USH2D	NM_015404.3	9q32	12	4079	12	907
DIAPH1	DFNA1	NM_005219.4	5q31	1	5804	28	1272
ESPN	DFNB36	NM_031475.2	1p26.31	3	3531	13	854
ESRRB	DFNB35	NM_004452.3	14q24.3	6	3029	10	508
EYA4	DFNA10	NM_004100.4	6q23	8	5697	20	639
GIPC3	DFNB15/72/95	NM_133261.2	19p13.3	10	4317	6	312
GJB2	DFNB1A, DFNA3A	NM_004004.5	13q11—q12	>295	2347	2	226

续表

基因	耳聋基因位点	参考序列	定位	已报道突变数	转录子大小（bp）	外显子个数	编码氨基酸数量
GJB3	DFNB91，DFNA2B	NM_024009.2	1p34	15	2220	2	270
GJB6	DFNB1B，DFNA3B	NM_006783.4	13q12	14	2110	3	261
GPSM2	DFNB82	NM_013296.4	1p13.3	2	3039	15	684
GRHL2	DFNA28	NM_024915.3	8q22.3	1	5231	16	625
GRXCR1	DFNB25	NM_001080476.2	4p13	4	1003	4	290
HGF	DFNB39	NM_000601.4	7q21.1	3	2820	18	728
ILDR1	DFNB42	NM_001199799.1	3q13.33	11	2908	8	546
KCNQ4	DFNA2A	NM_004700.3	1p34	17	4116	14	695
LHFPL5	DFNB66/67	NM_182548.3	6p21.31	6	2147	4	219
LOXHD1	DFNB77	NM_144612.6	18q21.1	2	6854	40	2211
LRTOMT	DFNB63	NM_001145308.2	11q13.4	5	3630	7	291
MARVELD2	DFNB49	NM_001038603.2	5q13.2	5	2297	7	558
MIR96	DFNA50	NR_029512.1	7q32.2	3	78		
MSRB3	DFNB74	NM_198080.3	12q14.3	1	4307	6	192
MYH14	DFNA4	NM_024729.3	19q13.33	7	6807	39	1995
MYH9	DFNA17	NM_002473.4	22q13.1	1	7505	41	1960
MYO15A	DFNB3	NM_016239.3	17p11.2	44	11 876	66	3530
MYO1A	DFNA48	NM_005379.2	12q13—q14	7	3621	28	1043
MYO3A	DFNB30	NM_017433.4	10p11.1	3	5798	35	1616
MYO6	DFNA22，DFNB37	NM_004999.3	6q13	8	8662	35	1285
MYO7A	DFNB2，DFNA11，USH1B	NM_000260.3	11q13.5	253	7465	49	2215
OTOA	DFNB22	NM_144672.3	16p12.2	3	3624	28	1139
OTOF	DFNB9，AUNB1	NM_194248.2	2p23.1	80	7171	47	1997
PCDH15	DFNB23，USH1F	NM_033056.3	10q21.1	46	7021	33	1955
PJVK	DFNB59	NM_001042702.3	2q31.2	10	1534	7	352
POU3F4	DFNX2（DFN3）	NM_000307.3	Xq21.1	44	1507	1	361
POU4F3	DFNA15	NM_002700.2	5q31	4	1182	2	338
PRPS1	DFNX1（DFN2）	NM_002764.3	Xq21.32—q24	4	2156	7	318
PTPRQ	DFNB84	NM_001145026.1	12q21.2	3	8066	45	2299
RDX	DFNB24	NM_002906.3	11q23	4	4498	14	583
SLC17A8	DFNA25	NM_139319.2	12q23.3	1	3983	12	589
SLC26A5	DFNB61	NM_198999.2	7q22.1	2	2697	20	744
DIABLO	DFNA64	NM_019887.4	12q24.31	1	2265	7	239
SMPX	DFNX4（DFN6）	NM_014332.2	Xp22.1	4	951	5	88
STRC	DFNB16	NM_153700.2	15q15.3	12	5515	29	1775
TECTA	DFNB21，DFNA8/12	NM_005422.2	11q22—q24	47	6468	23	2155

续表

基因	耳聋基因位点	参考序列	定位	已报道突变数	转录子大小（bp）	外显子个数	编码氨基酸数量
TJP2	DFNA51	NM_004817.3	9q13—q21	1	4725	23	1190
TMC1	DFNB7/11，DFNA36	NM_138691.2	9q32	38	3201	24	760
TMIE	DFNB6	NM_147196.2	3p21	9	1861	4	156
TMPRSS3	DFNB8/10	NM_024022.2	21q22.3	22	2463	13	454
TPRN	DFNB79	NM_001128228.2	9q34.3	5	2641	4	711
TRIOBP	DFNB28	NM_001039141.2	22q13.1	9	10 159	24	2365
USH1C	DFNB18，USH1C	NM_153676.3	11p14.3	25	3246	27	899
WFS1	DFNA6/14/38	NM_006005.3	4p16.1	238	3640	8	890
SLC26A4	DFNB4，PDS	NM_000441.1	7q31	316	4930	21	780

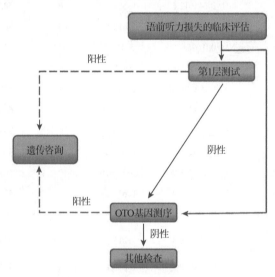

图 7.1　听力损失诊断算法图示

2.7　原发性免疫缺陷

原发性免疫缺陷（primary immunodeficiency disease，PIDD）是一大类遗传异质性疾病，据估计每 10 000 名新生儿中就有 1 名患有此病[87, 88]。PIDD 的特点是对感染的易感性增加，通常临床表现为反复发作、严重或异常的感染，但也与恶性肿瘤和自身免疫性疾病相关[89]。整个人类基因组的免疫学和 DNA 测序基础研究的发展促进人们发现了八种主要类别的 150 多种宿主免疫防御疾病的精确分子机制[90-92]。这八种类别包括：T 细胞和 B 细胞的联合免疫缺陷；主要抗体缺陷；其他明确定义的免疫缺陷综合征；免疫失调疾病；吞噬细胞数量、功能或两者兼有的先天免疫缺陷；先天免疫缺陷；自身炎症性疾病；补体缺乏[90, 91]。例如，属于免疫失调性疾病类别的噬血细胞淋巴组织细胞增多症（hemophagocytic lymphohistiocytosis，HLH）是一种罕见的免疫缺陷病，其特征是持续发热、肝脾肿大、高铁蛋白血症、血细胞减少和噬血细胞增多[93, 94]。HLH 有两种形式，一种为原发性（遗传性

的 *PRF1*、*MUNC13-4*、*STX11* 或 *STXBP2* 基因缺陷），另一种为继发性（获得性或反应性），两者往往难以区分[94, 95]。分子遗传学检测是鉴别继发性 HLH 与原发性 HLH 的唯一明确诊断的工具，对于患者的治疗至关重要。原发性 HLH 如果不进行适当及时的化疗，再进行骨髓或干细胞移植，结果往往是致命的[96]。因此，及时发现遗传缺陷是原发性免疫缺陷诊断、治疗和预后的关键因素，对于此类患者必须设计一个免疫缺陷 NGS 检测 panel 来帮助诊断。但是，由于在原发性免疫缺陷患者中发现了遗传和表型异质性，因此要进行快速诊断可能很困难。其中，基因位点异质性在 PIDD 中较为常见，以严重联合免疫缺陷（severe combined immunodeficiency, SCID）为例，其致病基因达 20 多个（包括 *ADA*、*CD3D*、*CD3E*、*CD45*、*CORO1A*、*DCLRE1C*、*FOXN1*、*IL2RG*、*IL7R*、*JAK3*、*LIG4*、*NHEJ1*、*ORAI1*、*PNP*、*RAG1*、*RAG2*、*RMRP*、*STAT5B*、*STIM1* 和 *ZAP70*）即证明了此问题[97]。在某些 PIDD 中等位基因异质性（即在相同位点的不同突变会导致相似的表型）的存在使这一问题更加严重。迄今为止，只有少数研究所和临床实验室为 PIDD 提供单独的基因检测。由于有 150 多个致病基因，使用 Sanger 测序在技术上和经济上都是难以实现的[88, 93]。现在，NGS 技术提供了一种及时、经济有效地进行诊断的选择。由于这些优点，几家学术和商业机构已经开发了几个大型的用于 PIDDS 的 NGS 测序 panels。

3　NGS 测序方法：富集、测序和数据分析

多个富集和测序平台对几种遗传异质性疾病进行了分析（表 7.4）。在本节，我们将结合分析本章节上述疾病的大型基因 panels 测序平台，更详细地讨论富集方法。

3.1　富集法比较

固相捕获（微阵列捕获）、溶液捕获（SureSelect）和基于液滴的 PCR（RainDance）是诊断遗传异质性疾病最常见的富集技术，在此必须简要考虑其优势和局限性，即同源区域的捕获或扩增、各种区间大小的富集、等位基因缺失及靶序列的复杂性（表 7.4）[103]。通过优化 PCR 可以扩增目标区域，而杂交法可以将同源区域与真实区域一起携带，从而降低特异度，降低目标比例[100]。对于基因和假基因靶标，RainDance 和 Sanger 可以通过正确选择引物在基因组 DNA 模板上杂交的位置来解决这个问题。相反，基于杂交的捕获方法的局限性正是无法区分基因和假基因靶标。在这种情况下，如果遗传异质性疾病的 NGS 测序 panels 具有假基因，并且目标区域大小小于 1 Mb，则使用 RainDance 作为富集方法可能更为合适。就区间大小而言，固相捕获和溶液杂交捕获可以富集全外显子组，而 RainDance（作为基于 PCR 的方法）仅限于 1 Mb 以内的扩增[100]。基于杂交的捕获方法可通过容纳更大的 panel 来更灵活地解决遗传异质性问题。PCR 引物结合位点上的单核苷酸多态性（single nucleotide polymorphism, SNP）导致等位基因缺失是所有 PCR 检测（包括 Sanger 测序）固有的局限性[100]。RainDance 技术是使用引物库来扩增目标区域，因此，如果在引物结合位点中有特定的 SNP，那么 RainDance 也容易发生等位基因缺失。为了最大程度地减少由等位基因缺失而导致的特定外显子扩增的

表 7.4 富集和测序平台在几种常见遗传异质性疾病中的应用汇总

疾病	基因数量	外显子数量	靶区间（bp）	富集平台	NGS 平台	备注
视网膜色素变性	45	681	359 000	微阵列捕获	Illumina Genome Analyzer II[6]	
	46	504	249 267	WGA+PCR	454 GS-FLX and Illumina Genome Analyzer IIx[98]	
	593	N/A	5 000 000	微阵列捕获	454 FLX、454 Titanium（Roche）and/or Illumina/Solexa[99]	
Leber 先天性黑矇	16	252	152 000	定量 PCR(qPCR)扩增连接	Genome Analyzer IIx[112]	
感觉性纤毛病	18	376	52 770	WGA+PCR	Illumina Genome Analyzer II[36]	基因 panel 包括与肾结构相关的纤毛病的基因
先天性肌营养不良	12	321	65 000	RainDance	SOLiD 3[100]	
心肌病	47	1092	273 000	微阵列捕获	SOLiD 3[101]	适于 AF、ARVC、CSD、LVNC、SCD、SVT、VT、DCM、HCM 疾病基因诊断 panel
	16	502	35 399	PCR	454 GS-FLX and Illumina Genome Analyzer[102]	适于 HCM 疾病基因诊断 panel
听力损失	54	1124	421 741	微阵列捕获 溶液捕获	454 GS-FLX and Illumina Genome Analyzer II[86]	
	24	731	117 041	RainDance	HiSeq2000	（T. A. Sivakumaran，PC）
免疫缺陷病	395	3439	559 937	微阵列捕获	454 GS-FLX[97]	适于 PIDD 疾病基因诊断 panel
	124	1569	301 417	RainDance	HiSeq2000	适于 PIDD 疾病基因诊断 panel.（K. Zhang，PC）

注：WGA，全基因组扩增技术；HCM，肥厚型心肌病；DCM，扩张型心肌病；AF，心房颤动；ARVC，致心律失常性右心室心肌病；CSD，传导系统疾病；LVNC，左心室非致密化；SCD，心源性猝死；SVT，室上性心动过速；N/A，暂缺；PIDD，原发性免疫缺陷病。

缺失，通常使用千人基因组数据库在尚未报告 SNP 的区域中设计引物。但是，即使使用这些生物信息学工具，也还是可能发生等位基因缺失。相比之下，依赖于 120 bp 交叉探针来捕获目标区域的基于杂交的技术则不易受等位基因缺失的影响。但是目标序列的复杂性对单个外显子的 DNA 扩增和捕获效率都有很大的影响。在许多情况下，在杂交和液滴 PCR 富集的样品中，第一外显子和富含 GC 的区域都存在问题[100]。例如，假定所有 CMD 基因的第一个编码外显子的平均 GC 含量为 64%，则高 GC 含量可以解释 RainDance 样本中基因的第一个外显子的低覆盖率。与 RainDance 相比，基于杂交的捕获对样品的碱基组成也很敏感，而高 GC/AT 含量的极端情况下的序列可能会分别由于不良的退火和二级结构而丢失[104]。因此，根据特定异质性疾病的 NGS panel，全外显子的捕获或扩增将取决于 GC 百分比。

3.2 微阵列捕获或固相捕获

微阵列捕获（microarray captures）是一种广泛应用于包括色素性视网膜炎、心肌病、听力损失和原发性免疫缺陷病在内的异质性疾病的富集方法（表 7.4）[6, 86, 97, 99, 101]，是最近开发的一种用于色素性视网膜炎患者的分子诊断筛查方法[6]。研究者根据 5 名 RP 患者 45 个基因中 681 个外显子（总长度为 359 kb）序列，并且以已知的 RP 基因编码区和 100 bp 侧翼区为靶点设计出一种独特的 NimbleGen 微阵列芯片（包括 385 000 个独特探针）。之后，将扩增的富集 DNA 在基因组分析仪 II 上进行大规模平行测序（表 7.4）。在这项研究中，除了检测到 CNGB1 基因中一个新的纯合子错义突变（c.2957A＞T；p.N986I）外，还在 2 名患者中检测到了已知的纯合 PDE6B 和复合杂合 CRB1 突变。该纯合突变在 720 个正常对照染色体中都不存在，因此很可能是有害突变。相比之下，另一项微阵列捕获研究采用一种综合方法，结合 454 FLX、454 Titanium 和（或）Illumina/Solexa NGS 测序技术，对覆盖 5～10Mb 区域的 593 个基因进行检测，目的是对 21 个 RP 遗传家族史成员的已知 RP 基因进行测序分析及验证，并发现新的 RP 基因型[99]。在这些研究中，通过高通量 DNA 测序发现了已知和新的 RP 突变，并将高通量 DNA 测序作为 RP 等异质性遗传疾病的有效诊断工具。虽然 NGS 测序 panels 在临床上可用于心血管疾病，但是关于所用技术和临床功效的同行评审出版物很少。使用两个带有 15 000 个探针的微阵列的 NGS 测序 panels（包括 47 个基因和 273 kb 区域），可用于包括 DCM 和 HCM 在内的心肌病的临床诊断（表 7.4）[101]。对 10 例原发性心肌病患者（5 例 HCM 和 5 例 DCM）进行 NGS 分析，在 6 例患者中检测到了致病突变、2 个微缺失和 4 个点突变。此外，新发现了几种可能有害的非同义变体，它们可能是 DCM 或 HCM 潜在的疾病突变或修饰基因。因此，该方法可以通过使用基于微阵列的靶点富集和具有高灵敏度与特异性的 SOLiD NGS 技术，对心肌病进行高通量突变筛查，准确检测多个疾病相关基因位点的序列变异。由于非综合征型听力损失具有高度的遗传异质性，用现有的方法进行非综合征型听力损失的诊断既昂贵又费时。对 9 例诊断为听力损失的患者使用微阵列（NimbleGen）或基于溶液的捕获（SureSelect）进行目标富集，并使用 454 或 Illumina 技术针对 54 个非综合征型听力损失相关基因的所有外显子进行大规模并行测序[86]。样本包括 1 个阴性对照，3 个阳性对照（一个生物学重复样本）和 6 个未知样本（总共 10 个样本）。其中，通过 Sanger 测序对 605

个单核苷酸多态性（SNP）进行基因分型，以测量溶液捕获的灵敏度和特异性，以及微阵列捕获-454方法的饱和序列覆盖率（表7.4）。正如预期的那样，除了在6名特发性听力损失患者中鉴定出5个致病突变外，在阳性样本中也发现了致病性突变，而在阴性样本中没有发现致病性突变[86]。该研究表明，靶向捕获加上大规模平行测序具有很高的敏感性和特异性，这将使临床医生能够通过提供预后信息和遗传咨询来改善对遗传异质性疾病患者的治疗。NGS技术已用于研究原发性免疫缺陷的异质性及其免疫途径组成的部分缺失或失调[97]。人们通过使用385K探针和GS-FLX Titanium 454测序技术捕获了395个已知或预测与原发性免疫缺陷相关的基因，并对存在潜在免疫缺陷的2名患者及其父母的样本进行了分析（表7.4）[97]。免疫缺陷的指征包括肝脾肿大、反复感染、IgM水平升高（患者1）和SCID表型（患者2）。三重序列分析显示了两种突变，即 *ATM*（患者1）和 *ARTEMIS*（患者2）突变。NGS技术以一种省时省力的方式扩展了我们对大型目标DNA区域进行测序的能力，并能够鉴定出遗传异质性疾病（如原发性免疫缺陷）中潜在的基因突变。

3.3 基于溶液的捕获方法

基于溶液的捕获（SureSelect）方法已用于研究先天性肌营养不良和听力损失[86, 100]。CMD诊断困难的原因包括遗传异质性、表型变异性、肌肉组织难以进行免疫组化染色（无法鉴别候选基因）及临床医生普遍缺乏相关意识[100]。使用两种不同的富集技术，即基于溶液的捕获技术和基于微滴的PCR技术，结合SOLiD 3种测序方法，对12个样本（包括5个阳性、1个正常和6个未知样本）中的12种已知导致CMD的基因的所有外显子进行突变鉴定。基因分型数据表明，这两种富集技术都适合在临床实验室中使用，除了在未知样本中发现突变外，在阳性对照中也发现了预期的变异和突变。这项研究证明了靶向测序与NGS结合在一起可成功用于筛选遗传异质性人类疾病中数百个外显子的突变。

3.4 基于液滴的PCR技术

基于液滴的PCR技术（RainDance）已用于富集已知的导致CMD、听力损失和原发性免疫缺陷的基因（表7.4）[100]。综合征型和非综合征型听力损失是由多种遗传原因导致的一种遗传异质性疾病。听力损失的诊断对于临床治疗非常重要，NGS技术能够弥补Sanger测序的局限性，如成本高、时间长等。在一项对8个样本的研究中，研究人员采用基于液滴的PCR结合Illumina HiSeq 2000测序方法鉴定了24个听力损失相关基因的变异体，这些基因总共包含117 kb的靶序列（表7.4）（引自 T. A. Sivakumaran, personal communication）。在24个基因的8个样本中共检测到1148个序列变异。值得注意的是，鉴定的24个基因NGS与Sanger测序结果的一致性达99.99%以上，分析灵敏度和特异性分别为100%和99.99%。由于NGS测序具有较高的敏感性和特异性，使用NGS测序进行靶向富集成为鉴定听力损失的多种变异体的首选技术。原发性免疫缺陷是由遗传异质性疾病组成的一大类疾病，可分为八大类共150多种疾病。对来自21名PIDD患者的DNA样本

（包括 17 个阳性对照和 4 个未知样本）采用基于液滴的 PCR 技术富集 301 kb 目标区域（包括 20 bp 的外显子/内含子，以及多达 20 个碱基的 5′和 3′UTR 区域的 124 个基因），并采用 Illumina HiSeq 2000 测序（表 7.4）（引自 K. Zhang, personal communication）成功捕获超过 98%的目标碱基，Sanger 测序和 NGS 鉴定的突变一致性达 100%。使用 RainDance 和 HiSeq2000，NGS 测序的灵敏度和特异性已分别超过 99.00%和 99.99%，可用于检测当前已知与 PIDD 相关的基因的核苷酸碱基变化、小缺失和插入（＜10 个碱基）。此外，通过该 panel 还可以了解这些疾病的异质性问题。

3.5　全基因组扩增（WGA）技术

全基因组扩增+PCR（WGA+PCR）技术已广泛应用于视网膜色素变性（RP）和感觉性纤毛病即 NPHP-AC 的富集（表 7.4）。RP 是 NGS 的一项具有挑战性的应用，因为它具有多种遗传模式，每种遗传模式都有许多基因突变，并且每个基因位点都有许多不同的致病突变；此外，还有许多 RP 基因尚未被发现[98]。有研究组织应用 NGS 对 21 个携带 RP 突变基因家系和一些未携带 RP 突变基因家系成员进行测序分析，进一步验证了 NGS 应用 RP 疾病诊断的时效性[98]。该研究通过 WGA+PCR、454 GS-FLX Titanium 和 Illumina Genome Analyzer Ⅱx 进行 NGS 测序富集了 46 个基因，在 21 个家系中鉴定出超过 9000 个变异体，其中超过 8000 种突变属于良性。结果显示：在 21 个家系中鉴定出 5 个致病突变，其中 3 个突变与常染色体显性 RP 或常染色体显性锥-杆营养不良相关。令人惊讶的是，在 *RPGR* 中发现了 2 种突变，*RPGR* 是一种已知会导致 X 连锁 RP 的基因。该研究证明，NGS 可以作为确定具有高度异质性原因的遗传性疾病家族致病突变的有效工具。对于常染色体显性遗传性 RP 病例，使用该技术可将诊断率提高约 65%[98]。为了克服广泛的遗传基因位点异质性，对由 18 个已知基因导致的 NPHP-AC,采用连续大规模平行测序的 DNA 合并策略[36]。为了富集相关区域，将 120 个 DNA 样本分别通过 WGA 标准化，组合成 5 个不同的文库，每个文库包含 24 个样本，并使用每个 DNA 文库作为模板分别对所有 376 个外显子进行 PCR 扩增（表 7.4）。扩增后构建样品库，并利用 Illumina Genome Analyzer Ⅱ平台测序。为了证明其原理，研究使用了已知突变的患者的 DNA，并检出 24 种不同等位基因中的 22 种（灵敏度为 92%）。重要的是，该分析对 25%的患者（30/120）进行了分子诊断，并在 7 个不同的 NPHP-AC 基因中鉴定出 54 个致病突变（27 个新突变）。此外，在 24 例患者中，只发现了未知意义的单杂合变异。将 DNA 样本与 NGS 结合使用的方法是一种强大、经济和高效的方法，可用于检测较大患者群体的遗传异质性疾病突变。

3.6　定量 PCR（qPCR）扩增子连接技术

Coppieters 和同事报道了一项应用 NGS 研究,该研究旨在为所有已知的 LCA 基因的分子检测提供一个准确、快速、经济的综合性工具,以克服遗传异质性的问题[12]。在这项研究中，他们采用新型定量 PCR（qPCR）扩增子连接、剪切和 NGS 策略对 22 例 LCA 患者（包括 5 例阳性对照）的 16 个 LCA 基因突变进行筛选（表 7.4）。研究的第一部分旨在验证富集方案，而第二部分是对 12 例预先筛选的突变阴性 LCA 患者进行盲筛。为了实现富集，他们设计了一个由 375 个 qPCR 扩增子（252 个外显子）组成的 152 kb 的目标区域。验证结果显示：80%的目标区域扩增循环值（Cq，quantification cycle）处于 23～27。对 107 个变异进行 NGS 验证，17 例未发现突变的患者，分别在 3 号和 5 号患者中发现了致病基因缺陷和单个杂合突变。这种技术的全面验证和低成本的特点为其在临床环境中的实施提供了保障。

3.7 PCR 扩增技术

采用长片段 PCR 技术扩增 HCM 相关的 16 个基因，然后进行 454GS-FLX 和 Illumina 基因组分析仪测序，以评估 NGS 技术对 HCM 的诊断潜力[102]。选择长片段 PCR 可以设计较少的扩增体系（共 67 个），并能对内含子进行突变深度测序。迄今为止，在 HCM 研究中尚未对此进行广泛研究（表 7.4）。为了鉴定变异体，设置标准为 30 倍或更大的覆盖率，以及 20%或更大的等位基因读取百分比以降低假阳性率。通过 Sanger 测序证实了两个 NGS 平台鉴别出的 27 个外显子变异的正确性，表明 NGS 在 HCM 诊断中具有优势。

3.8 从科研探索到异质性疾病测序 Panels 建立

上述验证研究证实了 NGS 的稳定性，NGS 已开始应用于各临床实验室，以解决遗传异质性的诊断问题。最近，该领域已完善并推出了用于先天性肌营养不良、自闭症、X 连锁智力障碍、听力损失、乳腺癌、结肠癌、马方综合征等相关疾病的商用 NGS panels。由 Emory 遗传学实验室（Emory Genetics Laboratory）提供的 NGS 自闭症 panel（2 个系列）包含 55 个包括自闭症或类似自闭症特征的遗传综合征在内的基因。由于在非综合征 X 连锁智力障碍（X-linked intellectual disability，XLID）中通常观察不到其他临床特征，为了帮助对这类患者的诊断，Emory 遗传学实验室还提供了一个包含 91 个基因的 XLID 的 NGS panel。Ambry Genetics 公司也提供了自闭症和 XLID 相关的 panels。此外，Ambry Genetics 还提供了 NGS 遗传性癌症的 panels，分别用于检测与结肠癌、乳腺癌和卵巢癌（还包括乳腺癌和子宫癌）有关的基因（分别为 14 个、14 个和 19 个）。在心血管基因检测方面，Ambry Genetics 拥有针对 Brugada 综合征（9 个基因）、LQT 综合征（12 个基因）、心律失常（29 个基因）、HCM（31 个基因）、DCM（37 个基因）、心肌病（56 个基因）、心血管疾病（79 个基因）等多种疾病的 NGS Panels。在此基础上建立的 panel 包含 79 个与多种心血管疾病有关的基因，包括心肌病、心脏离子通道病/心律失常和结构性心脏缺陷。此外，拥有 24 个致病基因的听力损失 NGS panel 已在辛辛那提儿童医学中心（CCHMC）上市，其他 panels 也将很快推出。在贝勒医学院，目前有两种基于 NGS 的检测方法，即糖原储存障碍和全线粒体基因组 panels[105, 106]。第一种 NGS 检测包括 16 个已知会导致肌肉和肝脏糖原储存障碍疾病的基因的大规模平行测序；第二种 NGS 检测是通过线粒体基因组途径定量检测 mtDNA 点突变和大的异质性缺失突变，该方法使用与 NGS 结合的单个扩增子长片段 PCR 体系。GeneTests 列出了其他临床诊断实验室当前提供的基于 NGS 测试的 panels（http://www.ncbi.nlm.nih.gov/sites/GeneTests/?db=GeneTests）。

4　NGS 诊断遗传性异质性疾病的优势和挑战

4.1　灵敏度

众所周知，罕见的变异会导致许多疾病[107]。NGS 提供了非常强的深度测序的能力，显著提高了对罕见变异的识别能力。据报道，利用深度测序（平均 99×覆盖率）在一名疑似 Bartter 综合征的患者的 *SLC26A3* 基因中发现了一种罕见的错义突变，而 SNP 芯片没有发现这种变异[108]。由于 Bartter 综合征的基因异质性，除了 *SLC26A3*，还可由 *SLC12A1*、*KCNJ1*、*BSND*、*CLCNKA*、*CLCNKB* 和 *SLC12A3* 的突变引起。高灵敏度的 NGS 将能够识别与特定综合征相关的所有基因中的罕见变异，从而有助于异质性疾病的诊断。

4.2　新的基因变异和基因鉴定

与需要先掌握遗传畸变知识才能生成探针的微阵列不同，NGS 提供了更广阔的基因组视野，因此有机会发现遗传异质性疾病中的新型遗传畸变[109]。最近一项研究报道了 NGS 方法的开发和应用，用于检测视网膜疾病潜在的新的基因缺陷[110]。遗传性视网膜疾病在临床和遗传上都是异质性的，有超过 150 个基因缺陷，说明了疾病表型的多样性。该研究对 17 个家族的 20 个样品应用 Illumina Genome Analyzer Ⅱx 和具有 254 个靶基因的微阵列捕获技术进行测序[110]，结果在 *NR2E3*、*PRPF3*、*EYS*、*PRPF8*、*CRB1*、*TRPM1* 和 *CACNA1F* 中发现了 3 个已知的和 5 个新的突变位点。除了发现新的变异之外，NGS 还具有识别新基因中致病变异的能力，例如，它可以协助诊断由 90 多个基因缺陷导致的智力障碍[111]。为了加快阐明常染色体隐性智力障碍的分子机制，有研究对来自伊朗和其他地区的 136 个常染色体隐性智力障碍的近亲家庭进行了纯合子定位、外显子富集和 NGS 分析，发现了 50 个新的候选基因中的致病变异类型。随着技术的不断改进以及成本和错误率的不断降低，NGS 将有可能对目标区域进行深度测序，这将有助于鉴定出更多的引起遗传异质性疾病的罕见变异和新的基因。

4.3　样品要求

可用于进行基因测试的 DNA 的数量和质量是测序的必要条件。由于并非总能够获得大量、有效的 DNA 模板进行基因测序，因此，只需要少量 DNA 用于基因检测的技术是非常重要的[112]。虽然 Sanger 测序一个平均 25 个外显子的单个基因需要几微克的 DNA，但对于大片段测序（50 ng/外显子）则需要更大的 DNA 量；对于目前具有几百个外显子的异源基因组，使用 NGS 技术进行测序可以应用 50 ng 至 3 μg 的 DNA 模板（表 7.4）[113-115]。这为临床特别是新生儿或免疫功能障碍患者使用 NGS 技术提供了明显的优势。

4.4 NGS 数据分析和报告解析的挑战

当异质性疾病 panel 中包含数百个外显子时，NGS 庞大的数据分析量可能是临床上常规使用 NGS 技术的最大瓶颈[112]。对于临床应用，NGS 分析最好是简单、快速和准确的，并且可以导出可由医务人员解释的最终结果，这应该是其首要目标。目前，NGS 数据分析仍主要使用开放式工具进行[116-118]。这些开放式工具在分析研究实验室的 NGS 数据时非常有用，但它们不能满足临床实验室的要求，即简单、快速、准确的分析。此外，商用的 NGS 数据分析解决方案旨在处理研究环境中生成的数百 GB 数据，但还未从临床角度进行设计[112]。为此，理想的解决方案是创建功能强大的临床分析软件，用于分析来自多个基因组的 NGS 测序结果。为了帮助诊断异质性疾病，该软件需要整合用于数据挖掘的算法，这些算法在给定的临床样本和公共/私人数据库之间进行比较，以包含有义突变，排除无义突变。这种医学报告仅包含临床意义未知的致病性变体和可以解释的罕见突变，有助于医生更好地理解基因组信息，进而指导临床治疗。

4.5 数据存储、数据处理和数据分析系统的挑战

使用 NGS 系统生成的数据量已超过了大多数系统本身的计算能力，并且需要高技能的 IT 人员和生物信息学人员来设置、维护和运行 NGS 数据分析工具[119]。由于外显子数量较多，从异质性疾病 panels 输出的原始测序数据量非常可观，需要专门的计算机设备和算法来进行经济有效的处理。在临床实验室中，每个患者样本每个步骤生成的原始数据及下游图像文件（包括 fastq、fastq.gz、fasta 等）都必须处理并保留。最大的挑战在于如何以有效的方式压缩和存储这些文件，以降低存储成本。以我们生成数据的速度，存储需求必将会增加，从而增加存储成本。尽管测序的成本已经降低，但要使这项技术流行起来，还必须降低存储成本。在时间方面，临床实验室通过缩短的周转时间（TAT）为患者提供最佳的治疗。对于巨大的数据集，必须使用多核处理器来发挥减少处理时间的优势。但小型实验室和诊所可能很难满足此计算要求。目前，NGS panels 的处理时间从几小时到隔夜不等。然而，随着 panels 变大，必须增大 RAM 的内存来持续缩短 TATs。同时，提高计算机多数据文件、多线程处理能力是实现原始测序数据处理自动化的重要解决方案，从而进一步缩短 TATs 时间。NGS 数据的存储和分析需要复杂的高端计算处理系统（至少 8 个四核、32G 内存和 10TB 磁盘空间）。这种计算系统是基本配置。管理、存储和分析 NGS 数据的成本常达到数十万美元，因此严重阻碍了 NGS 系统在诊所中的应用[120]。因此，为了从基因组测序的诸多优势中获益，必须控制数据分析的成本。

4.6 伦理问题

基因检测在遗传性异质性疾病的管理中起着重要的作用，但是有一些注意事项需要考虑。由于使用 NGS 进行测序可以提供更全面的遗传信息，因此我们担心基因检测可能会发现与原始临床问题没有直接关系的意外信息[121]，其中包括意外的非亲属和血缘关系。随着

NGS 测序成本的下降，我们可能会朝着越来越大的 panels 方向发展，并最终转向全外显子组和全基因组，这可能导致获得偶然发现的机会越来越多，如在检测听力损失基因时发现了引起肌肉萎缩症的基因突变。相反，有时发现的许多变体可能没有临床意义，或者其临床意义可能未知，因此应谨慎考虑与患者共享此类信息 [112]。由此引发了许多伦理问题：临床实验室将如何向临床医生报告偶然发现的结果，并且临床医生应将这些结果告知患者吗？临床实验室应将哪些情况和（或）突变告知临床医生和患者？2013 年 3 月，美国医学遗传学与基因组学学会（American College of Medical Genetics and Genomics，ACMG）为解决这些问题发布了一项政策声明，题为"基因组测序在临床应用中应考虑的问题"。建议应报告已知与表型相关的突变类型，并且应该同时报告仍未知临床意义的基因变异（"次要发现"）。此外，还建议 NSG 实验室和诊所应制定与披露次要发现有关的明确政策。声明指出，应告知患者这些政策以及次要发现的类型，并应让患者选择是否接受次要发现的结果。但是，在特殊情况下，主管医生和实验室必须根据具体情况选择最适合的报告方法。

5　总结

NGS 技术在生物医学研究中产生了巨大的影响，由于有针对性的低成本、高灵活性的 NGS 技术的出现，NGS 技术正在进入临床诊断领域。NGS 技术通过采用多种富集和测序方法，具有并行分析多个基因的能力，从而为诊断遗传异质性疾病提供了解决方案。实际上，NGS 技术已经被用于识别众所周知的遗传异质性疾病的基础突变，即 RP、LCA、纤毛病、CMD、心肌病、听力损失和免疫缺陷病。尽管 NGS 技术在这些应用中具有独特的优势，但是在临床使用过程中，我们仍需要解决一些技术和伦理方面的问题。为了在临床实践中更加广泛和常规地使用，NGS 系统需要进一步降低数据存储的成本，提高数据通量的灵活性，以及简化数据生成、分析、解释和报告的流程。自动化台式序列分析仪的发明和生物信息学基础设施的投入，使得 NGS 技术的运行时间减少，技术复杂性降低，加快了其应用进程。相信在不久的将来，通过提供更大和更多样化的 NGS panels，NGS 这种强大的技术将会更全面地应用于检测遗传异质性疾病。

（王佳佳　张　洋 译；岳　鑫　谢　芳 审）

参 考 文 献

[1] Burke W（2002）Genetic testing. N Engl J Med 347（23）：1867-1875.

[2] Tucker T，Marra M，Friedman JM（2009）Massively parallel sequencing：the next big thing in genetic medicine. Am J Hum Genet 85（2）：142-154.

[3] Hartong DT，Berson EL，Dryja TP （2006） Retinitis pigmentosa. Lancet 368（9549）：1795-1809.

[4] Drack AV，Lambert SR，Stone EM（2010）From the laboratory to the clinic：molecular genetic testing in pediatric ophthalmology. Am J Ophthalmol 149（1）：10-17.

[5] Cremers FPM，Collin RWJ（2009）Promises and challenges of genetic therapy for blindness. Lancet 374（9701）：1569-1570.

[6] Simpson DA，Clark GR，Alexander S，Silvestri G，Willoughby CE（2011）Molecular diagnosis for heterogeneous genetic diseases with targeted high-throughput DNA sequencing applied to retinitis pigmentosa. J Med Genet 48（3）：145-151.

[7] Neveling K, Collin RWJ, Gilissen C et al (2012) Next-generation genetic testing for retinitis pigmentosa. Hum Mutat 33 (6): 963-972.

[8] Berger W, Kloeckener-Gruissem B, Neidhardt J (2010) The molecular basis of human retinal and vitreoretinal diseases. Prog Retin Eye Res 29 (5): 335-375.

[9] Koenekoop RK, Lopez I, den Hollander AI, Allikmets R, Cremers FPM (2007) Genetic testing for retinal dystrophies and dysfunctions: benefits, dilemmas and solutions. Clin Experiment Ophthalmol 35 (5): 473-485.

[10] Mandal MNA, Heckenlively JR, Burch T, Chen L, Vasireddy V, Koenekoop RK, Sieving PA, Ayyagari R (2005) Sequencing arrays for screening multiple genes associated with earlyonset human retinal degenerations on a high-throughput platform. Invest Ophthalmol Vis Sci46 (9): 3355-3362.

[11] Ávila-Fernández A, Cantalapiedra D, Aller E et al (2010) Mutation analysis of 272 Spanish families affected by autosomal recessive retinitis pigmentosa using a genotyping microarray. Mol Vis 16: 2550-2558.

[12] Coppieters F, De Wilde B, Lefever S et al (2012) Massively parallel sequencing for early molecular diagnosis in Leber congenital amaurosis. Genet Med 14 (6): 576-585.

[13] den Hollander AI, Roepman R, Koenekoop RK, Cremers FPM (2008) Leber congenital amaurosis: genes, proteins and disease mechanisms. Prog Retin Eye Res 27 (4): 391-419.

[14] Lambert SR, Sherman S, Taylor D, Kriss A, Coffey R, Pembrey M (1993) Concordance and recessive inheritance of Leber congenital amaurosis. Am J Med Genet 46 (3): 275-277.

[15] den Hollander AI, Black A, Bennett J, Cremers FPM (2010) Lighting a candle in the dark: advances in genetics and gene therapy of recessive retinal dystrophies. J Clin Invest 120 (9): 3042-3053.

[16] Chung DC, Traboulsi EI (2009) Leber congenital amaurosis: clinical correlations with genotypes, gene therapy trials update, and future directions. J AAPOS 13 (6): 587-592.

[17] Zernant J, Külm M, Dharmaraj S et al (2005) Genotyping microarray (disease chip) for Leber congenital amaurosis: detection of modifier alleles. Invest Ophthalmol Vis Sci 46 (9): 3052-3059.

[18] Coppieters F, Casteels I, Meire F et al (2010) Genetic screening of LCA in Belgium: predominance of CEP290 and identification of potential modifier alleles in AHI1 of CEP290-related phenotypes. Hum Mutat 31 (10): E1709-E1766.

[19] Ferkol TW, Leigh MW (2012) Ciliopathies: the central role of cilia in a spectrum of pediatric disorders. J Pediatr 160(3): 366-371.

[20] Leigh MW, Pittman JE, Carson JL, Ferkol TW, Dell SD, Davis SD, Knowles MR, Zariwala MA (2009) Clinical and genetic aspects of primary ciliary dyskinesia/Kartagener syndrome. Genet Med 11 (7): 473-487.

[21] Cardenas-Rodriguez M, Badano JL (2009) Ciliary biology: understanding the cellular and genetic basis of human ciliopathies. Am J Med Genet C Semin Med Genet 151C (4): 263-280.

[22] Satir P, Pedersen LB, Christensen ST (2010) The primary cilium at a glance. J Cell Sci 123 (Pt4): 499-503.

[23] Badano JL, Mitsuma N, Beales PL, Katsanis N (2006) The ciliopathies: an emerging class of human genetic disorders. Annu Rev Genomics Hum Genet 7: 125-148.

[24] Tobin JL, Beales PL (2009) The nonmotile ciliopathies. Genet Med 11 (6): 386-402.

[25] Afzelius BA (1976) A human syndrome caused by immotile cilia. Science 193 (4250): 317-319.

[26] Noone PG, Leigh MW, Sannuti A, Minnix SL, Carson JL, Hazucha M, Zariwala MA, Knowles MR (2004) Primary ciliary dyskinesia: diagnostic and phenotypic features. Am J Respir Crit Care Med 169 (4): 459-467.

[27] Coren ME, Meeks M, Morrison I, Buchdahl RM, Bush A (2002) Primary ciliary dyskinesia: age at diagnosis and symptom history. Acta Paediatr 91 (6): 667-669.

[28] Zariwala MA, Leigh MW, Ceppa F et al (2006) Mutations of DNAI1 in primary ciliary dyskinesia: evidence of founder effect in a common mutation. Am J Respir Crit Care Med 174 (8): 858-866.

[29] Hornef N, Olbrich H, Horvath J et al (2006) DNAH5 mutations are a common cause of primary ciliary dyskinesia with outer dynein arm defects. Am J Respir Crit Care Med 174 (2): 120-126.

[30] Gerdes JM, Davis EE, Katsanis N (2009) The vertebrate primary cilium in development, homeostasis, and disease. Cell 137 (1): 32-45.

[31] Hildebrandt F, Otto E (2005) Cilia and centrosomes: a unifying pathogenic concept for cystic kidney disease? Nat Rev Genet 6 (12): 928-940.

[32] Gunay-Aygun M (2009) Liver and kidney disease in ciliopathies. Am J Med Genet C Semin Med Genet 151C (4): 296-306.

[33] Yoder BK (2007) Role of primary cilia in the pathogenesis of polycystic kidney disease. J Am Soc Nephrol 18 (5): 1381-1388.

[34] Wang S, Luo Y, Wilson PD, Witman GB, Zhou J (2004) The autosomal recessive polycystic kidney disease protein is localized to primary cilia, with concentration in the basal body area. J Am Soc Nephrol 15 (3): 592-602.

[35] Hildebrandt F，Attanasio M，Otto E（2009）Nephronophthisis：disease mechanisms of a ciliopathy. J Am Soc Nephrol 20（1）：23-35.

[36] Otto EA，Ramaswami G，Janssen S et al（2011）Mutation analysis of 18 nephronophthisis associated ciliopathy disease genes using a DNA pooling and next generation sequencing strategy. J Med Genet 48（2）：105-116.

[37] Zaghloul NA，Katsanis N（2009）Mechanistic insights into Bardet-Biedl syndrome，a model ciliopathy. J Clin Invest 119（3）：428-437.

[38] Parisi MA（2009）Clinical and molecular features of Joubert syndrome and related disorders. Am J Med Genet C Semin Med Genet 151C（4）：326-340.

[39] Hildebrandt F，Otto E，Rensing C，Nothwang HG，Vollmer M，Adolphs J，Hanusch H，Brandis M（1997）A novel gene encoding an SH3 domain protein is mutated in nephronophthisis type 1. Nat Genet 17（2）：149-153.

[40] Otto E，Hoefele J，Ruf R et al（2002）A gene mutated in nephronophthisis and retinitis pigmentosa encodes a novel protein，nephroretinin，conserved in evolution. Am J Hum Genet 71（5）：1161-1167.

[41] Mollet G，Salomon R，Gribouval O et al（2002）The gene mutated in juvenile nephronophthisis type 4 encodes a novel protein that interacts with nephrocystin. Nat Genet 32（2）：300-305.

[42] Otto EA，Schermer B，Obara T et al（2003）Mutations in INVS encoding inversin cause nephronophthisis type 2，linking renal cystic disease to the function of primary cilia and left-right axis determination. Nat Genet 34（4）：413-420.

[43] Olbrich H，Fliegauf M，Hoefele J et al（2003）Mutations in a novel gene，NPHP3，cause adolescent nephronophthisis，tapeto-retinal degeneration and hepatic fibrosis. Nat Genet 34（4）：455-459.

[44] Otto EA，Loeys B，Khanna H et al（2005）Nephrocystin-5，a ciliary IQ domain protein，is mutated in Senior-Loken syndrome and interacts with RPGR and calmodulin. Nat Genet 37（3）：282-288.

[45] Sayer JA，Otto EA，O'Toole JF et al（2006）The centrosomal protein nephrocystin-6 is mutated in Joubert syndrome and activates transcription factor ATF4. Nat Genet 38（6）：674-681.

[46] Attanasio M，Uhlenhaut NH，Sousa VH et al（2007）Loss of GLIS2 causes nephronophthisis in humans and mice by increased apoptosis and fi brosis. Nat Genet 39（8）：1018-1024.

[47] Delous M，Baala L，Salomon R et al（2007）The ciliary gene RPGRIP1L is mutated in cerebello- oculo-renal syndrome（Joubert syndrome type B）and Meckel syndrome. Nat Genet 39（7）：875-881.

[48] Otto EA，Trapp ML，Schultheiss UT，Helou J，Quarmby LM，Hildebrandt F（2008）NEK8 mutations affect ciliary and centrosomal localization and may cause nephronophthisis. J Am Soc Nephrol 19（3）：587-592.

[49] Otto EA，Tory K，Attanasio M et al（2009）Hypomorphic mutations in meckelin（MKS3/TMEM67）cause nephronophthisis with liver fi brosis（NPHP11）. J Med Genet 46（10）：663-670.

[50] O'Toole JF，Liu Y，Davis EE et al（2010）Individuals with mutations in XPNPEP3，which encodes a mitochondrial protein，develop a nephronophthisis-like nephropathy. J Clin Invest 120（3）：791-802.

[51] Valente EM，Logan CV，Mougou-Zerelli S et al（2010）Mutations in TMEM216 perturb ciliogenesis and cause Joubert，Meckel and related syndromes. Nat Genet 42（7）：619-625.

[52] Kyttälä M，Tallila J，Salonen R，Kopra O，Kohlschmidt N，Paavola-Sakki P，Peltonen L，Kestilä M（2006）MKS1，encoding a component of the fl agellar apparatus basal body proteome，is mutated in Meckel syndrome. Nat Genet 38（2）：155-157.

[53] Smith UM，Consugar M，Tee LJ et al（2006）The transmembrane protein meckelin（MKS3）is mutated in Meckel-Gruber syndrome and the wpk rat. Nat Genet 38（2）：191-196.

[54] Baala L，Audollent S，Martinovic J et al（2007）Pleiotropic effects of CEP290（NPHP6）mutations extend to Meckel syndrome. Am J Hum Genet 81（1）：170-179.

[55] Tallila J，Jakkula E，Peltonen L，Salonen R，Kestilä M（2008）Identifi cation of CC2D2A as a Meckel syndrome gene adds an important piece to the ciliopathy puzzle. Am J Hum Genet 82（6）：1361-1367.

[56] Finsterer J，Ramaciotti C，Wang CH，Wahbi K，Rosenthal D，Duboc D，Melacini P（2010）Cardiac findings in congenital muscular dystrophies. Pediatrics 126（3）：538-545.

[57] Cardamone M，Darras BT，Ryan MM（2008）Inherited myopathies and muscular dystrophies. Semin Neurol 28（2）：250-259.

[58] Brockington M，Yuva Y，Prandini P et al（2001）Mutations in the fukutin-related protein gene（FKRP）identify limb girdle muscular dystrophy 2I as a milder allelic variant of congenital muscular dystrophy MDC1C. Hum Mol Genet 10（25）：2851-2859.

[59] Mercuri E，Brockington M，Straub V et al（2003）Phenotypic spectrum associated with mutations in the fukutin-related protein gene. Ann Neurol 53（4）：537-542.

[60] Poppe M，Cree L，Bourke J et al（2003）The phenotype of limb-girdle muscular dystrophy type 2I. Neurology 60（8）：1246-1251.

[61] Harel T，Goldberg Y，Shalev SA，Chervinski I，Ofi r R，Birk OS（2004）Limb-girdle muscular dystrophy 2I：phenotypic variability

within a large consanguineous Bedouin family associated with a novel FKRP mutation. Eur J Hum Genet 12（1）：38-43.

[62] Jimenez-Mallebrera C，Brown SC，Sewry CA，Muntoni F（2005）Congenital muscular dystrophy：molecular and cellular aspects. Cell Mol Life Sci 62（7-8）：809-823.

[63] van Reeuwijk J，Brunner HG，van Bokhoven H（2005）Glyc-O-genetics of Walker-Warburg syndrome. Clin Genet 67（4）：281-289.

[64] Martin PT，Freeze HH（2003）Glycobiology of neuromuscular disorders. Glycobiology13（8）：67R-75R.

[65] Muntoni F，Brockington M，Blake DJ，Torelli S，Brown SC（2002）Defective glycosylation in muscular dystrophy. Lancet 360（9343）：1419-1421.

[66] Michele DE，Campbell KP（2003）Dystrophin-glycoprotein complex：post-translational processing and dystroglycan function. J Biol Chem 278（18）：15457-15460.

[67] Endo T（2004）Structure，function and pathology of O-mannosyl glycans. Glycoconj J21（1-2）：3-7.

[68] Schachter H，Vajsar J，Zhang W（2004）The role of defective glycosylation in congenital muscular dystrophy. Glycoconj J 20（5）：291-300.

[69] Endo T，Toda T（2003）Glycosylation in congenital muscular dystrophies. Biol Pharm Bull 26（12）：1641-1647.

[70] Goldenberg I，Horr S，Moss AJ et al（2011）Risk for life-threatening cardiac events in patients with genotype-confi rmed long-QT syndrome and normal-range corrected QT intervals. J Am Coll Cardiol 57（1）：51-59.

[71] Hershberger RE，Lindenfeld J，Mestroni L，Seidman CE，Taylor MRG，Towbin JA（2009）Genetic evaluation of cardiomyopathy-a Heart Failure Society of America practice guideline. J Card Fail 15（2）：83-97.

[72] Ingles J，Zodgekar PR，Yeates L，Macciocca I，Semsarian C，Fatkin D（2011）Guidelines for genetic testing of inherited cardiac disorders. Heart Lung Circ 20（11）：681-687.

[73] Herman DS，Lam L，Taylor MRG et al（2012）Truncations of titin causing dilated cardiomyopathy. N Engl J Med 366（7）：619-628.

[74] Lo YMD，Chan KCA，Sun H et al（2010）Maternal plasma DNA sequencing reveals the genome-wide genetic and mutational profile of the fetus. Sci Transl Med 2（61）：61ra91.

[75] Jordan DM，Kiezun A，Baxter SM et al（2011）Development and validation of a computational method for assessment of missense variants in hypertrophic cardiomyopathy. Am J Hum Genet 88（2）：183-192.

[76] Lippi G，Montagnana M，Meschi T，Comelli I，Cervellin G（2012）Genetic and clinical aspects of Brugada syndrome：an update. Adv Clin Chem 56：197-208.

[77] Morton CC，Nance WE（2006）Newborn hearing screening-a silent revolution. N Engl J Med 354（20）：2151-2164.

[78] Hilgert N，Smith RJH，Van Camp G（2009）Forty-six genes causing nonsyndromic hearing impairment：which ones should be analyzed in DNA diagnostics? Mutat Res681（2-3）：189-196.

[79] Raviv D，Dror AA，Avraham KB（2010）Hearing loss：a common disorder caused by many rare alleles. Ann N Y Acad Sci 1214：168-179.

[80] Kochhar A，Hildebrand MS，Smith RJH（2007）Clinical aspects of hereditary hearing loss. Genet Med 9（7）：393-408.

[81] Cohen M，Phillips JA 3rd（2012）Genetic approach to evaluation of hearing loss. Otolaryngol Clin North Am 45（1）：25-39.

[82] Van Camp G，Willems PJ，Smith RJ（1997）Nonsyndromic hearing impairment：unparalleled heterogeneity. Am J Hum Genet 60（4）：758-764.

[83] Brownstein Z，Avraham KB（2009）Deafness genes in Israel：implications for diagnostics in the clinic. Pediatr Res 66（2）：128-134.

[84] Vandebona H，Mitchell P，Manwaring N，Griffi ths K，Gopinath B，Wang JJ，Sue CM（2009）Prevalence of mitochondrial 1555A→G mutation in adults of European descent. N Engl J Med 360（6）：642-644.

[85] Zbar RI，Ramesh A，Srisailapathy CR，Fukushima K，Wayne S，Smith RJ（1998）Passage to India：the search for genes causing autosomal recessive nonsyndromic hearing loss. Otolaryngol Head Neck Surg 118（3 Pt 1）：333-337.

[86] Shearer AE，DeLuca AP，Hildebrand MS，Taylor KR，Gurrola J 2nd，Scherer S，Scheetz TE，Smith RJH（2010）Comprehensive genetic testing for hereditary hearing loss using massively parallel sequencing. Proc Natl Acad Sci USA 107（49）：21104-21109.

[87] Pandolfi F，Cianci R，Cammarota G，Pagliari D，Landolfi R，Conti P，Theoharides TC（2010）Recent insights in primary immunodeficiency diseases：the role of T-lymphocytes and innate immunity. Ann Clin Lab Sci 40（1）：3-9.

[88] Barbouche M-R，Galal N，Ben-Mustapha I，Jeddane L，Mellouli F，Ailal F，Bejaoui M，Boutros J，Marsafy A，Bousfi ha AA（2011）Primary immunodeficiencies in highly consanguineous North African populations. Ann N Y Acad Sci 1238：42-52.

[89] Costabile M，Quach A，Ferrante A（2006）Molecular approaches in the diagnosis of primary immunodefi ciency diseases. Hum Mutat 27（12）：1163-1173.

[90] Notarangelo L，Casanova J-L，Conley ME，Chapel H，Fischer A，Puck J，Roifman C，Seger R，Geha RS（2006）Primary immunodeficiency diseases：an update from the Internationa lUnion of Immunological Societies Primary Immunodefi ciency Diseases Classification Committee Meeting in Budapest，2005. J Allergy Clin Immunol 117（4）：883-896.

[91] Geha RS, Notarangelo LD, Casanova J-L et al(2007)Primary immunodefi ciency diseases：an update from the International Union of Immunological Societies Primary Immunodeficiency Diseases Classification Committee. J Allergy Clin Immunol 120（4）：776-794.

[92] Chapel H（2012）Classifi cation of primary immunodeficiency diseases by the International Union of Immunological Societies（IUIS）Expert Committee on Primary Immunodeficiency2011. Clin Exp Immunol 168（1）：58-59.

[93] Samarghitean C, Ortutay C, Vihinen M（2009）Systematic classification of primary immunodeficiencies based on clinical, pathological, and laboratory parameters. J Immunol 183（11）：7569-7575.

[94] Ishii E, Ueda I, Shirakawa R et al（2005）Genetic subtypes of familial hemophagocytic lymphohistiocytosis：correlations with clinical features and cytotoxic T lymphocyte/natural killer cell functions. Blood 105（9）：3442-3448.

[95] Nagafuji K, Nonami A, Kumano T et al（2007）Perforin gene mutations in adult-onset hemophagocytic lymphohistiocytosis. Haematologica 92（7）：978-981.

[96] Johnson TS, Villanueva J, Filipovich AH, Marsh RA, Bleesing JJ（2011）Contemporary diagnostic methods for hemophagocytic lymphohistiocytic disorders. J Immunol Methods 364（1-2）：1-13.

[97] Ghosh S, Krux F, Binder V, Gombert M, Niehues T, Feyen O, Laws H-J, Borkhardt A（2012）Array-based sequence capture and next-generation sequencing for the identifi cation of primary immunodeficiencies. Scand J Immunol 75（3）：350-354.

[98] Bowne SJ, Sullivan LS, Koboldt DC et al（2011）Identifi cation of disease-causing mutations in autosomal dominant retinitis pigmentosa（adRP）using next-generation DNA sequencing. Invest Ophthalmol Vis Sci 52（1）：494-503.

[99] Daiger SP, Sullivan LS, Bowne SJ, Birch DG, Heckenlively JR, Pierce EA, Weinstock GM（2010）Targeted high-throughput DNA sequencing for gene discovery in retinitis pigmentosa. Adv Exp Med Biol 664：325-331.

[100] Valencia CA, Rhodenizer D, Bhide S, Chin E, Littlejohn MR, Keong LM, Rutkowski A, Bonnemann C, Hegde M（2012）Assessment of target enrichment platforms using massively parallel sequencing for the mutation detection for congenital muscular dystrophy. J Mol Diagn 14（3）：233-246.

[101] Meder B, Haas J, Keller A et al（2011）Targeted next-generation sequencing for the molecular genetic diagnostics of cardiomyopathies. Circ Cardiovasc Genet 4（2）：110-122.

[102] Voelkerding KV, Dames S, Durtschi JD（2010）Next generation sequencing for clinical diagnostics- principles and application to targeted resequencing for hypertrophic cardiomyopathy：a paper from the 2009 William Beaumont Hospital Symposium on Molecular Pathology. J Mol Diagn 12（5）：539-551.

[103] Hu H, Wrogemann K, Kalscheuer V et al（2009）Mutation screening in 86 known X-linked mental retardation genes by droplet-based multiplex PCR and massive parallel sequencing. Hugo J 3（1-4）：41-49.

[104] Porreca GJ, Zhang K, Li JB et al（2007）Multiplex amplifi cation of large sets of human exons. Nat Methods 4（11）：931-936.

[105] Wang J, Cui H, Lee N-C, Hwu W-L, Chien Y-H, Craigen WJ, Wong L-J, Zhang VW（2012）Clinical application of massively parallel sequencing in the molecular diagnosis of glycogen storage diseases of genetically heterogeneous origin. Genet Med.

[106] Zhang W, Cui H, Wong L-JC（2012）Comprehensive one-step molecular analyses of mitochondrial genome by massively parallel sequencing. Clin Chem 58（9）：1322-1331.

[107] Need AC, Ge D, Weale ME et al（2009）A genome-wide investigation of SNPs and CNVs in schizophrenia. PLoS Genet 5（2）：e1000373.

[108] Choi M, Scholl UI, Ji W et al（2009）Genetic diagnosis by whole exome capture and massively parallel DNA sequencing. Proc Natl Acad Sci USA 106（45）：19096-19101.

[109] Welch JS, Westervelt P, Ding L et al（2011）Use of whole-genome sequencing to diagnose a cryptic fusion oncogene. JAMA 305（15）：1577-1584.

[110] Audo I, Bujakowska KM, Léveillard T et al（2012）Development and application of a next-generation- sequencing（NGS）approach to detect known and novel gene defects underlying retinal diseases. Orphanet J Rare Dis 7：8.

[111] Najmabadi H, Hu H, Garshasbi M et al（2011）Deep sequencing reveals 50 novel genes for recessive cognitive disorders. Nature 478（7367）：57-63.

[112] Desai AN, Jere A（2012）Next-generation sequencing：ready for the clinics? Clin Genet 81（6）：503-510.

[113] Venter JC, Adams MD, Myers EW et al（2001）The sequence of the human genome. Science291（5507）：1304-1351.

[114] Bentley DR, Balasubramanian S, Swerdlow HP et al（2008）Accurate whole human genome sequencing using reversible terminator chemistry. Nature 456（7218）：53-59.

[115] Marine R, Polson SW, Ravel J, Hatfull G, Russell D, Sullivan M, Syed F, Dumas M, Wommack KE（2011）Evaluation of a transposase protocol for rapid generation of shotgun high-throughput sequencing libraries from nanogram quantities of DNA. Appl EnvironMicrobiol 77（22）：8071-8079.

[116] Simpson JT, Wong K, Jackman SD, Schein JE, Jones SJM, Birol I(2009)ABySS: a parallel assembler for short read sequence data. Genome Res 19 (6): 1117-1123.

[117] Gnerre S, Maccallum I, Przybylski D et al(2011)High-quality draft assemblies of mammalian genomes from massively parallel sequence data. Proc Natl Acad Sci USA108 (4): 1513-1518.

[118] Korbel JO, Abyzov A, Mu XJ, Carriero N, Cayting P, Zhang Z, Snyder M, Gerstein MB (2009) PEMer: a computational framework with simulation-based error models for inferring genomic structural variants from massive paired-end sequencing data. Genome Biol10 (2): R23.

[119] Stein LD (2010) The case for cloud computing in genome informatics. Genome Biol11 (5): 207.

[120] Sboner A, Mu XJ, Greenbaum D, Auerbach RK, Gerstein MB(2011)The real cost of sequencing: higher than you think! Genome Biol 12 (8): 125.

[121] Ware JS, Roberts AM, Cook SA(2012)Republished review: next generation sequencing for clinical diagnostics and personalised medicine: implications for the next generation cardiologist. Postgrad Med J 88 (1038): 234-239.

第八章　先天性糖基化障碍性疾病分子诊断技术

Melanie Jones，Madhuri Hegde

摘要： 糖基化是将糖（聚糖）添加到蛋白质和脂质中的过程。聚糖的合成、组装或加工缺陷导致的一组疾病称为先天性糖基化障碍（congenital disorders of glycosylation，CDG）。下一代测序（NGS）技术已经在许多分子诊断实验室中使用，它由包含所有与特定疾病相关的基因 panels 以及最近在诊断实验室首次亮相的全外显子组测序（WES）组成。本章以 CDG 为例讨论了 NGS panels 和 WES 技术在临床运用中的注意事项和面临的挑战。研究中对于在生化或临床上均未见遗传性糖基化异常指征的患者进行 CDG panels 测序，成功鉴定出多种罕见的 CDG 突变类型；新突变基因的发现促进了 CDG 分子诊断的发展，促进转化、建立更全面的 NGS panel。

缩略词

HGMD	人类基因突变数据库（Human Gene Mutation Database）
OMIM	人类孟德尔遗传病数据库（Online Mendelian Inheritance of Man）
WES	全外显子组测序（whole exome sequencing）
CDG	先天性糖基化障碍（congenital disorders of glycosylation）
NGS	下一代测序（next-generation sequencing）
GPI	糖磷酸肌醇（glycophosphatidylinositol）
IEF	等电聚焦（isoelectric focusing）
MS	质谱（mass spectrometry）
CAP	美国病理学家协会（College of American Pathologists）
CLIA	临床实验室改进法案修正案（Clinical Laboratory Improvement Amendments）
HIPAA	健康保险流通与责任法案（Health Insurance Portability and Accountability Act）
OST	寡糖基转移酶复合物（oligosaccharyltransferase complex）
VOUS	临床意义不明的突变（variant of unknown clinical significance）
NHLBI	国家心脏、肺和血液研究所（National Heart，Lung，and Blood Institute）
CGH	比较基因组杂交（comparative genomic hybridization）

1 引言

糖基化是必需的翻译后修饰，涉及位于内质网（ER）和高尔基体中的 8 种不同的生物合成途径[1]。在这些途径中，聚糖（糖）被添加到蛋白质和脂质中，然后再进行修饰。据估计，超过一半的蛋白质是糖基化的[2]。聚糖通过 N-连接和 O-连接糖基化途径被添加到蛋白质中，在这两个途径中，用于将聚糖连接到蛋白质上的氨基酸残基类型不同。N-连接的糖基化，是将聚糖添加到蛋白质上的天冬酰胺残基上。O-连接的糖基化，是将糖基添加到蛋白质的丝氨酸或苏氨酸残基上[3]。O-连接糖基化最丰富的类型是 N-乙酰葡糖胺（GalNac），其他类型的 O-连接糖基化包括 O-甘露糖、O-木糖、O-葡萄糖和 O-岩藻糖[4]。N-连接和 O-连接的糖基化对于许多不同的生物过程都很重要。N-连接糖基化对于许多分泌蛋白和膜结合蛋白很重要，对于蛋白质折叠和稳定性、细胞间和细胞内流动、细胞信号传导和识别、蛋白质-蛋白质复合物的形成和蛋白酶抗性也都是必不可少的[1]。O-连接的糖基化对于许多细胞表面和细胞外蛋白质及免疫都很重要，可作为润滑剂为细胞外基质提供缓冲和稳定性；参与受体介导的信号传导；参与蛋白质的表达、加工和识别；还可用于血型的测定[1, 5]。聚糖通过糖鞘脂和糖磷脂酰肌醇（glycophosphatidylinositol，GPI）锚定途径被添加到脂质中[1]。而脂质糖基化对于正确的细胞信号传导、膜扩散和分选也很重要[6]。由于所有这些过程都依赖于糖基化，因此体内多个器官系统正常的发育和活动取决于正确的糖基化。

2 糖基化过程中的缺陷导致疾病发生

聚糖合成、加工或转移的缺陷所导致的一组超过 60 种的代谢性疾病，称为先天性糖基化障碍（表 8.1）[4]。在 CDG 8 个内质网-高尔基体生物合成途径的 7 个中已经鉴定出存在基因缺陷，包括 N-连接调控基因缺陷、O-连接调控基因缺陷（O-GalNac、O-木糖、O-甘露糖和 O-岩藻糖）、鞘糖脂和 GPI 锚定相关调控基因缺陷；在与核苷酸糖转运到内质网或高尔基体及囊泡运输相关的其他途径中也发现了基因缺陷。其临床特征可能因基因缺陷所处的途径不同而有所不同，但也有许多重叠的特征。由 N-连接调控基因缺陷引起的 CDG 的特点是多器官功能障碍，临床症状在出生后不久即可出现[7]，常见发育迟缓和发育障碍，并可能是 CDG 发生的第一个迹象[4]；N-连接调控基因缺陷主要引起神经系统受损[4]，也可引起其他器官功能障碍，包括肝脏、胃肠、心脏和免疫系统[8]。N-连接调控基因缺陷也可引起凝血因子缺乏症，并由于其导致血栓形成或有出血倾向而可能危及生命[9]。O-连接调控基因缺陷更多地涉及特定器官，主要集中在肌肉、骨骼、软骨和细胞外基质缺陷[1]。例如，O-甘露糖缺陷导致肌营养不良[10]。合并 N-和 O-连锁缺陷的患者其症状主要表现为存在代谢缺陷，但也可能出现先天性畸形。脂质相关缺陷主要影响神经系统[11-13]，但临床表现和疾病严重程度的异质性给临床诊断带来了很大挑战。由于整个系统器官的功能障碍或严重感染，CDG 会导致高发病率和高死亡率。大多数 CDG 以常染色体隐性方式遗传；但 X 连锁隐性 MAGT1-CDG 和 ALG13-CDG 以及常染色体显性 EXT1/EXT2-CDG 和 GNE-CDG 例外。

表 8.1 先天性糖基化障碍分子诊断汇总表

基因	CDG 类型新分类 （CDG 亚类原始分类）	估计病例数或 患病率	人类基因突变数据库 中报告的突变数量	目前可进行 分子诊断
N-连接糖基化基因缺陷				
PMM2	PMM2-CDG（CDG-Ia）	>700	115	是*
MPI	MPI-CDG（CDG-Ib）	>20	19	是*
ALG6	ALG6-CDG（CDG-Ic）	>30	19	是*
ALG3	ALG3-CDG（CDG-Id）	6	9	是*
DPM1	DPM1-CDG（CDG-Ie）	14	6	是*
MPDU1	MPDU1-CDG（CDG-If）	7	5	是*
ALG12	ALG12-CDG（CDG-Ig）	7	11	是*
ALG8	ALG8-CDG（CDG-Ih）	5	13	是*
ALG2	ALG2-CDG（CDG-Ii）	1	2	是*
DPAGT1	DPAGT1-CDG（CDG-Ij）	11	5	是*
ALG1	ALG1-CDG（CDG-Ik）	20	9	是^
ALG9	ALG9-CDG（CDG-Il）	2	2	是*
DOLK	DOLK-CDG（CDG-Im）	16	5	是*
RFT1	RFT1-CDG（CDG-In）	7	5	是*
DPM3	DPM3-CDG（CDG-Io）	1	1	否
ALG11	ALG11-CDG（CDG-Ip）	5	6	否
SRD5A3	SRD5A3-CDG（CDG-Iq）	14	11	是
DDOST	DDOST-CDG（CDG-Ir）	1	2	是
ALG13	ALG13-CDG（CDG-Is）	1	1	否
TUSC3	TUSC3-CDG	4	5	是*
MAGT1	MAGT1-CDG	14	3	是
DHDDS	DHDDS-CDG	18	1	是
MAN1B1	MAN1B1-CDG	12	4	否
PGM1	PGM1-CDG	2	2	否
MGAT2	MGAT2-CDG（CDG-Ⅱa）	4	5	是*
GCS1	GCS1-CDG（CDG-Ⅱb）	3	2	是*
ST3GAL3	ST3GAL3-CDG	12	2	否
O-连接糖基化基因缺陷				
EXT1	EXT1-CDG	1/5 万	393	是
EXT2	EXT2-CDG	1/5 万	183	是
CHST14	CHST14-CDG	24	12	是
CHST3	CHST3-CDG	>18	27	是
CHST6	CHST6-CDG	未知	162	是

续表

基因	CDG 类型新分类 （CDG 亚类原始分类）	估计病例数或 患病率	人类基因突变数据库 中报告的突变数量	目前可进行 分子诊断
CHSY1	CHSY1-CDG	6	6	否
B3GAT3	B3GAT3-CDG	5	1	否
SLC35D1	SLC35D1-CDG	5	7	否
B4GALT7	B4GALT7-CDG	3	3	否
GALNT3	GALNT3-CDG	20	25	是
LFNG	LFNG-CDG	1	1	是
B3GALTL	B3GALTL-CDG	>20	9	是
POMT1/POMT2	POMT1/POMT2-CDG	1/60 500	61/38	是*
FKTN	FKTN-CDG	（1～9）/100 万	39	是*
POMGNT1	POMGNT1-CDG	未知	58	是*
LARGE	LARGE-CDG	未知	12	是*
FKRP	FKRP-CDG	未知	83	是*
多糖基化基因缺陷				
SLC35A1	SLC35A1-CDG	1	1	是*
SLC35C1	SLC35C1-CDG（CDG-IIc）	7	5	是*
SLC35D1	SLC35D1-CDG	5	7	否
TMEM165	TMEM165-CDG	5	4	否
GNE	GNE-CDG	>100	99	是*
ATP6V0A2	ATP6V0A2-CDG	>20	28	是*
SEC23B	SEC23B-CDG	>300	59	是
B4GALT1	B4GALT1-CDG（CDG-IId）	1	1	是*
COG 亚单位基因缺陷				
COG1	COG1-CDG（CDG-IIg）	3	3	是*
COG4	COG4-CDG（CDG-IIj）	2	4	否
COG5	COG5-CDG（CDG-Iii）	4	3	否
COG6	COG6-CDG	1	1	否
COG7	COG7-CDG（CDG-IIe）	9	3	是*
COG8	COG8-CDG（CDG-IIh）	2	3	是*
脂质类基因缺陷				
ST3GAL5	ST3GAL5-CDG	8	1	是
SIAT9	SIAT9-CDG	8	1	是
PIGM	PIGM-CDG	3	1	否
PIGV	PIGV-CDG	8	7	否
PIGA	PIGA-CDG	1/50 万	>100	否
PIGL	PIGL-CDG	7	4	否
PIGO	PIGO-CDG	3	3	否

*目前可进行 NGS 测序分子诊断。

3　CDG 生化诊断技术

确定患者是否患有 CDG 的第一步是进行血清转铁蛋白的生化分析。根据血清转铁蛋白的生化分析提供的特征性指标，可将患者分为 I 型或 II 型 CDG[14]。I 型表示存在聚糖合成或转移中的缺陷，并导致糖基化不足[14]；II 型表示存在聚糖与蛋白质连接后进一步修饰的缺陷，这种缺陷会导致错误的糖基化[14]。I 型模式表明该个体存在 N-连接的糖基化途径缺陷，II 型模式表明该缺陷可以是 N-连接、O-连接，或与脂质连接的糖基化相关途径存在异常。在多种途径中基因缺陷会导致 I、II 型 CDG 综合征。转铁蛋白分析相对简单，许多实验室可以使用等电聚焦（isoelectric focusing，IEF）进行分析[15]。与传统的 IEF 分析方法相比，质谱（mass spectrometry，MS）技术具有更高的特异性和灵敏度，目前广泛用于诊断。如果临床特征表明患者可能患有 CDG，但转铁蛋白分析未显示 CDG，则可以使用 MS 对血浆或血清进行 N-聚糖和 O-聚糖的进一步生化结构分析[16]。MS 分析还可以提供特征结构异常导致糖基化性疾病的线索。然而，结构分析可能仅表明总体糖基化缺陷，因此需要进行分子遗传分析，以鉴定特定的基因缺陷。目前还没有单一的测试可以检测所有 O-连接的糖基化缺陷，但已经开发了一些测试来检测某些类型的 O-连接的缺陷。例如，apoC-III 的 IEF 可用于分析对于涉及 O-连接聚糖生物合成的 O-连接的糖基化缺陷[17]。对于 α-肌营养不良型糖基化病变，可采用肌肉组织免疫组化活检测 O-连接的甘露糖化聚糖缺陷[18]。对于脂质相关性缺陷，可采用流式细胞术通过特异性分析白细胞和红细胞上的 CD59 以及粒细胞和 B 细胞上的 CD24 来识别 GPI 锚点缺陷[11]。如果患者存在 GPI 锚点缺陷，则这些细胞上的 CD59 和 CD24 表达都会降低。

4　CDG 分子诊断技术

分子遗传学检测已发现 60 多种 CDG 致病基因突变类型。迄今为止，已经在 N-连接途径中鉴定出 17 个基因缺陷，在 O-连接途径中鉴定出 17 个基因缺陷，并且在脂质-连接途径中鉴定出 7 个基因缺陷。还有已知的 N-糖基化和 O-糖基化联合缺陷以及其他途径的缺陷。通常，CDG 的命名是根据新 CDG 的发现顺序按字母顺序排序的。但是，随着 CDG 新类型的不断出现以及在新的途径中不断发现基因缺陷，这种命名法最近得到了更新。新的命名法是基于基因名称，后接后缀 X-CDG[19]。（本章使用的是新的命名法以避免混淆。）最常见的 CDG 是 PMM2-CDG，这是一种 N-糖基化基因缺陷类型。在世界范围内已鉴定出 700 多个病例，并且在 PMM2 基因中鉴定出了 100 多种不同的突变类型[20]。这类 CDG 的独特临床特征是异常的脂肪分布，有助于该亚型的诊断；通过血清转铁蛋白分析已发现 60% 的 CDG I 型患者具有 PMM2 基因缺陷，而对于其他大多数 CDG 亚型，仅在少数家系中发现了缺陷（表 8.1）。因此，多数 CDG 缺陷亚型患者的病程及预后尚不清楚[21]，并且能够治疗的四种亚型中只有一种 MPI-CDG 亚型可通过口服甘露糖补充剂进行有效治疗[22]。这是唯一一种没有神经系统受累的亚型，患者主要表现为肝肠症状。任何出现发育迟缓或发育不良的个体以及未知诊断的个体都应往 CDG 方面考虑。由于存在某些未知的代偿机制[23]，患有 CDG 的成人虽然转铁蛋白正常（包括 GCS1-CDG、SLC35A1-CDG 和 SLC35C1-CDG），但也不能排除 CDG[1]。

由于疾病的复杂性，许多根据临床特征或生化检测诊断出 CDG 的患者，其基因缺陷类型仍可能不能确定。至今对于 CDG 的分子检测也没有获得广泛应用，尤其对于罕见的亚型的致病基因，仍处于研究阶段。鉴于人类基因组中有 1%～2% 的基因（200～400 个基因）参与糖基化过程，如此大的范围导致众多未知病例的出现也就不足为奇，而且大多数患者还伴有 CDG 不相关的新的基因缺陷[8]。

5 CDG 临床分子检测新技术及进展

罕见疾病的分子检测历来是采用单个基因的 Sanger 测序方法。如果与某类疾病相关的许多候选基因之间存在明显的临床重叠性，那么采用逐个基因检测方法的策略将是非常昂贵且耗时的。如果病因不明，诊断的延迟和不确定性也会给患者家属带来严重的焦虑。自 2010 年起 CDG 多基因测序技术开始应用于临床，其中包括使用单个基因的 Sanger 测序分析技术、微阵列基因组杂交技术（CGH）等[24]。但是只有当患者具有特定基因缺陷的临床表型和（或）生化检测结果时，单基因测试才是最理想的选择。

目前，CDG 相关 NGS panel 方法已经广泛应用于临床诊断，可以对 24 个 CDG 相关基因进行全面分析[25]。当临床表型和（或）生化检测不能表明患者可能具有哪种基因缺陷且多种基因为候选基因时，该方法较为有效。与传统的 Sanger 测序相比，NGS 技术具有显著的优势，因为可以同时筛选多个基因的突变，从而降低成本，并加快诊断速度。

CDG panel 技术的使用基于 PCR 的富集技术。CDG panel 富集多采用 RainDance™（Lexington，MA）方法，也可以采用其他基于 PCR 的富集方法，包括 Fluidigm™（San Francisco，CA）和 Agilent Technologies（Santa Clara，CA）的 HaloPlex 方法，而溶液内杂交还可以采用 Agilent SureSelect™方法。基于 PCR 富集的局限性包括引物设计不佳，以及难以富集具有高 GC 含量或序列复杂性片段，这可能导致某些区域无法扩增，因此基于 PCR 的富集技术必须使用其他优化的扩增条件及使用 Sanger 测序来覆盖这些区域。假基因（pseudogene）问题也是其中面临的巨大挑战，因为靶向 NGS panel 方法（PCR 富集法并进行液相杂交）无法区分真基因和假基因。除此以外，靶向 NGS panel 方法还有许多其他挑战，包括需要强大的生物信息学分析团队；通过生物信息学信息库筛除掉覆盖率低、品质不良的不真实的突变类型；对于未完全覆盖外显子的突变类型，需进行 Sanger 测序确认。全面的完整测序还应包括每个编码外显子的碱基（包括外显子/内含子边界），以及对内含子中最多 10 个碱基的完整分析，以全面分析基因组中包含的所有基因。

CDG 的 NGS panel 测序技术已通过 12 名 CDG 患者进行验证，对于这些患者首先进行 Sanger 测序鉴定基因突变类型[25]。验证样本必须包含不同类型的突变，包括错义突变、剪切突变、插入和缺失，以确保 NGS 技术足够敏感，能检测各种类型的突变。然后确定所有低覆盖率或无覆盖率的外显子，并制定前瞻性列表。该列表包括 15 个外显子，对这些外显子分别进行 Sanger 测序验证，以为患者提供完整的数据信息[25]。该 panel 测序确定了几名患者的基因突变类型，而如果使用逐个基因测序的方法，可能无法确定这些突变类型。这些患者基因突变类型的确定对于将来治疗方案的选择，以及为家属提供携带者风险咨询、评估具有重要意义。并且，一旦基因突变类型确定，即可在此基础上进行孕前筛查，从而降低下一代的患病风险。

全外显子基因组测序（whole exome sequencing，WES）直到最近才开始应用于临床诊断。WES 是通过对基因组中的大多数基因进行测序来扩展靶向 NGS panels 的测序范围。同样，NGS 技术的临床应用也面临很大挑战，因为实验室需要符合临床实验室改进法案修正案（CLIA）和美国病理学家协会（CAP）的要求，但是，目前 CLIA 和 CAP 均没有对 NGS 临床诊断应用建立指南，该领域的专家正努力确定该技术需要哪些准则和法规；实验室还需要确定测序数据的分析过程应该在实验室现场进行，还是可以传递给生物信息学人员完成；如果样本需要运送至异地检测，则此过程还需要符合《健康保险流通与责任法案》（Health Insurance Portability and Accountability Act，HIPAA）的要求；WES 测序还需要考虑周转时间以及与运行测试、分析、Sanger 确认和解释相关的成本；报告的内容及形式也是 WES 测序应关注的重要部分，报告应确定将哪些信息传递给患者，报告的形式应易于医生理解，报告应列出 WES 遗漏区域（尤其是患者表型的候选基因），并同时备注免责声明。测试前和测试后的遗传咨询对于患者及其家属来说至关重要，以确保他们了解测序对疾病诊断的意义，以及评估患其他疾病风险的临床意义。目前测序结果将带来的社会影响及伦理问题尚不清楚，随着测序的普及和推广，此类问题必将逐渐显现出来；但重要的是越来越多的患者从分子诊断中受益，据不完全统计，大约 20%接受 WES 测序分析的患者鉴定出了基因缺陷（数据尚未正式发表）。

6　CDG 相关性基因诊断策略

在基础研究领域中，WES 已经成功地识别出许多疾病的基因缺陷。为了验证 WES 测序技术对于 CDG 诊断的重要意义，有研究者随访尚未进行分子诊断的 CDG 患者，并进一步进行 WES 测序分析，扩增 CDG 致病性缺陷候选基因，以提高 WES 测序对 CDG 患者的诊断价值。大多数糖基化致病基因都包含在捕获的外显子范围内，通过 WES 测序进行分析，从而鉴定患者的基因突变类型；然而，此测序范围难免遗漏部分内含子和外显子，为避免漏诊而进行此区域的 Sanger 测序确认过程极其费时费力，需慎重选择。

对于庞大的 WES 测序结果，每个实验室都需要建立专业的生物信息学分析平台。为保证生信分析结果的准确性，实验室需使用两种不同的分析流程进行数据解析。CDG 疾病数据分析流程其中一种方法是生成变体列表，其中常用于生成变体列表的数据库有以下几种：包含 250 个相关基因的聚糖基因变异体库、人类基因突变数据库（HGMD）和人类孟德尔遗传病数据库（OMIM）以及相关外显子基因库（图 8.1）。分析的流程：首先是在聚糖基因文库中筛选，如果没有发现突变，重点将转向所有突变基因的 HGMD 数据库，其次是所有孟德尔遗传病基因的 OMIM 数据库，最后是在外显子组中所有剩余的基因中进行筛选；

可以为每个独立列表生成一个独立的图谱报告，报告提供该外显子组读取的百分比和低覆盖率外显子的百分比。单核苷酸突变分为致病性突变和不确定性突变。只要等位基因频率数据足够，良性变异和次要等位基因频率为 1% 及以上的微小变异将被滤除。突变率低于1% 的位点解析需谨慎，敏感位点需通过 Sanger 测序验证，如果鉴定为候选基因，则需进行基因功能组学研究，以确认变异功能及致病机制。

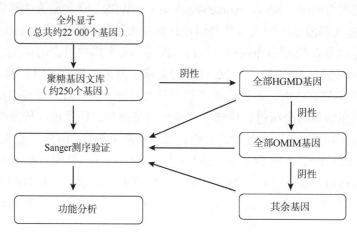

图 8.1　WES 测序分析流程图

CDG 全外显子组测序分析首先关注包含约 250 个基因的聚糖基因文库，如果预测基因库中鉴定出两个核苷酸变化，再进行 Sanger 测序验证，并且进行基因功能组学分析；如果在聚糖基因文库中未筛选出致病性核苷酸突变，则依次在 HGMD 基因库、OMIM 基因库以及外显子组中所有剩余的基因中寻找

在 CDG 分子诊断领域，WES 已成功识别出一名 CDG-Ⅰx 患者的基因缺陷，该患者被诊断为 CHIME 综合征，临床表现为眼缺损、心脏异常、鳞癣、智力低下（智力障碍）和耳畸形[26]；WES 还在几例患者中发现了 *PGM1* 和 *PIGO* 突变[27, 28]。在 CDG-Ⅰx 患者的 *DDOST* 基因中鉴定出两个突变，它们是寡糖基转移酶复合物（oligosaccharyltransferase complex，OST）的组成部分。OST 复合物是 *N*-糖基化生物合成途径的一部分，负责将寡糖转移至蛋白质上。同时，WES 测序技术在 CHIME 综合征病例的 *PIGL* 基因中鉴定出了突变，在高磷酸酶症和智力低下病例的 *PIGO* 基因中鉴定出了突变。*PIGL* 和 *PIGO* 都是脂质糖基化的 GPI 锚定合成途径中的一部分，*PIGL* 位于该途径的第 2 步，*PIGO* 位于该途径的第 10 步[29]，*PGM1* 负责葡萄糖的分解和合成。

不断发现的新的 CDG 致病基因，为临床实施分子诊断奠定了基础。对于 WES 发现的任何新基因，都需要有足够的证据才能确定该基因与特定疾病相关联，其中包括隔离确认及确认缺陷基因功能组学，或在可能的情况下在多个家系进行验证。有了足够的证据，才能不断扩展、完善 NGS panels 致病基因覆盖率，不断提高测序分子诊断技术水平。

7　CDG 疾病 NGS Panels 和 WES 突变注释

随着 CDG 疾病 NGS panels 和 WES 的广泛应用，未来面临的一项重大挑战就是对检测到的变异进行注释[30]。模型化程序注释是不够贴切的，不能用来得出突变是良性还是致病性的最终结论[31]。随着测序范围的不断增加，筛选出的不确定突变（variant of unknown clinical significance，VOUS）的数量也显著增加。这些不确定突变在 dbSNP 或国家心脏、肺和血液研究所（National Heart，Lung，and Blood Institute，NHLBI）网站中均表达得不够确定，突变注释不清。由于 WES 筛选出的许多变异之前可能没有报道过，因此它们对蛋白质结构和功能的影响以及最终的致病性将是未知的。在研究阶段这些保守性注释是非常必要的，因为这些注释对于产前诊断具有重要的指导意义。

8　CDG 临床分子诊断前景

随着新的 CDG 基因不断被发现，在不久的将来我们可能需要考虑的问题是：患者是否要进行 CDG panels 或 WES 检测。WES 检测可以对所有已知和未知的 CDG 及糖基化相关基因进行检测，而 CDG panels 却不能涵盖所有已知的 CDG 基因。但是，panel 检测可以对 panel 中包含基因的所有外显子进行完整的分析，而 WES 则不能。在已知这一限制的情况下，重要的是我们需要全面列出聚糖基因库中所有未被涵盖的基因的外显子，并对这些基因进行仔细的分析。如果检测到某个基因中可能存在有害的变异，并且该基因的几个外显子没有被覆盖，那么有必要对缺失的外显子进行 Sanger 测序，以排除该基因是患者 CDG 诊断的潜在原因。发现基因的速度往往比更新 CDG panel 的速度快，而且不可能有一个包含所有已知 CDG 基因的 panel。因此，如果一名患者只做了 panel 检测，并且对可能导致疾病的核苷酸变化呈阴性，则不能排除患者在已知的 CDG 相关基因中没有突变（当前 panel 中未能涵盖这些突变）。然而对于 CDG 患者来说 WES 检测仍然是必要的，因为临床表型和生化检测可能无法指示特定的基因缺陷，甚至可能没有迹象表明从哪里开始寻找。这就是为什么随着 CDG 检测的发展，完整的表型报告将非常重要的原因。患者所具有的不同临床特征可以指示某个途径内或该途径内某处的基因缺陷。

WES 检测将继续在研究环境中应用于 CDG 患者，因为在临床 WES 的报销问题可能会使一些患者失去进行此项测试的资格。在未来当 WES 检测的应用越来越广泛并被保险公司接受时，这种情况可能会得以改变。WES 不能鉴定出每一名 CDG 患者的基因缺陷，因为其中一些患者可能具有编码区以外的突变，而 WES 方法会遗漏这些突变。据估计，有 15% 的突变位于编码区之外，WGS 将有必要检测这些突变[32]。全基因组测序可用于鉴定这些类型的突变，但目前在临床诊断中并不可行。如果研究实验室不能证明编码区之外的突变对基因功能产生危害，则对这类突变难以解释。因此，临床实验室将继续关注外显子组和基因 panels 的发展，因为这会使鉴定出的变异更易于解释。

通过使用 WES 可以发现糖基化的其他途径。因此，WES 可以帮助我们更加深入地认识糖基化，以及当这些途径存在缺陷时会导致人类产生何种表型。同时，这也将促进针对这些缺陷的新疗法的研究。

9 NGS 应用于 CDG 诊断的前景

应用 NGS 技术鉴定 CDG 患者的致病基因是一项巨大的成就。因为单基因测序可能无法筛选出 CDG 患者中存在的突变，并且在几个基因中均未检出突变时，先症者测序通常不会再继续，从而使患者和他们的家人无法得到答案；而只有确定了 CDG 患者的致病基因，才能更好地指导患者的预后。随着越来越多的患者被鉴定出同一个基因存在缺陷，他们是否可能随着年龄的增长而出现其他临床特征和器官功能障碍的迹象就可以被预测。尽管目前仅对一种 CDG 亚型存在有效的治疗方法，对另一些 CDG 亚型仅能进行部分治疗，但患者缺陷基因的鉴定可以为新的治疗方案的研究奠定基础。例如，研究潜在化合物对患者成纤维细胞及其糖基化的影响[33, 34]。最近，Miao He 等发现口服甘露糖有助于改善 ALG1-CDG 患者的症状。他们发现甘露糖对于患者的成纤维细胞有疗效，其后对一名重症 CDG 儿童进行治疗，结果改善了患者的行走能力；同时在该患者的基因中鉴定出了 *ALG1* 基因突变，并进一步研究靶向治疗方案。该疗法正逐步向临床转化，通过口服甘露糖改善 ALG1-CDG 病症，辅助 CDG 治疗。最近，Morava E 等发现 *PGM1* 缺陷的患者每天喝 5～6 杯牛奶后病情有所改善。综上所述，NGS 技术可以提高 CDG 诊断率，改善患者治疗，改良预后，并为进一步实验研究提供机会，为研发 CDG 新的治疗方案提供帮助。

（王佳佳 张 鹏 译；田维敏 谢 芳 审）

参 考 文 献

[1] Freeze HH（2006）Genetic defects in the human glycome. Nat Rev Genet 7（7）：537-551.

[2] Apweiler R, Hermjakob H, Sharon N（1999）On the frequency of protein glycosylation, as deduced from analysis of the SWISS-PROT database. Biochim Biophys Acta 1473（1）：4-8.

[3] Peter-Katalinic J（2005）Methods in enzymology：O-glycosylation of proteins. Methods Enzymol 405：139-171.

[4] Freeze HH, Eklund EA, Ng BG, Patterson MC（2012）Neurology of inherited glycosylation disorders. Lancet Neurol 11（5）：453-466.

[5] Van den Steen P, Rudd PM, Dwek RA, Opdenakker G（1998）Concepts and principles of O-linked glycosylation. Crit Rev Biochem Mol Biol 33（3）：151-208.

[6] Hancock JF（2004）GPI-anchor synthesis：ras takes charge. Dev Cell 6（6）：743-745.

[7] Jaeken J（2011）Congenital disorders of glycosylation（CDG）：it's（nearly）all in it! J Inherit Metab Dis 34（4）：853-858.

[8] Schachter H, Freeze HH（2009）Glycosylation diseases：quo vadis? Biochim Biophys Acta 1792（9）：925-930.

[9] Arnoux JB, Boddaert N, Valayannopoulos V, Romano S, Bahi-Buisson N, Desguerre I, de Keyzer Y, Munnich A, Brunelle F, Seta N, Dautzenberg MD, de Lonlay P（2008）Risk assessment of acute vascular events in congenital disorder of glycosylation type Ia. Mol Genet Metab 93（4）：444-449.

[10] Hewitt JE（2009）Abnormal glycosylation of dystroglycan in human genetic disease. Biochim Biophys Acta 1792（9）：853-861.

[11] Almeida AM, Murakami Y, Layton DM, Hillmen P, Sellick GS, Maeda Y, Richards S, Patterson S, Kotsianidis I, Mollica L, Crawford DH, Baker A, Ferguson M, Roberts I, Houlston R, Kinoshita T, Karadimitris A（2006）Hypomorphic promoter mutation in PIGM causes inherited glycosylphosphatidylinositol defi ciency. Nat Med 12（7）：846-851.

[12] Maydan G, Noyman I, Har-Zahav A, Neriah ZB, Pasmanik-Chor M, Yeheskel A, Albin-Kaplanski A, Maya I, Magal N, Birk E, Simon AJ, Halevy A, Rechavi G, Shohat M, Straussberg R, Basel-Vanagaite L（2011）Multiple congenital anomalies-hypotonia-seizures syndrome is caused by a mutation in PIGN. J Med Genet 48（6）：383-389.

[13] Krawitz PM, Schweiger MR, Rodelsperger C, Marcelis C, Kolsch U, Meisel C, Stephani F, Kinoshita T, Murakami Y, Bauer S, Isau M, Fischer A, Dahl A, Kerick M, Hecht J, Kohler S, Jager M, Grunhagen J, de Condor BJ, Doelken S,

Brunner HG，Meinecke P，Passarge E，Thompson MD，Cole DE，Horn D，Roscioli T，Mundlos S，Robinson PN（2010）Identity-by-descent filtering of exome sequence data identifies PIGV mutations in hyperphosphatasia mental retardation syndrome. Nat Genet 42（10）：827-829.

[14] Lefeber DJ，Morava E，Jaeken J（2011）How to find and diagnose a CDG due to defective N-glycosylation. J Inherit Metab Dis 34（4）：849-852.

[15] Marklova E，Albahri Z（2007）Screening and diagnosis of congenital disorders of glycosylation. Clin Chim Acta 385（1-2）：6-20.

[16] Faid V，Chirat F，Seta N，Foulquier F，Morelle W（2007）A rapid mass spectrometric strategy for the characterization of N- and O-glycan chains in the diagnosis of defects in glycan biosynthesis. Proteomics 7（11）：1800-1813.

[17] Wopereis S，Grunewald S，Morava E，Penzien JM，Briones P，Garcia-Silva MT，Demacker PN，Huijben KM，Wevers RA（2003）Apolipoprotein C-III isofocusing in the diagnosis of genetic defects in O-glycan biosynthesis. Clin Chem 49（11）：1839-1845.

[18] Muntoni F，Torelli S，Wells DJ，Brown SC（2011）Muscular dystrophies due to glycosylation defects：diagnosis and therapeutic strategies. Curr Opin Neurol 24（5）：437-442.

[19] Jaeken J，Hennet T，Freeze HH，Matthijs G（2008）On the nomenclature of congenital disorders of glycosylation（CDG）. J Inherit Metab Dis 31（6）：669-672.

[20] Haeuptle MA，Hennet T（2009）Congenital disorders of glycosylation：an update on defects affecting the biosynthesis of dolichol-linked oligosaccharides. Hum Mutat 30（12）：1628-1641.

[21] Vodopiutz J，Bodamer OA（2008）Congenital disorders of glycosylation-a challenging group of IEMs. J Inherit Metab Dis.

[22] Jaeken J（2010）Congenital disorders of glycosylation. Ann N Y Acad Sci 1214：190-198.

[23] Vermeer S，Kremer HP，Leijten QH，Scheffer H，Matthijs G，Wevers RA，Knoers NA，Morava E，Lefeber DJ（2007）Cerebellar ataxia and congenital disorder of glycosylation Ia（CDG-Ia）with normal routine CDG screening. J Neurol 254（10）：1356-1358.

[24] Tayeh MK，Chin EL，Miller VR，Bean LJ，Coffee B，Hegde M（2009）Targeted comparative genomic hybridization array for the detection of single- and multiexon gene deletions and duplications. Genet Med 11（4）：232-240.

[25] Jones MA，Bhide S，Chin E，Ng BG，Rhodenizer D，Zhang VW，Sun JJ，Tanner A，Freeze HH，Hegde MR（2011）Targeted polymerase chain reaction-based enrichment and next generation sequencing for diagnostic testing of congenital disorders of glycosylation. Genet Med.

[26] Ng BG，Hackmann K，Jones MA，Eroshkin AM，He P，Wiliams R，Bhide S，Cantagrel V，Gleeson JG，Paller AS，Schnur RE，Tinschert S，Zunich J，Hegde MR，Freeze HH（2012）Mutations in the glycosylphosphatidylinositol gene PIGL cause CHIME syndrome. Am J Hum Genet 90（4）：685-688.

[27] Timal S，Hoischen A，Lehle L，Adamowicz M，Huijben K，Sykut-Cegielska J，Paprocka J，Jamroz E，van Spronsen FJ，Korner C，Gilissen C，Rodenburg RJ，Eidhof I，Van den Heuvel L，Thiel C，Wevers RA，Morava E，Veltman J，Lefeber DJ（2012）Gene identifi cation in the congenital disorders of glycosylation type I by whole-exome sequencing. Hum Mol Genet.

[28] Krawitz PM，Murakami Y，Hecht J，Kruger U，Holder SE，Mortier GR，Delle Chiaie B，De Baere E，Thompson MD，Roscioli T，Kielbasa S，Kinoshita T，Mundlos S，Robinson PN，Horn D（2012）Mutations in PIGO，a member of the GPI-anchor-synthesis pathway，cause hyperphosphatasia with mental retardation. Am J Hum Genet 91（1）：146-151.

[29] Fujita M，Kinoshita T（2010）Structural remodeling of GPI anchors during biosynthesis and after attachment to proteins. FEBS Lett 584（9）：1670-1677.

[30] Klee EW，Hoppman-Chaney NL，Ferber MJ（2011）Expanding DNA diagnostic panel testing：is more better? Expert Rev Mol Diagn 11（7）：703-709.

[31] Tchernitchko D，Goossens M，Wajcman H（2004）In silico prediction of the deleterious effect of a mutation：proceed with caution in clinical genetics. Clin Chem 50（11）：1974-1978.

[32] Raffan E，Semple RK（2011）Next generation sequencing-implications for clinical practice. Br Med Bull 99：53-71.

[33] Losfeld ME，Soncin F，Ng BG，Singec I，Freeze HH（2012）A sensitive green fl uorescent protein biomarker of N-glycosylation site occupancy. FASEB J.

[34] He P，Ng BG，Losfeld ME，Zhu W，Freeze HH（2012）Identifi cation of intercellular cell adhesion molecule 1（ICAM-1）as a hypoglycosylation marker in congenital disorders of glycosylation cells. J Biol Chem 287（22）：18210-18217.

第九章　NGS 提高 X 连锁智力障碍的诊断水平

Michael J. Friez，Monica J. Basehore

摘要：X 连锁智力障碍（X-linked intellectual disability，XLID）是一组疾病的总称，每种疾病都由 X 连锁的基因突变引起综合征或非综合征形式的智力障碍。虽然许多 XLID 疾病已被报道，但只有约 50% XLID 的致病基因被发现。对于具有明确或潜在 X 连锁家族遗传的患者，可以适当调整使用下一代测序方法检测的方案，只关注 X 染色体。本章主要关注检测已知的 XLID 基因突变的原理，各种靶向 NGS panels 已经覆盖这些基因突变位点。这些原理可以推广到 XLID 中可能涉及的其他 X 连锁基因，以及具有相关医学意义的 X 染色体上的其他基因。

1　引言

两种性染色体中，X 染色体要大得多，基因密度也更大。众所周知，X 染色体有许多与临床疾病相关的基因。由于男性只有一条 X 染色体（是正常女性基因组含量的一半），所以 X 连锁疾病对于男性的影响通常比女性更大。男性唯一的 X 染色体使其成为基因组中最脆弱的区域之一。因此，与普遍有两条 X 染色体的女性相比，男性 X 染色体上的基因发生突变时更容易患病[1]。本章重点讨论 X 连锁智力障碍，以前称为 X 连锁智力迟滞（X-linked mental retardation，XLMR），是一组由特定基因组区域发生突变引起的疾病，以 X 连锁隐性或 X 连锁显性方式遗传。综上所述，XLID 被认为是由单个 X 连锁基因突变引起的以综合征或非综合征形式出现的智力障碍（intellectual disability，ID）的集合。非综合征型 ID 的诊断通常只针对那些表征不明确且除 ID 外没有其他明显特征的个体。相反，综合征型 ID 有多种临床表现，临床医生可以根据这些临床表现区分和识别不同的综合征。特定的基因突变与各种综合征和非综合征的临床表现相关联，并且由于各种因素（包括男性患者的致死性），某些综合征的表型在女性中更容易出现。此外，某个基因突变或病因可能出现不同的临床表现，明确诊断需要经历漫长的过程。对于具有明确或潜在 X 连锁家族遗传的患者，可以适当调整 NGS 检测的方案，如只关注 X 染色体上的基因。与其他 NGS 的应用一样，可以通过以下三种方案关注 X 染色体上的基因：①靶基因重测序；②所有 X 连锁基因的重测序（X-外显子组）；③X 染色体的全基因组重测序。

2　X 连锁智力障碍概述

2.1　X 连锁智力障碍疾病相关基因

智力障碍（ID）的特征是智力/认知功能和适应行为明显受限，发病年龄在 18 岁之前[2]。ID 是转诊给包括发育儿科医生和医学遗传学家在内临床专家的常见原因。很多因素在 ID 的病因学中发挥作用，潜在的遗传因素是最常见的病因。然而，仍有相当比例的 ID 患者没有明确的病因，新技术，尤其是 NGS，有望大大降低这一比例。从遗传学的角度来看，ID 涉及许多遗传变异，包括常见的非整倍体、大拷贝数变异和单基因突变[3-5]。在已被证实或怀疑患有 ID 的家系研究中发现的突变多数是 X 连锁基因，因此 ID 被归于 XLID 临床特征谱。相对而言，利用传统的检测方法和技术更容易发现 XLID 基因。许多 XLID 相关基因与不同程度可识别的临床表现相关，然而，也存在一些罕见的 XLID 疾病，这对于许多临床医生而言，诊断十分困难。不管哪种情况，结合疾病诊断和家系研究结果都指向 X 染色体，使得 XLID 成为 ID 患者中的一种常见诊断。

在过去的 20 年里，新的 XLID 基因不断被检出，尽管成果令人鼓舞，但是根据对大量未诊断的 XLID 家系的研究，估计仍有一半基因没有被发现。许多 X 染色体上编码具有可识别功能蛋白质的基因与特定的或非综合征形式的 ID 不相关，但根据它们的细胞功能，仍然可作为 XLID 的候选基因。尽管目前已经确定了大多数 XLID 的常见表型，但是考虑到当前 NGS 的功能，预期将有更多的研究发现使人们对 XLID 有更深刻的理解。本章主要关注检测已知 XLID 基因突变的原理，各种靶向 NGS panels 已覆盖这些基因位点，这些原理也可以扩展到其他可能与 XLID 有关的基因，以及 X 染色体上具有相关医学意义的其他基因。

Atlas of X-Linked Intellectual Disability Syndromes 这本书是当前对 XLID 疾病最新和最全面的综述[6]。书中描述了 156 个疾病/基因特异性临床谱，但迄今为止只有 102 个 XLID 基因突变被识别。XLID 疾病/基因的数量预计会继续增长，因为传统上混在一起的某些表型会随着新的非综合征数量的显著增加而得以区分，这些新的非综合征表型可能是由非 XLID 基因突变引起的。新的候选基因不断受到关注，但只是暂时的，在明确为 XLID 致病基因之前它们需被进一步验证。疾病和基因之间通常没有直接的关联，因此很难对所有 XLID 进行分类。更复杂的问题是，之前报道的一些 XLID 基因可能根本不是致病基因。因为一个基因可以与具有重叠特征的多个临床表现相关联，但每个临床表现又各自不同。以 *ARX* 相关的 XLID 为例，它包含 10 种表型，如癫痫发作、脑畸形、肌张力障碍，以及占所有 *ARX* 相关病例 1/3 以上的非综合征。对于尚未与特定基因相关联的表型，有可能导致这种疾病的基因隐藏在已经被识别的 XLID 基因内（见附录：常见 XLID 综合征）。

2.2　最常见的 XLID 综合征和 NGS 检测的局限性

到目前为止，XLID（和常见遗传性 ID）最常见的表型是脆性 X 综合征。该病的临床特征和分子病因已被详细描述，人群发病率约为 4000 名男性中有 1 名患者[7]。尽管在临床上女性的表型往往不够明显，但是当患者可疑为 ID 和（或）自闭症时，不论哪种性别，通常都要进行脆性 X 染色体检查。超过 99%的病例是由 *FMR1* 基因 5'非翻译区（untranslated region，UTR）的 CGG 三核苷酸重复扩增引起的完全突变（>200 个 CGG 重复）或从母亲携带的不稳定的前突变等位基因（55～200 个 CGG 重复）遗传而来并扩展为完全突变。大于 200 个 CGG 重复扩增通常导致 *FMR1* 的启动子区域高度甲基化，从而抑制该基因的表达。前突变等位基因的扩增只遗传自母亲，前突变越大，遗传扩增概率就越大，这意味着男性携带前突变，其所有女性后代都将是该前突变的专属携带者，该等位基因具有特定的倾向，即在女性的每一次预期妊娠中都扩大到全突变范围。扩展到全突变范围的可能性与 CGG 重复数量有很强的相关性，与较小等位基因的前基因突变相比，前突变越大，遗传扩增概率越大。

目前，考虑到捕获完全突变所需的读取长度，三核苷酸重复扩增在大多数 NGS 平台上都无法检测到。由于重复序列相关的技术困难，即使是对正常等位基因（<55 个 CGG 重复）的 Sanger 测序也存在一定的困难，特别是当重复序列中 GC 含量较高时。此处关于脆性 X 综合征的简短讨论是为了证明考虑到检测所需的序列上下文和读取长度，几乎所有 NGS 平台都会习惯性地忽视这种常见的 ID 疾病。

另一个例子是关于 *ARX* 基因，尽管技术上的困难是相似的，但这个基因的突变扩增类型并不像脆性 X 综合征。*ARX* 最常见的突变类型是 24 个碱基对重复（c.431-454dup24），是 ID 相关的第二常见的 X 连锁改变 [8]。*ARX*，特别是 2 号外显子区域尤其富含 GC，其他类似大小的重复也有报道，包括由 10 个 GCG 重复组成的另一个重复突变，该突变扩展到 17 个重复时可导致多聚丙氨酸区延长。因此，我们必须认识到这些重复和富含 GC 区域是目前大多数 NGS 平台检测的障碍。

以 PCR 为基础，辅以 Southern 印迹杂交的方法仍然是脆性 X 染色体检测的金标准，传统的 Sanger 测序可用于检测类似 *ARX* 基因 2 号外显子区域的突变。除了使用 NGS 平台检测外，还应对检测到相对常见的 XLID 突变使用其他检测方法进行验证。当 NGS 分析遇到困难时，这些检测方法可以为疾病与基因突变相关性分析提供帮助。

2.3　NGS 在 XLID 分子诊断中的应用

2.3.1　诊断策略：何时确定 XLID 基于 NGS 检测的方案

将已知 XLID 基因包装到靶向 panels 中，是 NGS 最早提供诊断性检测的选项之一，在美国，许多实验室也向临床提供类似的 panels 服务。当高度怀疑患者的致病原因与 X 染色体相关时，对男性患者或女性携带者选择该方案进行检测是一种很好的方法。通常在一个家族中有多名男性 ID 患者，或者一个家庭有两名可识别的男性患者表现出与 X 连锁相关的表型和遗传方式，建议的检测方案必须包括排除脆性 X 综合征、传统的细胞遗传学分析和采用最新的微阵列方法排除非整倍体和微缺失/重复等。此外，如果怀疑某种 X 连锁综合征，建议在进行全面的 NGS 检测之前考虑单基因检测。进行单基因检测的决定通常是基于临床医生对患者的表型诊断有充分的信心。例如，如果临床医生根据对患者的体格检查及其他支持性信息，怀疑 ATRX 综合征的可能性很大，那么在进行靶向 NGS panel 检测之前，最好先将 *ATRX* 基因作为靶基因进行检测。如果临床医生怀疑可能是 ATRX 综合征，但不一定是，最好从一开始就使用靶向 NGS panel 检测。选择哪种方案进行检测需要考虑两种方法所需的成本和时间，同时也要考虑家庭因素、临床团队的经验以及获得结果的迫切性。

2.3.2　阴性结果的解释

通常，当突变具有明显的致病性时，靶向 XLID NGS panels 能够在先证者中快速检出致病突变。虽然没有专门的文献记载，但 XLID 家系大小和最终检测到致病突变的概率之间似乎存在着直接的联系。根据我们在 XLID panel 检测中的经验，在大多数先证者中不能找到致病突变。对此有几种解释。最直接的解释是，许多提交检测的先证者家系中虽然有多名男性患者，但并非与 X 连锁相关。但在某些情况下，即使遗传模式不确定，临床医生认为定制靶向 XLID panel 仍是一种合理的方法。第二种解释是，在多数情况下，一个家族中可能有一名或多名男性 ID 患者（有些患者是先证者的远亲），可能是 X 连锁，然而先证者的 ID 病症可能是由其他不相关原因引起的。在所有人群和种族中 ID 是一种常见的病症，一个典型的三代家系中可发现不止一名男性患者，他们的症状各不相同的情况并不罕见。这种遗传模式通常不是 X 连锁，从而排除了统一诊断的可能性。另外，还有部分病例似乎是散发的男性患者，可能是因某些因素如家族性反复妊娠流产而导致患病人数减少，但也有可能与 X 染色体相关。最后，我们还是要将 XLID 靶向 NGS panels 检测作为一种新的检测方案，特别是对于那些临床症状更明显的患者，而且许多患者已经通过单基因测序验证了其致病突变。

2.3.3　后续的分离分析和其他家族成员的检测

靶向 panel 未检出明显的致病突变时，不能立即认为不存在其他的致病因素。如果大多数受检男性患者仍然被报告有一个或多个新的 X 连锁变异，这就需要进一步通过对恰当的家族成员进行分离分析，充分描述其临床意义。X 连锁遗传的原理使得在具有明确 X 连锁遗传模式的大家系中完成这一任务变得容易，但对于较小的家系的分析就显得相对困难。进行分离分析的首要任务是确认任何可疑变异是否都是由母亲遗传的。正如预期的那样，大多数与 X 染色体相关的突变都是遗传的，但偶尔也有新发突变，且极有可能是致病突变，因此可以作为未知疾病相关的致病基因的间接证据。但需要注意的是，X 染色体上大约 1% 的基因功能丧失与正常基因存在相容性[9]。

随后或同时确认母亲的携带状态是评估真正母系遗传的男性患者基因型的必要条件，目的是准确鉴别出男性患者和女性携带者，以及表型正常的男性的基因型。临床意义未知的突变出现在正常表型的男性中，可以认为该突变是非致病突变的有利证据。在一些家庭中，尽管通过功能分析最终证明该突变是良性的，但仍有可能检测出与致病突变分离的新突变。这种情况一般发生在新突变与真正的致病突变处于连锁不平衡区域时。例如，已报道的新的内含子置换突变，后续检测表明，在可利用的家族成员中突变存在适当的分离，然而 mRNA 转录本的检测是正常的，表明内含子碱基置换突变不影响正常剪接，也不可能致病（尽管存在异常组织特异性剪接的情况）。对于招募进入 XLID 研究项目的家系，他们都已进行连锁分析/基因定位，假设存在明确的定位区间，则连锁区域外的新突变可以被排除，或将其取消优先级。

2.3.4 X 连锁显性 XLID

需要记住的是，并不是所有的 XLID 疾病都以 X 连锁隐性方式遗传。少数 XLID 疾病几乎只发生在女性身上，为 X 连锁显性遗传病。最著名的例子是 Rett 综合征（OMIM#312750），由位于 Xq28 的 *MECP2* 基因（OMIM#300005）突变引起[10]。几乎所有的女性致病突变都是自发的，并且绝大多数出现在源自父亲的 X 染色体上。这种现象在很大程度上解释了为什么女性更容易被诊断出这种相对常见的疾病。Rett 综合征病情严重的另一个原因是几乎所有男性患者在发病初期即死亡，存活下来的男性非常罕见，通常的遗传解释包括 *MECP2* 基因致病突变的嵌合现象，或存在抵消预测表型严重程度的额外 X 染色体（克氏综合征）等。

还有几个类似于 Rett 综合征的例子，其中最有趣的是一种被称为癫痫智力障碍（OMIM#300088）的疾病，只有女性患病，也称为 Juberg-Hellman 综合征或婴幼儿早期癫痫性脑病 9 型（early infantile epileptic encephalopathy 9，EIEE9），是由 *PCDH19* 基因突变（OMIM#300460）引起的，只有女性患病，男性不患病，但为携带者。这种现象的机制是位于 Y 染色体上的 *PCDH11Y* 同源基因（OMIM#400022）抑制了男性患者 *PCDH19* 突变基因的表达[11]。另一种假说认为，由于 PCDH19 阴性和 PCDH19 野生型组织嵌合，女性细胞间的通信受损或混乱。对于未受 *PCDH19* 基因致病突变影响的女性，合理的解释是偏态 X 失活，即优先失活任一染色体。

2.3.5 男性半合子突变的检测

与检出男性的常染色体杂合子基因型相比较，NGS 与 Sanger 法相似，更容易检出男性 X 连锁的半合子突变，且可信度高，因为在半合子状态下的突变对异常核苷酸频率有加权偏向。对于女性来说，检测 X 染色体连锁的突变与常染色体上的突变没有什么不同，尤其是当突变是杂合子时。当突变覆盖率低和（或）等位基因频率同等权重时，就更难做出正确的判断。因此，至少在目前，诊断实验室仍然认为用 Sanger 测序验证所有报告的突变是标准做法。然而，通过 Sanger 法来验证每一个潜在突变是不现实的，因此需要根据候选突变的级别使用不同的算法对其进行优先级排序。

对男性 X 连锁基因测序的另一个优势是能更直接地识别出缺失。对于男性中等大小片段的缺失，在用微阵列技术检测中容易被忽略（取决于微阵列分辨率的设计和水平），而 NGS 覆盖区域的序列缺失则会出现一个强烈的信号。当所有其他区域按预期覆盖，而缺失定位于连续外显子或一系列相连的基因时尤其如此。在这些情况下，建议做进一步的验证，以排除其他一些潜在的技术问题。还应注意的是，在技术上可以利用 NGS 数据来推断基因组剂量，但对于诊断目的而言这并不可靠，特别是对于女性，需要进一步采用额外的、更好的定量方法。

3　代表性案例：XLID 基于 NGS 检测的应用

本节中，我们提出了三种假设的 XLID 案例检测：①散发的男性 ID 病例；②具有 ID 和明确的 X 连锁遗传的男性；③怀疑 XLID 相关疾病的男性。这些代表性的例子将进一步强调上一节中提出的概念。对于以上这三种情况，最初的检测方法都是有效的，包括利用 NGS 同时评估多个基因，或者根据某一特定表型优先考虑特定综合征而使用 Sanger 测序。如前所述，目前 NGS 的选择有定制基因 panels、全外显子组测序或全基因组测序。后续家族成员的检测方法需根据现场条件而定。然而，在大多数情况下，后续对其他家族成员仍然使用 Sanger 测序法检测已识别的感兴趣位点。考虑到大多数致病突变和几乎所有非致病突变都是遗传的事实，在没有其他的证据之前，人们或多或少地假定，对于男性来说，检测到的每个突变都遗传自母亲。

致病突变就是那些预期会引起疾病的突变，包括大多数的移码突变、无义突变和一致剪接突变，还包括其他突变，如错义改变，这些突变已经被证明是致病性的[12]。例外的是，X 染色体上大约 1% 的基因即使发生功能缺失突变，其与正常基因仍具有相容性[9]。临床意义不明的突变是指检测出的突变没有足够的证据证明它们具有致病性。可使用公开数据库，如人类基因突变数据库（HGMD；http://www.hgmd.cf.ac.uk/ac/index.php）和国家生物技术信息中心 SNP 数据库（dbSNP；http://www.ncbi.nlm.nih.gov/snp/），在确定是否将该突变视为致病突变方面具有重要的帮助。在参考人类突变方面也发挥关键作用的较新的数据库包括千人基因组数据库（http://browser.1000genomes.org/index.html）和外显子组变异数据库（http://evs.gs.washington.edu/EVS/）。尽管这些数据库提供了丰富的信息，但值得注意的是，它们并不总是准确或最新的，因此必须谨慎和理性地使用，而不是仅仅依靠这些数据库做出最终的解释。此外，在先证者中经常会检出多个未分类的突变，利用这些数据库可以为后续检测分配优先级提供帮助。以下我们将对每种案例进行分析，并提出可能的检测方案，以确定致病突变或临床意义未知的突变。

3.1　案例 1：散发的男性智力障碍患者

对于散发的男性 ID 病例（图 9.1；Ⅲ-3），我们可能会认为该患者的智力障碍不是 X 连锁突变导致的。然而，考虑到家庭中唯一患者是男性，检测已知的 XLID 相关基因仍有价值。如果检测到明确的致病突变，则可以确定先证者 ID 的发病原因，下一步可以选择先证者的母亲（Ⅱ-4）进行检测，以确定该突变是新发的还是遗传的。尽管在母体中仍然存在一些生殖系嵌合的风险，如果检测出是新发突变，那么该检测方案即认为是完整的。如果致病突变是母亲遗传的，那么需要对其他有风险的家庭成员（Ⅱ-6、Ⅱ-7 和Ⅲ-2）进行检测，以确定其是否为携带者。

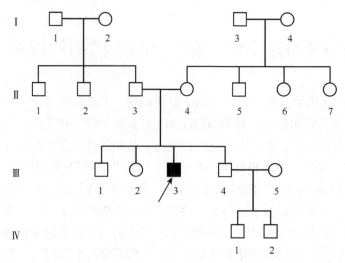

图 9.1　散发的男性智力障碍患者家系分析图

如果检测到的是临床意义未知的突变，则需要对家系中其他成员进行检测以确定突变的重要性。首先应该对先证者的母亲进行检测，以证明新发突变是致病性的，但是没有其他证据证明其致病性。可尝试用计算机分析方法（如 SIFT[13]和 PolyPhen-2[14]算法）预测特定的错义突变是否会对蛋白质产生破坏性影响。通过多种算法预测有害的新发突变是证实其具有强致病性的综合证据。然而，如果没有功能研究（通常在诊断实验室是不可行的），致病性就不是绝对的。

如果临床意义未明的突变遗传来自母亲，则对母系相关男性（Ⅱ-5、Ⅲ-1、Ⅲ-4）进行临床相关检测对于该突变的解释是必不可少的。如果表型正常的男性亲属中存在该突变，则说明该突变是良性的，为非疾病相关致病突变提供了强有力的证据。对于散发的男性患者，在家系中没有其他男性患者可以检测，用隔离分析的方法就不是一种好的选择，至多被认为是间接的选择。可以选择对先证者母亲进行 X-失活（X-inactivation，XI）研究，发现有高度偏移的 XI 模式，才被认为是有临床意义的。在 XLID 家族中，肯定女性携带者通常已经检测出偏移的 XI，因此可以支持致病突变存在于优先失活的 X 染色体上。此外，还应考虑检测 XLID 基因的缺失或重复或导致智力障碍的常染色体基因突变。如果患者的表型与所检出基因的预测临床特征完全不相符，这些检测方法就会变得更具吸引力。

3.2　案例 2：具有明确的 X 连锁遗传的男性 ID 患者

与散发性男性病例相反，我们可以假设具有 X 连锁遗传模式的男性 ID 先证者（图 9.2；Ⅲ-3）是 X 染色体上的基因突变引起的。同样，假设先证者具有与该家族中其他男性患者相似的表型。该病例的检测更为直接，因为有更多潜在基因可能参与其中。如果检测到明显的致病突变，则可以明确先证者的病因。对先证者的母亲（Ⅱ-3）进行检测，以证明如预期的那样，她是该突变的肯定携带者。另外，强烈建议对家族其他患病或未患病的男性进行检测，以证明突变是否有分离现象（患病男性：Ⅱ-4、Ⅱ-5、Ⅲ-5、Ⅲ-7、Ⅳ-1；未患病男性：Ⅲ-4）。也可以对高危女性家族成员（Ⅲ-6、Ⅲ-8）进行检测以确定其携带状态。

肯定女性携带者（Ⅰ-4、Ⅱ-7、Ⅲ-2）可以作为验证性检测。

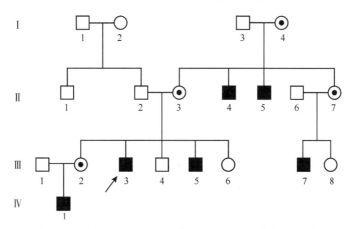

图 9.2　具有明确的 X 连锁遗传的男性 ID 患者家系分析图

　　如果在具有 X 连锁遗传模式的男性 ID 先证者中检测到临床意义未明的突变，那么对家系其他成员进行检测成为解释突变意义的重要组成部分。如果突变是遗传的，则临床相关性研究和分离分析必不可少。突变在家族中适当分离（未患病男性没有携带该突变，但所有患病男性和女性携带者都携带该突变），这将极大地支持该突变是致病的。这些信息以及多种计算机算法预测为有害突变可为该突变具有致病性提供有力证据，然而并不能完全证明其致病性，因为家系分离分析假定的致病突变可能与真正致病突变存在连锁不平衡。同样重要的是，分离分析需要对受检家庭成员进行仔细的临床相关性分析，而在将样本提交给实验室检测时并不总是能提供这些相关的信息。

　　应该指出的是，在某些情况下，虽然很少见，但在具有明显 XLID 的大家系中，确实存在两种或两种以上不同的 ID 病因的可能性。如前所述，一个家系中可能有一名或多名患 ID 的男性，但家庭成员中其他 ID 患者可能是 X 连锁遗传的，而先证者可能是由另一个不相关的或非遗传原因引起的。此外，在所有人群和种族中 ID 是一种常见的病症，在一个典型的三代家系中可发现不止一名男性患者，而且所有男性患者症状各不相同的情况并不罕见。这种遗传模式通常不是 X 连锁，从而排除了统一诊断的可能性。

3.3　案例 3：疑有 X 连锁遗传的男性 ID 患者

　　与具有 X 连锁遗传的男性患者的情况类似，疑有 X 连锁遗传模式的男性 ID 患者（图 9.3；Ⅲ-1）极有可能是 X 染色体突变引起的。然而，也有可能该患者的智力障碍是由常染色体突变或其他非遗传因素造成的。但是，即使是在可疑 X 连锁遗传模式的情况下，首先对 XLID 基因进行检测也合乎逻辑，因为与其他全外显子组或全基因组 NGS 方案相比，它需要分析的基因数较少。如果检测到明显的致病突变，那么可以明确先证者的病因。其次应对先证者的母亲（Ⅱ-4）进行检测，但这一步只能提示该家系 ID 的遗传模式。如果突变是遗传的，对家族其他男性患者（Ⅲ-2）和其他女性成员（Ⅰ-4、Ⅲ-3、Ⅲ-4）也应进行检测，以验证突变的遗传模式。

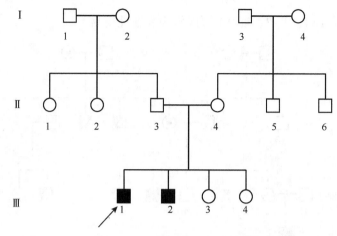

图 9.3　疑有 X 连锁遗传的男性 ID 患者家系分析图

如果在患有 ID 的先证者中检测出临床意义未明的突变，并且提示 X 连锁遗传，那么还需要检测其他家庭成员，以便描述突变的临床意义。如果突变是遗传的，则相关的临床特征检查和分离分析至关重要。明确是 X 连锁遗传，并且该突变在家系中有明显的分离现象，提示突变是有害的。恰当的分离分析以及来自多个算法的有害预测可为突变具有致病性提供有力证据。然而，如果在正常表型的男性中也发现了该突变，则表明该突变是良性突变，没有临床意义。

即使在家系遗传模式不确定的情况下，如果选择一个靶向 panel 来评估先证者，确定突变是新发突变，也可表明其具有致病性。此外，还有一种罕见的情况，当先证者的突变是新发突变时（即使有多个兄弟也是患者），可能在母亲中存在生殖系嵌合体。最典型的例子是杜氏肌营养不良（Duchenne muscular dystrophy，DMD）及其相关 DMD 基因。虽然 DMD 的新生突变率约为 33%，但该基因的种系嵌合率可高达 15%～20%（GeneTests；http: // www.ncbi.nlm.nih.gov/ books/ NBK1119/）。对先证者母亲的检测完成后，如果突变疑为新发的，那么 X 连锁突变的种系嵌合则可以解释多个兄弟也是患者的情况。鉴于这种现象，随后对家系中其他患病同胞进行检测将证实或反驳母亲的生殖系嵌合现象。

4　XLID 运用 NGS 检测的临床经验

本节我们将简要介绍在分子诊断实验室中使用 90 个已知的 XLID 基因进行靶向 NGS 检测的初步经验。本节所述并不完全代表我们进行 XLID 检测的全部经验，而是要让读者了解与这一检测相关的推荐方案和结果。主要依据是提交给 Greenwood 遗传中心（GGC）分子诊断实验室的首批 100 例进行 XLID panel 检测的结果。

我们注意到，在提交检测的首批 100 例患者中有 71 例年龄在 10 岁或以下。每位患者都需要一份临床信息调查表，但只有 58% 的初始患者提交了足够的表型数据而被认为是有效的。据统计，除了 ID，最常见的体格特征是语言迟缓（94%）、运动里程碑延迟（88%）和畸形特征（49%）。其他常见的症状还包括癫痫（41%）、自闭症（31%）、身材矮小（23%）、骨骼异常（21%）、大头畸形（21%）和小头畸形（18%）。但数据表中查询到的大多数其他临床特征均在不到 10%～15% 的患者中出现。我们还注意到，一些患者具有许多其他临床特征，而临床医生未对此提供任何信息，这在一定程度上影响了这些百分比。综上所述，尽管提交数据的临床患者多数具有与 ID 相关的常见表型，但是调查表提示人群中仍存在表型异质性。

从家族史的角度来看，大多数患者没有提供家系情况（44%）。无家族史的独生子女占 22%，而只有 7% 的病例提供的家系情况明显提示 X 连锁遗传。另外 10% 的先证者来自于同一个家系，表明为 X 连锁。其余的患者被归为有女性患者家族史（6%）、一次或多次妊娠失败（5%）、双方家庭有多名男性患者（2%）或其他（4%）。

根据突变的标准分类，在提交的首批 100 例先证者中，其中 12 例有明显的致病突变。有趣的是，*ARX* 基因突变在这些先证者中不止一次被发现，而且疑是 2 例患者的致病基因。使用 NGS 检测 *ARX* 基因 2 号外显子中常见的第 21 号和 24 号碱基对重复很难产生足够高质量的数据，因此需要补充 Sanger 测序才能识别出这些重复。另外，4 例先证者具有特殊的基因突变，根据患者的临床特征，这些突变可能具有致病性，需要对有关的家庭成员进行检测以确定其突变类型。还有 26 例先证者的检测结果是正常的，而其余 58 例携带有一个或多个临床意义不明的突变。大多数意义不明的突变不太可能致病，但需要进一步的分离分析来证实。根据我们的经验，对适当的家庭成员进行分离分析往往需要较长时间。

使用靶向 XLID panels 检测的主要原因是它可以提供多个基因的检测信息，而传统的单基因方法通常效率不高，除非患者的临床表现与特定综合征的预期表型相当一致。如今我们的经验已经远远超过了这 100 个案例，及时地分析生成的 NGS 数据已经变得更加常规化。每名先证者的报告要么是典型异常，具有明显的致病突变，要么是正常，没有检测到突变，要么是检测出一个或多个临床意义未明的突变。到目前为止，大多数病例的报告为正常或不确定，对于后一种，最常见的情况是只有一种或两种突变需要进一步的研究分析。经验表明，在报告前可采用 Sanger 测序验证所有的突变，低水平的假阳性是由 NGS 造成的。对于大多数假阳性结果，主要的解释是低覆盖率和（或）低质量分数突变的问题。潜在的假阳性结果通常很容易从 NGS 数据中预测出来，包括男性中出现杂合子的改变，正常等位基因的偏移（更明显的是，男性中可能出现半合子突变）。对于多数靶向 XLID panel 检测正常的个体，我们可以通过另一种检测方法以确定是否还有其他遗传因素。XLID panel 检测出现阴性结果，最可能的原因是该个体不是 X 连锁疾病。通过使用外显子组测序来证实这一假设需要更长的时间。与此同时，针对 X 连锁基因的靶向 panel 检测仍然是检测可疑 XLID 男性患者的合理方法。

5 总结

靶向 NGS panels 检测出的新突变具有适当的分离现象和（或）生物信息学分析支持其为有害突变时，临床相关的研究是将个体和（或）家系的表型与先前文献中报道的表型相比较。然而，实现这一过程往往是复杂的，因为许多 XLID 基因的病例数量有限，并且报道的临床表型特征不够全面。此外，随着越来越多的患者得到确诊和新的非典型表型的出现，即使是典型特征的综合征也会继续扩大其临床谱。此情况对于临床医生来说是一个挑战，他们要确定家系和可能的致病基因之间是否匹配。对于某些 XLID 疾病，在儿童时期表型不明显或不容易诊断，可能需要几年时间才出现临床特征。临床和家庭往往很难全面考虑到这些现实的不确定性。

因此，围绕这些不确定因素而来的最紧迫的问题是，需要有准确的家系资料，以便做出生育决策。在许多家庭中，这一信息有可能影响到相当数量的女性，她们有携带突变的风险。了解这些信息对于那些生活在不确定性中的人会产生深远的影响。与计划生育同样重要的是为 XLID 患者寻找潜在的治疗方案。随着越来越多的研究解开了 ID 所涉及的分子通路和蛋白质网络，开发合理的临床试验的新策略将变得更加容易，这些临床试验旨在检测各种 XLID 疾病的新的治疗方法的有效性。纠正或抵消特定基因突变的功能意义，以及逆转其临床影响，仍然是许多从事这一领域工作的临床医生和科学家的最终目标。男性 X 染色体的独特性为做到这一点提供了无与伦比的机会，因此有必要进一步强调要充分利用 NGS 及其功能，以便尽可能多地为 XLID 患者家庭提供诊断。

附录：常见 XLID 综合征 [1]（包括临床诊断、致病基因及基因定位）

Aarskog 综合征
致病基因：*FGD1*，Xp11.21
临床特征：身材矮小，眼距过宽，眼睑下垂，关节伸展过度，披肩状阴囊

肾上腺脑白质营养不良
致病基因：*ABCD1*，Xq28
临床特征：可变和进行性视力和听力损失，痉挛，与中枢神经系统脱髓鞘和肾上腺皮质功能不全相关的神经系统恶化

Aicardi 综合征
致病基因：无基因，Xp22
临床特征：胼胝体发育不全，腔隙性脉络膜视网膜病变，肋椎关节异常，女性癫痫发作

Allan-Herndon 综合征
致病基因：*SLC16A2*，Xq13
临床特征：全身肌肉发育不良，儿童期肌张力低下，共济失调，运动障碍，构音障碍，进展为痉挛性截瘫

ARX 相关综合征　包括 Partington 综合征、Proud 综合征、West 综合征、X 连锁无脑畸形伴不明生殖器综合征（XLAG）和非综合征型 XLID
致病基因：*ARX*，Xp22.3
临床特征：Partington 综合征表现为构音障碍，肌张力障碍，过度兴奋，癫痫。West 综合征表现为婴儿痉挛，低心律失常。Poud 综合征表现为小头畸形，胼胝体发育不全（ACC），痉挛，癫痫，共济失调，生殖器异常。XLAG 表现为无脑回畸形，癫痫，生殖器异常

ATRX 综合征　包括 Chudley-Lowry 综合征、Carpenter-Waziri 综合征、Holms - Gang 综合征、Martinez 痉挛性截瘫综合征和非综合征型 XLID
致病基因：*ATRX*，Xq13.3
临床特征：身材矮小，小头畸形，小面容伴眼距过宽，小鼻子，嘴张开和嘴唇突出，短指，生殖器异常，肌张力低下，某些情况下出现红细胞血红蛋白 H 包涵体

Christianson 综合征

致病基因：*SLC9A6*，Xq26

临床特征：身材矮小，小头畸形，长窄脸，大耳朵，长直鼻子，下颌骨突出，全身乏力，胸部狭窄，手指细长，拇指内收，挛缩，癫痫，自闭症，躯干共济失调，眼肌麻痹，缄默症，失禁，小脑脑干发育不良

Coffin-Lowry

致病基因：*RPS6KA3*，Xp22

临床特征：身材矮小，特征性面容，手大而软，肌张力低下，关节过度伸展，骨骼改变

肌酸转运蛋白缺乏

致病基因：*SLC6A8*，Xq28

临床特征：无畸形，自闭症，可能有进展性

杜氏肌营养不良

致病基因：*DMD*，Xp21.3

临床特征：假性肥大性肌营养不良

脆性 X 综合征

致病基因：*FMR1*，Xq27.3

临床特征：前额突出，长脸，中面部凹陷，大耳朵，下颌骨突出，大睾丸

Hunter 综合征

致病基因：*IDS*，Xq28

临床特征：面部进行性粗糙，皮肤变厚，心瓣膜病，关节僵直，多发性骨质疏松症

色素失调症

致病基因：*IKBKG*，Xq28

临床特征：串状疱疹、疣状增厚和不规则色素沉着，可能与中枢神经系统相关，眼部异常

Lesch-Nyhan 综合征

致病基因：*HPRT*，Xq26

临床特征：舞蹈手足徐动症，痉挛，癫痫，自残，尿酸性尿结石

Lowe 综合征

致病基因：*OCRL*，Wq26.1

临床特征：身材矮小，白内障，肌张力减退，肾小管功能障碍

MECP2 重复综合征

致病基因：*MECP2*，Xq28

临床特征：低血压，进展性痉挛性截瘫，反复感染

Menkes 综合征

致病基因：*ATP7A*，Xp13.3

临床特征：发育不良，双颊饱满，卷发稀疏，干骺端变化，自发运动受限，高血压，癫痫，体温过低，嗜睡，动脉迂曲，婴幼儿期死亡

Pelizaeus-Merzbacher 病

致病基因：*PLP1*，Xq21.1

临床特征：眼球震颤，躯干张力减退，进行性痉挛性截瘫，共济失调，肌张力障碍

Renpenning 综合征　包括 Sutherland-Haan 综合征、脑心综合征、Golabi-Ito-Hall 综合征、Porteous 综合征

致病基因：*PQBP1*，Xp11.3

临床特征：身材矮小，小头，小睾丸。可能有眼或生殖器异常

Rett 综合征

致病基因：*MECP2*，Xq28

临床特征：女性 XLID，婴幼儿期发育停止和倒退，躯干共济失调，后天性小头畸形

X 连锁脑积水　包括智力发育迟缓、失语、步态蹒跚和拇指内收（MASA）

致病基因：*L1CAM*，Xq28

临床特征：脑积水，拇指内收，痉挛性截瘫

（谢　芳　张　鹏　译；田维敏　王佳佳　审）

参 考 文 献

[1] Stevenson RE, Schwartz CE（2009）X-linked intellectual disability：unique vulnerability of the male genome. Dev Diabil Res Rev 15：361-368.

[2] Schalock RL, Borthwick-Duffy SA, Bradley VJ, Buntinx WHE, Coulter DL, Craig EM, Gomez SC, Lachapelle Y, Luckasson R, Reeve A, Shogren KA, Snell ME, Spreat S, Tassé MJ, Thompson JR, Verdugo-Alonso MA, Wehmeyer ML, Yeager MH （2009）Intellectual disability：definition, classification, and systems of supports, 11th edn. American Association of Intellectual and Developmental Disabilities, Washington, DC. ISBN 13：978-1935304043.

[3] Mefford HC, Batshaw ML, Hoffman EP（2012）Genomics, intellectual disability, and autism. N Engl J Med 366（8）：733-743.

[4] Veltman JA, Brunner HG（2012）De novo mutations in human genetic disease. Nat Rev Genet 13（8）：565-575.

[5] Whibley AC, Plagnol V, Tarpey PS, Abidi F, Fullston T, Choma MK, Boucher CA, Shepherd L, Willatt L, Parkin G, Smith R, Futreal PA, Shaw M, Boyle J, Licata A, Skinner C, Stevenson RE, Turner G, Field M, Hackett A, Schwartz CE, Gecz J, Stratton MR, Raymond F（2010）Fine-scale survey of X chromosome copy number variants and indels underlying intellectual disability. Am J Hum Genet 87（2）：173-188.

[6] Stevenson RE, Schwartz CE, Rogers RC（2012）Atlas of X-linked intellectual disability syndromes, 2nd edn. Oxford University Press, Oxford/New York. ISBN 13：978-0199811793.

[7] Lubs HA, Stevenson RE, Schwartz CE（2012）Fragile X and X-linked intellectual disability：four decades of discovery. Am J Hum Genet 90（4）：579-590.

[8] Shoubridge C, Gardner A, Schwartz CE, Hackett A, Field M, Gecz J（2012）Is there a Mendelian transmission ratio distortion of the c. 429_452dup（24 bp）polyalanine tract ARX mutation? Eur J Hum Genet 843.

[9] Tarpey PS, Smith R, Pleasance E, Whibley A, Edkins S, Hardy C, O'Meara S, Latimer C, Dicks E, Menzies A, Stephens P, Blow M, Greenman C, Xue Y, Tyler-Smith C, Thompson D, Gray K, Andrews J, Barthorpe S, Buck G, Cole J, Dunmore R, Jones D, Maddison M, Mironenko T, Turner R, Turrell K, Varian J, West S, Widaa S, Wray P, Teague J, Butler A, Jenkinson A, Jia M, Richardson D, Shepherd R, Wooster R, Tejada MI, Martinez F, Carvill G, Goliath R, de Brouwer AP, van Bokhoven H, Van Esch H, Chelly J, Raynaud M, Ropers HH, Abidi FE, Srivastava AK, Cox J, Luo Y, Mallya U, Moon J, Parnau J, Mohammed S, Tolmie JL, Shoubridge C, Corbett M, Gardner A, Haan E, Rujirabanjerd S, Shaw M, Vandeleur L, Fullston T, Easton DF, Boyle J, Partington M, Hackett A, Field M, Skinner C, Stevenson RE, Bobrow M, Turner G, Schwartz CE, Gecz J, Raymond FL, Futreal PA, Stratton MR（2009）A systematic, large-scale resequencing screen of X-chromosome coding exons in mental retardation. Nat Genet 41（5）：535-543.

[10] Chahrour M, Zoghbi HY（2007）The story of Rett syndrome：from clinic to neurobiology. Neuron 56（3）：422-437.

[11] Dibbens LM, Tarpey PS, Hynes K, Bayly MA, Scheffer IE, Smith R, Bomar J, Sutton E, Vandeleur L, Shoubridge C, Edkins S, Turner SJ, Stevens C, O'Meara S, Tofts C, Barthorpe S, Buck G, Cole J, Halliday K, Jones D, Lee R, Madison M, Mironenko T, Varian J, West S, Widaa S, Wray P, Teague J, Dicks E, Butler A, Menzies A, Jenkinson A, Shepherd R, Gusella JF, Afawi Z, Mazarib A, Neufeld MY, Kivity S, Lev D, Lerman-Sagie T, Korczyn AD, Derry CP, Sutherland GR, Friend K, Shaw M, Corbett M, Kim HG, Geschwind DH, Thomas P, Haan E, Ryan S, McKee S, Berkovic SF, Futreal PA, Stratton MR, Mulley JC, Gécz J（2008）X-linked protocadherin 19 mutations cause female-limited epilepsy and cognitive impairment. Nat Genet 40（6）：776-781.

[12] Richards CS, Bale S, Bellissimo D, Das S, Grody W, Hegde M, Lyon E, Ward B, Molecular Subcommittee of the ACMG Laboratory Quality Assurance Committee（2007）ACMG recommendations for standards for interpretation and reporting of sequence variations：revisions 2007. Genet Med 10（4）：294-300, AC.

[13] Ng PC, Henikoff S（2003）SIFT：predicting amino acid changes that affect protein function. Nucleic Acids Res 31（13）：3812-3814.

[14] Adzhubei IA, Schmidt S, Peshkin L, Ramensky VE, Gerasimova A, Bork P, Kondrashov AS, Sunyaev SR（2010）A method and server for predicting damaging missense mutations. Nat Methods 7（4）：248-249.

第十章　异质性视网膜色素变性下一代测序分析技术

Rui Chen，Feng Wang

摘要： 人类基因组测序项目的完成是生物医学研究中最重要的里程碑之一。紧随其后，下一代测序技术的发明彻底改变了分子生物学、遗传学和基因组学。目前，临床上已经可以做到根据个人的基因组进行医学调整，特别是对于由多种遗传因素导致的疾病，如视网膜色素变性，正准备使用 NGS 技术进行研究。本章讨论的是 NGS 技术在异质性 RP 分子诊断中的应用。通过比较现有的分子诊断学方法和基于 NGS 的方法，我们认为 NGS 方法更全面、更经济。随着技术不断的改进，我们推测 NGS 在不久的将来会成为 RP 分子诊断的首选方法。

1　异质性视网膜色素变性疾病

视网膜色素变性（retinitis pigmentosa，RP，OMIM：268000）是一种相对常见的遗传性视网膜疾病，每 4000 人中就有 1 人患有此病[1]。RP 是一种临床遗传异质性疾病。

1.1　视网膜色素变性的临床特征

在典型的 RP 病例中，负责周围视觉和微光视觉的视杆感光细胞发生退化，导致早发性夜盲症和视野狭窄（图 10.1b）。随着疾病的进展，锥体光感受器也开始退化，导致中心视力、色觉和白天视力的下降。在晚期阶段，感光细胞的退化变得更加严重，最终导致完全失明。此外，RP 还可表现为色素性视网膜病变，是由退化的视网膜色素上皮（retinal pigment epithelium，RPE）细胞释放色素引起的。这些色素颗粒通常在血管周围聚积，称为"骨针沉积物"（图 10.1d）。色素沉积的突变导致视网膜色素减退、半透明以及圆形色素沉积。由于视网膜萎缩，视网膜脉管变得更细，流向视网膜的血流改变，导致视神经头变得苍白。

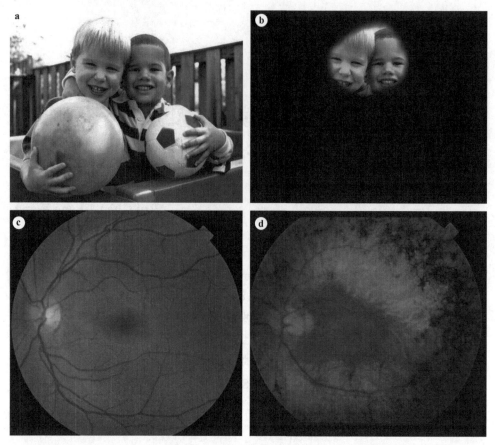

图 10.1　视网膜色素变性示意图

（a）正常视力；（b）RP 患者的管状视野；（c）正常眼底；（d）RP 患者眼底

扫封底二维码获取彩图

尽管有这些共同的临床特征，但 RP 的严重程度是多变的。首先，RP 的发病年龄不同，范围从出生到婴儿期（幼年 RP）和成年早期（成年 RP）。其次，RP 的结局不同，发病越早，预后越严重。最后，存在 RP 的症候型/综合征型，表现为症状在其他器官系统中也能观察到。综合征型 RP 和非综合征型 RP 的遗传基础是重叠的，这将在后面讲述。

1.2　视网膜色素变性的分子遗传机制

根据其临床突变性，RP 具有遗传多样性。如表 10.1 所示，RP 最常见的遗传方式为常染色体显性遗传（autosomal dominant RP，adRP），占患者总数的 25%。大约 20% 的 RP 患者为常染色体隐性遗传（autosomal recessive RP，arRP），10% 存在 X 连锁遗传 RP（X-linked RP，xlRP）[2]。一小部分患者有线粒体或二基因型（由两个基因控制）的 RP [3-5]。最后，由于受患者家系大小的限制，有一大部分患者的遗传模式不能准确地确定下来，通常被归类为单纯型 RP，占所有病例的 45%[2]。这就需要依靠其他的方法学信息（比如分子诊断），来确定它们的遗传模式，这对于遗传咨询至关重要。

RP 的分子遗传基础是高度异质的。截至 2012 年，已发现 52 个基因的突变与 RP 有关[6]。

这些基因在很多不同生物学途径中发挥着显著的作用，包括光转导、视黄酸（维甲酸）循环、基因转录、RNA 剪接和光感受器的构建。光传导级联缺陷是引起 RP 疾病的主要原因。例如，光传导相关基因 Rhodopsin 和 *PDE*（包括 *PDE6A* 和 *PDE6B*）的突变分别占 adRP 病例的 25% 和 arRP 病例的 8%[2, 7]，许多其他的途径也参与其中。例如，*CRX* 基因控制视网膜组织的正常发育[8]；*RPE65*、*LRAT* 和 *RDH12* 被认为在 11-顺式视黄醇代谢通路中起重要作用[9~13]。

表 10.1　基于 RP 的遗传模式及其比例统计表

遗传方式	占所有 RP 病例的百分比（%）
常染色体显性 RP（adRP）	25
常染色体隐性 RP（arRP）	20
X 连锁 RP（xlRP）	10
线粒体或二基因型 RP	非常罕见
单纯型 RP	45

更加复杂的情况是同一基因的突变可导致不同的视网膜疾病，反之亦然。例如，*CRX* 突变可导致 RP、Leber 先天性黑矇和锥-杆营养不良[6]。这可能是突变基因与基因组中其他因素相互调节作用程度不同而引起的差异[14]。在另一个病例中，*CYP4V2* 基因的两个致病突变最初是在 Bietti 晶体性角膜视网膜营养不良的患者中发现[15, 16]。最近研究发现同样的突变也会导致 RP[17]。此外，一些与综合征型视网膜疾病相关的基因同样与非综合征型视网膜病变相关，如 *BBS8* 和 *USH2A*[18, 19]。因此，大量基因突变可导致 RP，这对于 RP 的精确分子诊断具有很高的挑战性。

2　视网膜色素变性疾病分子诊断技术

分子诊断在 RP 的管理和治疗中起重要的作用。首先，许多疗法都是基因特异性的。例如，针对 *RPE65* 突变的患者的基因治疗可能很快就可以实现，该基因是 RP 和 LCA 的已知致病基因[20~22]。如果没有对疾病进行基因分型，这种基因治疗方法就无法应用。其次，包括疾病的遗传模式和致病突变在内的分子诊断，能够为遗传咨询和计划生育提供有用信息。因此，分子诊断对于 RP 患者非常重要，可能会极大地改变他们的治疗方式和遗传咨询方向。目前有多种方法可用于 RP 的分子诊断。其中，Sanger 测序法和阵列引物延伸（arrayd primer extension，APEX）技术是 RP 分子诊断中最常用的方法。

Sanger 测序

Sanger 测序最初由弗雷德里克·桑格（Frederick Sanger）于 20 世纪 70 年代提出，是目前 DNA 测序和突变鉴定的金标准。如图 10.2 所示，研究者设计了 RP 致病基因外显子的特异性引物，并用于 PCR 扩增。之后在自动测序仪上对每个扩增子进行测序，生成目的 DNA 的两条互补链的测序短序列。最后，通过将测序结果与人类参考序列进行比较，找出突变位点。

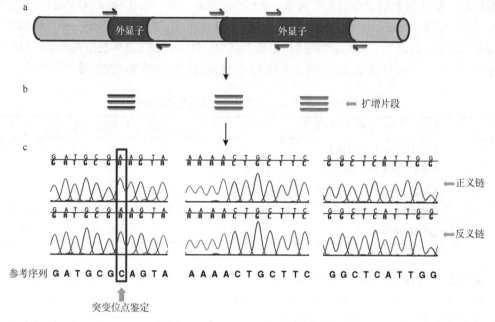

图 10.2　Sanger 测序分子诊断模式图

（a）利用外显子的特异性引物扩增外显子和周围序列；（b）PCR 扩增片段进入毛细管测序仪进行测序；（c）每一条扩增子的序列与人类参考序列进行比对，鉴定突变位点

扫封底二维码获取彩图

Sanger 测序法凭借其快速、高准确性的特点，在筛查少数候选基因的突变方面特别实用和强大。但是，由于每个 Sanger 测序序列只能准确地读取最多 700～800 个碱基对长度，对于每个 RP 患者要执行一次全面的 RP 诊断都需要成千上万次的 PCR 和测序反应，这样费用将非常高，费时费力。因此，虽然 Sanger 测序具有高准确性，但是由于其低通量、高成本的属性，使其不能作为 RP 分子诊断推广方法。

3　阵列引物延伸芯片测序技术在视网膜色素变性疾病诊断中的应用进展

为了解决 Sanger 测序的低通量问题，科学家们设计出了一种基于 SNP 基因分型微阵列测序方法，称为阵列引物延伸（APEX）技术[23]。APEX 技术的重点在于检测已知突变，采用引物扩增的 SNP 基因分型方法。如图 10.3 所示，首先对可疑的区域进行 PCR 扩增，然后将 PCR 产物碎片化并杂交到微阵列上。微阵列上的每个点都有寡核苷酸片段，可与已知的 RP 致病突变位点结合，寡核苷酸杂交的 PCR 产物作为后续引物延伸模板，荧光标记的核苷酸终止物能够作为底物，只有与 PCR 片段互补的碱基才能结合到寡核苷酸链的末端。根据荧光基因的颜色，就可以确定所加入碱基的种类以及相应位置的基因型。

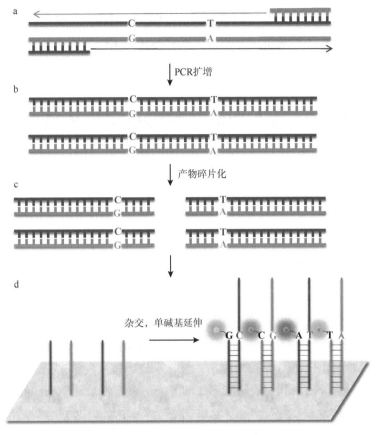

图 10.3　基于 APEX 的分子诊断模式图

（a）设计目的片段引物；（b）PCR 扩增目的区域；（c）扩增子片段化；（d）含有目标位点的 DNA 片段与寡核苷酸在微阵列上杂交。随后进行单碱基延伸（single base extension，SBE）反应，在突变位点上结合带有荧光基团的终止核苷酸，通过荧光基团测定突变位点

扫封底二维码获取彩图

Asper 生物公司开发了几种针对不同 RP 遗传模式的检测模板，包括 adRP、arRP 和 xlRP 模板[24]。如表 10.2 所示，在 Asper 生物公司提供的最新的基于 APEX 技术的 RP 检测模板中，16 个基因中有 414 个已知和疾病相关的突变点加入 adRP 检测模板中，arRP 模板中含 19 个基因中的 594 个已知突变，在 xlRP 模板中含 2 个基因的 184 个突变点。

表 10.2　Asper 生物公司三个最新的基于 APEX 技术的 RP 分子诊断模板汇总表[24]

	AD-RP	AR-RP	XL-RP
总突变数	414	594	184
总基因数	16	19	2
基因列表	*CA4*，*FSCN2*，*IMPDH1*，*NRL*，*PRPF3*，*PRPF31*，*PRPF8*，*RDS*，*RHO*，*ROM1*，*RP1*，*RP9*，*CRX*，*TOPORS*，*KLHL7*，*PNR*	*CERKL*，*CNGA1*，*CNGB1*，*MERTK*，*PDE6A*，*PDE6B*，*PNR*，*RDH12*，*RGR*，*RLBP1*，*SAG*，*TULP1*，*CRB*，*RPE65*，*USH2A*，*USH3A*，*LRAT*，*PROML1*，*PBP3*	*RP2*，*RPGR*（不包括 *ORF15*）

与 Sanger 测序相比，APEX 方法可同时筛查多个基因的多点突变，提高了测序通量，降低了成本。然而，由于目前可用的模板只能检测部分 RP 基因的已知突变，因此应用这些 RP 芯片的检出率还不到 15%[25, 26]。

4 下一代测序技术在视网膜色素变性疾病诊断中的应用进展

目前用于 RP 的分子诊断方法要么过于昂贵，要么诊断率较低。这些缺点也许可以通过引入 NGS 技术来克服。

4.1 分子诊断技术

4.1.1 下一代测序技术

NGS 技术可以进行大规模平行测序，在一次运行中产生多达数十亿的测序结果。自从 454 Life Sciences 公司于 2005 年首次推出，该技术已迅速发展起来，现已拥有多种商用平台。454 Life Sciences 公司利用焦磷酸测序的方法，可产生长达 1000 bp 的测序序列[27]。SOLiD 测序公司采用连接法测序，测序长度为 50～75 bp[28]。Illumina 公司的测序方法基于可逆染料终止子，产生长达 150 bp 的序列[29]。尽管在化学成分和性能上存在差异，但所有的技术都有一个关键的共同特点，那就是与传统的 Sanger 法相比，在时间和成本上都具有很高的测序效率。例如，最新的 Illumina HiSeq 2500 测序仪可以在 27 小时内产生 120 Gb 的测序数据，每 Gb 的成本仅为 0.2 美元左右[29]。这比 Sanger 测序要有效得多，后者可能读取 1 Gb 需要一年多的时间，1 Gb 的测序成本高达 100 美元[30]。

最近，两种小型测序平台问世，分别是 MiSeq 和 Ion torrent PGM。MiSeq 采用与 Illumina HiSeq 相同的技术[29]，而 Ion torrent PGM 使用基于半导体传感器的技术[31]。Ion torrent PGM 使用一种带有大规模并行半导体传感器的微阵列芯片，当新的核苷酸加入到 DNA 模板中时，氢离子就会释放出来，被芯片检测到，检测到的信号转换为对应的核苷酸信息被记录下来。Ion torrent PGM 可在不到 4.5 小时产生高达 1 Gb 结果数据，而 MiSeq 能够在约 4 小时内产生 540～610 Mb 结果数据。虽然这两个小型测序平台采用了不同的方法，但它们同时拥有快速的测序技术，使其成为临床上低通量测序的理想替代选择。

4.1.2 DNA 捕获技术

尽管 NGS 的性价比很高，但是要对整个人类基因组做一次深度测序以确定潜在的突变位点的话，代价仍然是高昂的。对于一名 RP 的患者，只需要检测已知的或可能导致该病的 50～200 个基因即可做出诊断，而不需要检测整个基因组。聚焦于这 50～200 个基因，可以进一步降低检测成本和周转时间。2007 年，研究人员首次报道了 DNA 捕获技术[32, 33]，该技术首先设计并合成覆盖目标 DNA 区域的探针微阵列芯片（DNA 或 RNA）；然后将芯片与患者全基因组 DNA 或某一段目的基因进行杂交（图 10.4）；杂交后，患者的目标 DNA 片段与微阵列芯片探针结合，而未结合的片段被洗掉，对于探针微阵列的优化设计，可以特异性地分离任何基因组的基因片段。自从 DNA 捕获技术问世以来，它不断得到进一步优化，现在它可以在溶液中而不是在微阵列芯片上进行，从而大大提高了程序的并行化和自动化。

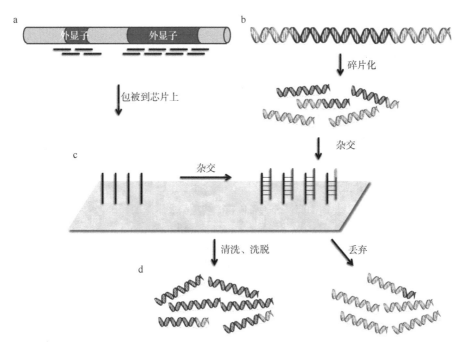

图 10.4　基于微阵列的 DNA 捕获模式图

（a）设计覆盖目标片段的一系列探针，并将其包被在微阵列芯片上；（b）基因组 DNA 片段化（图中目标区域为蓝色，其他区域为黄色）；（c）目标区域的 DNA 片段杂交到微阵列的探针上；（d）经过清洗和洗脱，得到目标区域提取的 DNA 片段

扫封底二维码获取彩图

4.1.3　分子条码技术

在使用捕获-NGS 技术对 RP 进行分子诊断过程中，研究人员对每个标本中 50～200 个可导致 RP 或其他视网膜疾病的基因进行测序。考虑到目前 NGS 平台的巨大测序能力，将如此小的目标区域（400～1500 kb）进行样本合并后再测序已成为可能。但是，为了对多个样本进行平行测序，必须有一种方法将来自不同个体的 DNA 片段区分开来。分子条码技术应运而生，它可以把不同标本集中在一起进行标记，而不会丢失标本的特性。如图 10.5 所示，每个分子条码就是一段短寡核苷酸片段（6～10 bp），可将这条片段添加到每个 DNA 片段的一端或两端。由于每个样本都使用一段唯一的序列，因此可以根据样本和这段序列的对应关系，为不同的样本设计不同的测序序列。利用分子条码技术，对多个样本进行平行测序成为可能。而且，在 DNA 捕获前就添加条码，这样可以在单个 DNA 捕获分析中富集样本，减少了时间、人力和试剂成本。

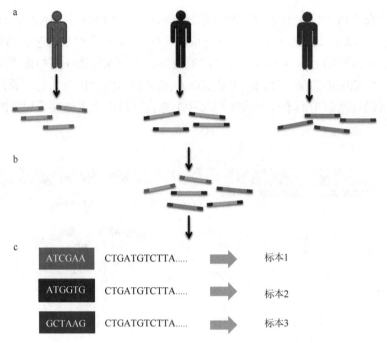

图 10.5　分子条码技术多重测序示意图

分子条码是一段短的寡核苷酸，可以添加到 DNA 片段的末端标记不同的测序序列。（a）将特异性条码序列添加到每个样本中；（b）已标记条码的 DNA 片段混合在一起，平行测序；（c）根据不同的条码序列设计标记不同的待测标本

扫封底二维码获取彩图

4.1.4　NGS 数据分析

基于 NGS 的分子诊断具有高通量的特点，人们可以在一次测试中生成大量的测序数据。因此，必须对数据进行自动化分析。幸运的是，随着 NGS 的发展，近年来生物信息学领域也得到了迅速的发展。公用软件的便利性，极大地促进了基于捕获-NGS 的分子诊断的自动化数据分析流水线的建立。

基于捕获-NGS 的 RP 分子诊断其典型数据分析流程包括以下六个关键步骤：第一步，使用诸如 BWA 的配对软件，将测序序列映射到人类参考基因组中[34, 35]；第二步，使用诸如 GATK 之类的软件，将重复序列数据删除，重组和重新校准来提高测序的准确性[36]；第三步，使用变异体分析软件（如 Atlas SNP / INDEL）解析突变位点；第四步，通过大量的数据过滤和注释，剔除常见的多态性、同义突变以及与遗传模型不一致的突变体[37]；第五步，根据研究资料确定致病突变，例如，根据文献报道的致病性突变、严重突变（如无义突变、剪接等），以及通过功能预测软件（如 SIFT）预测致病性突变[38]；最后，通过 Sanger测序和单独测试（如果可以的话）对所有鉴定的突变进行验证，并由经过培训的研究人员和临床医生仔细审查结果（图 10.6）。

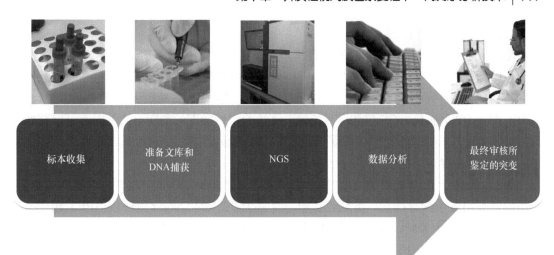

图 10.6 NGS 分子诊断流程

扫封底二维码获取彩图

4.2 基于捕获-NGS 的 RP 分子诊断研究进展

近年来，有一些研究结合 DNA 捕获、NGS 技术对眼科疾病进行诊断。2010 年，Gordana Raca 等首次评估了 NGS 结合 DNA 捕获技术在眼部先天性缺陷疾病的分子诊断中的有效性[39]。在他们的研究中，100 个候选基因中的 1000 多个外显子通过微阵列 DNA 富集，随后进行 NGS 测序，测试出 2 个先前已确认突变的样本。采用捕获-NGS 测序方法检测出 2 个样本中已知的突变，提示该新技术可以用于研究和诊断遗传异质性疾病。

随后，两项具有代表意义的研究表明：捕获-NGS 技术在提高 RP 的诊断率和改善成本方面有了显著进步[40, 41]。其中第一项研究对来自 111 个已知视网膜疾病基因的 2011 个独立区域（主要是外显子）使用微阵列 DNA 捕获，然后进行靶向测序。绝大多数目标外显子平均至少被 10 倍覆盖，而 15 个外显子由于 GC 含量高或重复序列过多被覆盖率不到 5 倍。12 个阳性对照（已知致病突变的样本）的平行测序显示，其敏感性为 83%。同样，在第二项研究中，通过 DNA 微阵列捕获、SOLiD 测序，定位到 105 个已知失明致病基因类型，即定位了 1874 个外显子及外显子-内含子连接区域，其中 92% 被 20 倍覆盖。对之前 Sanger 验证样本的分析表明，NGS 方法的检测灵敏度为 98%，唯一未检测出来的突变位于高度重复区域。同时，这两项研究共检测了约 150 例伴有隐性、显性和单纯性等多重遗传形式的 RP 患者，所有突变类型均通过了 Sanger 测序进行的验证。并且如果进一步进行分离捕获富集，NGS 也能准确鉴定出这些罕见型致病基因的突变类型，总检出率高达 50%（约为 APEX 法诊断率的 3 倍多）。

4.3 捕获-NGS 与现有方法的比较

基于以上研究，捕获-NGS 方法明显是可行的，并且与目前使用的其他方法相比具有显著优势。

第一，捕获-NGS 方法是最全面的方法。它不只是对一小部分基因进行测试，而且同时对所有已知和可疑的 RP 基因进行测序。这一点特别重要，因为 RP 的遗传异质性，其中大多数基因只在一小部分患者中表达。此外，NGS 方法适用于那些遗传模式不能确定的 50% 的 RP 患者。由于捕获-NGS 包含所有位置，已知的和新发现的突变等位基因都可以被检测出来。因此，只要是携带已知突变基因的 RP 患者就都可以使用 NGS 成功检出，而传统的微阵列方法只能成功诊断一小部分已知突变类型。

第二，与基于 PCR 的富集方法相比，芯片捕获、富集靶基因的方法对突变检测更稳定、更敏感。利用多个探针捕获、富集靶区域，与基于 PCR 的 Sanger 测序或 APEX 相比，消除了引物非特异性 DNA 多态性引起的等位基因偏差。另外，捕获-NGS 方法可以很容易地实现 100X 或更高的平均覆盖率，能够更准确地鉴定出单核苷酸突变（SNV）、小片段插入/缺失（INDEL）等突变类型，从而降低假阴性率。

第三，捕获-NGS 可能检测到更多类型的突变。在已经报道的人类疾病当中，除了 SNV 和 INDEL，还存在多种突变类型，如 DNA 小片段复制、大片段缺失和染色体重排。例如，已有报道 arRP 基因 *EYS* 中拷贝数突变是导致基因一致性的一个重要原因[42]。尽管还没有对染色体畸变引起的致病等位基因的百分比进行过正式的调查，但是预计可以占所有等位基因的 10%。因此，为了对 RP 进行全面的分子诊断，还应考虑拷贝数变异（CNV）和结构突变（SV）。至今已发布了几种检测这两种突变的软件工具[43~45]，这些软件可以通过检测序列覆盖率和配对信息识别潜在的 CNV 和 SV 突变类型。然而，捕获-NGS 测序技术从样品制备到测序都可能存在人为失误导致假阳性或假阴性结果，所以还需要进一步优化实验流程和软件工具。

第四，捕获-NGS 测序技术对每个碱基的检测成本远低于 Sanger 测序，尤其是利用条码标记的平行多样本测序技术。例如，在 Illumina HiSeq 测序仪上，可以在一个单通道上进行多个样本的平行检测，同时可以为所有已知 RP 基因的外显子测序产生足够的覆盖率。NGS 测序技术高特异性、高通量的优势，显著提高了诊断效率，这是传统诊断方法无法实现的。

4.4 当前限制

基于 NGS 的 RP 分子诊断技术具有诸多优点，也仍然存在一些限制。首先，系统测序误差是当前 NGS 技术存在的主要问题之一。尽管错误率很低（根据测序平台的不同，错误率从 0.1% 到 1% 不等[46]），但平台特有的误差仍可能对最终诊断结果产生重大影响，特别是在测序覆盖率较低的情况下。因此，需要高覆盖率的数据来补偿误差，从而实现准确的诊断。其次，DNA 捕获并非 100% 有效，某些 GC 含量高或富含重复序列靶区（如 *RPGR* ORF15 和 *GRM6* 外显子 1）不能被有效捕获和富集[40]。通过对这些区域进行 Sanger 测序以达到 100% 的覆盖率，可以在很大程度上解决这一限制。

5 展望

综上所述，捕获-NGS 方法将在不久的将来成为 RP 分子诊断的主要方法，但仍然需要进一步的改进和研究，以便迅速和准确地确定大量的突变。目前通过分子诊断发现的新的待确定的致病突变基因，如果没有后续的实验，就不能被准确地确定为某种疾病的突变基因。数据分析能力和对于突变的优先确定能力的加强是目前所迫切需要的，例如，更大和更全面的突变数据库对于排除常见的、非致病性突变至关重要，以便于更有效地鉴定待确定的致病性突变。再者，新的突变类型，如 CNV 和 SV，也可能是 RP 的致病突变，因此，需要分子诊断来解决。目前，因为基于 NGS 的检测 CNV 的方法尚未成功验证，微阵列 CGH 可以用作潜在的 CNV 检测的替代方式。将来仍需要进一步研究基于 NGS 的 CNV/SV 检测的可行性，以便可以在单次测序中鉴定所有类型的突变。非编码区域的突变也可能导致疾病，对于非编码 SNP，由于缺少注释和适当的过滤标准，这使得它们难以被识别。为了扩大突变的数据库，必须对非编码区域中的已鉴定突变进行功能解释。有研究发现一些 RP 病例具有多基因调控的遗传方式，故在高通量 NGS 的帮助下可以更好地探索该区域，实现更准确的诊断。此外，需要鉴定更多的 RP 基因以提高诊断水平。在所有这些领域的努力下，RP 的分子诊断将变得更容易、更快速、更准确，从而促进临床更好地治疗和管理该疾病。

（方赞熙 张 鹏 译；田维敏 王佳佳 审）

参 考 文 献

[1] Hamel C（2006）Retinitis pigmentosa. Orphanet J Rare Dis 1：40. doi：1750-1172-1-40 [pii]10.1186/1750-1172-1-40.

[2] Fahim AT，Daiger SP，Weleber RG. Retinitis Pigmentosa Overview. 2000 Aug 4 2013 Mar 21. In：Pagon RA，Bird TD，Dolan CR，et al.，editors. GeneReviews™. Seattle（WA）：University of Washington，Seattle；1993. Available from：http：//www.ncbi.nlm.nih.gov/books/NBK1417/.

[3] Mansergh FC，Millington-Ward S，Kennan A，Kiang AS，Humphries M，Farrar GJ，Humphries P，Kenna PF（1999）Retinitis pigmentosa and progressive sensorineural hearing loss caused by a C12258A mutation in the mitochondrial MTTS2 gene. Am J Hum Genet 64（4）：971-985.doi：AJHG981030 [pii].

[4] Kajiwara K，Berson EL，Dryja TP（1994）Digenic retinitis pigmentosa due to mutations at the unlinked peripherin/RDS and ROM1 loci. Science 264（5165）：1604-1608.

[5] Dryja TP，Hahn LB，Kajiwara K，Berson EL（1997）Dominant and digenic mutations in the peripherin/RDS and ROM1 genes in retinitis pigmentosa. Invest Ophthalmol Vis Sci 38（10）：1972-1982.

[6] Retnet：http：//www.sph.uth.tmc.edu/Retnet

[7] Sohocki MM，Daiger SP，Bowne SJ，Rodriquez JA，Northrup H，Heckenlively JR，Birch DG，Mintz-Hittner H，Ruiz RS，Lewis RA，Saperstein DA，Sullivan LS（2001）Prevalence of mutations causing retinitis pigmentosa and other inherited retinopathies. Hum Mutat 17（1）：42-51.doi：10.1002/1098-1004（2001）17：1<42：：AID-HUMU5>3.0.CO；2-K [pii] 10.1002/1098- 1004（2001）17：1<42：：AID-HUMU5>3.0.CO；2-K.

[8] Furukawa T，Morrow EM，Cepko CL（1997）Crx, a novel otx-like homeobox gene, shows photoreceptor-specific expression and regulates photoreceptor differentiation. Cell 91（4）：531-541. doi：S0092-8674（00）80439-0 [pii].

[9] Ruiz A，Winston A，Lim YH，Gilbert BA，Rando RR，Bok D（1999）Molecular and biochemical characterization of lecithin retinol acyltransferase. J Biol Chem 274（6）：3834-3841.

[10] Redmond TM，Yu S，Lee E，Bok D，Hamasaki D，Chen N，Goletz P，Ma JX，Crouch RK，Pfeifer K（1998）Rpe65 is necessary

for production of 11-cis-vitamin A in the retinal visual cycle. Nat Genet 20（4）：344–351. doi：10.1038/3813.

[11] O'Byrne SM, Wongsiriroj N, Libien J, Vogel S, Goldberg IJ, Baehr W, Palczewski K, Blaner WS（2005）Retinoid absorption and storage is impaired in mice lacking lecithin：retinol acyltransferase（LRAT）. J Biol Chem 280（42）：35647–35657. doi：M507924200 [pii] 10.1074/jbc.M507924200.

[12] Thompson DA, Janecke AR, Lange J, Feathers KL, Hubner CA, McHenry CL, Stockton DW, Rammesmayer G, Lupski JR, Antinolo G, Ayuso C, Baiget M, Gouras P, Heckenlively JR, den Hollander A, Jacobson SG, Lewis RA, Sieving PA, Wissinger B, Yzer S, Zrenner E, Utermann G, Gal A（2005）Retinal degeneration associated with RDH12 mutations results from decreased 11-cis retinal synthesis due to disruption of the visual cycle. Hum Mol Genet 14（24）：3865-3875. doi：ddi411 [pii] 10.1093/hmg/ddi411.

[13] Haeseleer F, Jang GF, Imanishi Y, Driessen CA, Matsumura M, Nelson PS, Palczewski K（2002）Dual-substrate specifi city short chain retinol dehydrogenases from the vertebrate retina. J Biol Chem 277（47）：45537–45546. doi：10.1074/jbc.M208882200 M208882200 [pii].

[14] Sohocki MM, Sullivan LS, Mintz-Hittner HA, Birch D, Heckenlively JR, Freund CL, McInnes RR, Daiger SP（1998）A range of clinical phenotypes associated with mutations in CRX, a photoreceptor transcription-factor gene. Am J Hum Genet 63（5）：1307-1315.

[15] Li A, Jiao X, Munier FL, Schorderet DF, Yao W, Iwata F, Hayakawa M, Kanai A, Shy Chen M, Alan Lewis R, Heckenlively J, Weleber RG, Traboulsi EI, Zhang Q, Xiao X, Kaiser-Kupfer M, Sergeev YV, Hejtmancik JF（2004）Bietti crystalline corneoretinal dystrophy is caused by mutations in the novel gene CYP4V2. Am J Hum Genet 74（5）：817–826. doi：10.1086/383228S0002-9297（07）64351-1 [pii].

[16] Lin J, Nishiguchi KM, Nakamura M, Dryja TP, Berson EL, Miyake Y（2005）Recessive mutations in the CYP4V2 gene in East Asian and Middle Eastern patients with Bietti crystalline corneoretinal dystrophy. J Med Genet 42（6）：e38. doi：42/6/e38 [pii] 10.1136/jmg.2004.029066.

[17] Wang Y, Guo L, Cai SP, Dai M, Yang Q, Yu W, Yan N, Zhou X, Fu J, Guo X, Han P, Wang J, Liu X（2012）Exome sequencing identifies compound heterozygous mutations in CYP4V2 in a pedigree with Retinitis Pigmentosa. PLoS One 7（5）：e33673. doi：10.1371/journal.pone.0033673 PONE-D-11-23089 [pii].

[18] Riazuddin SA, Iqbal M, Wang Y, Masuda T, Chen Y, Bowne S, Sullivan LS, Waseem NH, Bhattacharya S, Daiger SP, Zhang K, Khan SN, Riazuddin S, Hejtmancik JF, Sieving PA, Zack DJ, Katsanis N（2010）A splice-site mutation in a retina-specifi c exon of BBS8 causes nonsyndromic retinitis pigmentosa. Am J Hum Genet 86（5）：805–812. doi：S0002-9297（10）00202-8[pii] 10.1016/j.ajhg.2010.04.001.

[19] McGee TL, Seyedahmadi BJ, Sweeney MO, Dryja TP, Berson EL（2010）Novel mutations in the long isoform of the USH2A gene in patients with Usher syndrome type II or non-syndromic retinitis pigmentosa. J Med Genet 47（7）：499–506. doi：jmg.2009.075143 [pii] 10.1136/jmg.2009.075143.

[20] Bainbridge JW, Smith AJ, Barker SS, Robbie S, Henderson R, Balaggan K, Viswanathan A, Holder GE, Stockman A, Tyler N, Petersen-Jones S, Bhattacharya SS, Thrasher AJ, Fitzke FW, Carter BJ, Rubin GS, Moore AT, Ali RR（2008）Effect of gene therapy on visual function in Leber's congenital amaurosis. N Engl J Med 358（21）：2231–2239. doi：NEJMoa0802268[pii] 10.1056/NEJMoa0802268.

[21] Cideciyan AV, Aleman TS, Boye SL, Schwartz SB, Kaushal S, Roman AJ, Pang JJ, Sumaroka A, Windsor EA, Wilson JM, Flotte TR, Fishman GA, Heon E, Stone EM, Byrne BJ, Jacobson SG, Hauswirth WW（2008）Human gene therapy for RPE65 isomerase deficiency activates the retinoid cycle of vision but with slow rod kinetics. Proc Natl Acad Sci USA 105（39）：15112–15117. doi：0807027105 [pii] 10.1073/pnas.0807027105.

[22] Maguire AM, Simonelli F, Pierce EA, Pugh EN Jr, Mingozzi F, Bennicelli J, Banfi S, Marshall KA, Testa F, Surace EM, Rossi S, Lyubarsky A, Arruda VR, Konkle B, Stone E, Sun J, Jacobs J, Dell'Osso L, Hertle R, Ma JX, Redmond TM, Zhu X, Hauck B, Zelenaia O, Shindler KS, Maguire MG, Wright JF, Volpe NJ, McDonnell JW, Auricchio A, High KA, Bennett J（2008）Safety and effi cacy of gene transfer for Leber's congenital amaurosis. N Engl J Med 358（21）：2240–2248. doi：NEJMoa0802315 [pii] 10.1056/NEJMoa0802315.

[23] Kurg A, Tonisson N, Georgiou I, Shumaker J, Tollett J, Metspalu A（2000）Arrayed primer extension：solid-phase four-color DNA resequencing and mutation detection technology. Genet Test 4（1）：1–7. doi：10.1089/109065700316408.

[24] Asper Biotech：http：//www.asperbio.com.

[25] Avila-Fernandez A, Cantalapiedra D, Aller E, Vallespin E, Aguirre-Lamban J, Blanco-Kelly F, Corton M, Riveiro-Alvarez R, Allikmets R, Trujillo-Tiebas MJ, Millan JM, Cremers FP, Ayuso C（2010）Mutation analysis of 272 Spanish families affected by autosomal recessive retinitis pigmentosa using a genotyping microarray. Mol Vis 16：2550–2558. doi：272 [pii]

[26] Blanco-Kelly F，Garcia-Hoyos M，Corton M，Avila-Fernandez A，Riveiro-Alvarez R，Gimenez A，Hernan I，Carballo M，Ayuso C（2012）Genotyping microarray：mutation screening in Spanish families with autosomal dominant retinitis pigmentosa. Mol Vis 18：1478-1483.

[27] 454 Sequencing：http：//454.com.

[28] SOLiD Sequencing：http：//www.appliedbiosystems.com/absite/us/en/home/applicationstechnologies/solid-next-generation-sequencing. html

[29] Illumina Sequencing：http：//www.illumina.com.

[30] Looi M-K（2009）Genomics - the next generation. http：//www.wellcome.ac.uk/news/2009/features/wtx056032.htm.

[31] Ion Torrent Sequencing：http：//www.iontorrent.com.

[32] Albert TJ，Molla MN，Muzny DM，Nazareth L，Wheeler D，Song X，Richmond TA，Middle CM，Rodesch MJ，Packard CJ，Weinstock GM，Gibbs RA（2007）Direct selection of human genomic loci by microarray hybridization. Nat Methods 4（11）：903-905. doi：nmeth1111 [pii]10.1038/nmeth1111

[33] Okou DT，Steinberg KM，Middle C，Cutler DJ，Albert TJ，Zwick ME（2007）Microarray-based genomic selection for high-throughput resequencing. Nat Methods 4（11）：907-909.doi：nmeth1109 [pii] 10.1038/nmeth1109

[34] Li H，Durbin R（2009）Fast and accurate short read alignment with Burrows-Wheeler transform. Bioinformatics 25（14）：1754-1760. doi：btp324 [pii] 10.1093/bioinformatics/btp324

[35] Challis D，Yu J，Evani US，Jackson AR，Paithankar S，Coarfa C，Milosavljevic A，Gibbs RA，Yu F（2012）An integrative variant analysis suite for whole exome next-generation sequencing data. BMC Bioinformatics 13：8. doi：1471-2105-13-8 [pii] 10.1186/1471-2105-13-8.

[36] McKenna A，Hanna M，Banks E，Sivachenko A，Cibulskis K，Kernytsky A，Garimella K，Altshuler D，Gabriel S，Daly M，DePristo MA（2010）The Genome Analysis Toolkit：a MapReduce framework for analyzing next-generation DNA sequencing data. Genome Res 20（9）：1297-1303. doi：gr.107524.110 [pii] 10.1101/gr.107524.110.

[37] Shen Y，Wan Z，Coarfa C，Drabek R，Chen L，Ostrowski EA，Liu Y，Weinstock GM，Wheeler DA，Gibbs RA，Yu F（2010）A SNP discovery method to assess variant allele probability from next-generation resequencing data. Genome Res 20（2）：273–280. doi：gr.096388.109 [pii]10.1101/gr.096388.109.

[38] Ng PC，Henikoff S（2003）SIFT：Predicting amino acid changes that affect protein function. Nucleic Acids Res 31（13）：3812-3814.

[39] Raca G，Jackson C，Warman B，Bair T，Schimmenti LA（2010）Next generation sequencing in research and diagnostics of ocular birth defects. Mol Genet Metab 100（2）：184-192.doi：S1096- 7192（10）00095-8 [pii] 10.1016/j.ymgme.2010.03.004

[40] Neveling K，Collin RW，Gilissen C，van Huet RA，Visser L，Kwint MP，Gijsen SJ，Zonneveld MN，Wieskamp N，de Ligt J，Siemiatkowska AM，Hoefsloot LH，Buckley MF，Kellner U，Branham KE，den Hollander AI，Hoischen A，Hoyng C，Klevering BJ，van den Born LI，Veltman JA，Cremers FP，Scheffer H（2012）Next-generation genetic testing for retinitis pigmentosa. Hum Mutat 33（6）：963-972. doi：10.1002/humu.22045

[41] O'Sullivan J，Mullaney BG，Bhaskar SS，Dickerson JE，Hall G，O'Grady A，Webster A，Ramsden SC，Black GC（2012）A paradigm shift in the delivery of services for diagnosis of inherited retinal disease. J Med Genet 49（5）：322-326. doi：jmedgenet-2012-100847 [pii]10.1136/jmedgenet-2012-100847.

[42] Pieras JI，Barragan I，Borrego S，Audo I，Gonzalez-Del Pozo M，Bernal S，Baiget M，Zeitz C，Bhattacharya SS，Antinolo G（2011）Copy-number variations in EYS：a significant event in the appearance of arRP. Invest Ophthalmol Vis Sci 52（8）：5625–5631. doi：iovs.11-7292 [pii]10.1167/iovs.11-7292.

[43] Wang J，Mullighan CG，Easton J，Roberts S，Heatley SL，Ma J，Rusch MC，Chen K，Harris CC，Ding L，Holmfeldt L，Payne-Turner D，Fan X，Wei L，Zhao D，Obenauer JC，Naeve C，Mardis ER，Wilson RK，Downing JR，Zhang J（2011）CREST maps somatic structural variation in cancer genomes with base-pair resolution. Nat Methods 8（8）：652-654. doi：nmeth.1628 [pii]10.1038/nmeth.1628.

[44] Chen K，Wallis JW，McLellan MD，Larson DE，Kalicki JM，Pohl CS，McGrath SD，Wendl MC，Zhang Q，Locke DP，Shi X，Fulton RS，Ley TJ，Wilson RK，Ding L，Mardis ER（2009）BreakDancer：an algorithm for high-resolution mapping of genomic structural variation. Nat Methods 6（9）：677–681. doi：nmeth.1363 [pii] 10.1038/nmeth.1363.

[45] Ye K，Schulz MH，Long Q，Apweiler R，Ning Z（2009）Pindel：a pattern growth approach to detect break points of large deletions and medium sized insertions from paired-end short reads. Bioinformatics 25（21）：2865-2871. doi：btp394 [pii] 10.1093/bioinformatics/btp394

[46] Luo C，Tsementzi D，Kyrpides N，Read T，Konstantinidis KT（2012）Direct comparisons of Illumina vs. Roche 454 sequencing technologies on the same microbial community DNA sample. PLoS One 7（2）：e30087. doi：10.1371/journal.pone.0030087 PONE-D-11-17842 [pii].

第十一章 线粒体基因组的下一代测序分析技术

Lee-Jun C. Wong

摘要：线粒体 DNA（mitochondrial DNA，mtDNA）相关异常疾病的分子诊断需要量化点突变和大片段缺失，包括定位基因缺失。目前，综合诊断是逐步进行的，而在 CLIA 认证的临床实验室中高通量下一代测序经验证和严格的质量控制后，作为一站式全面的分子诊断方法，可同时量化 mtDNA 点突变和片段缺失。

1 引言

线粒体（mitochondria）是唯一含有自身遗传物质的细胞器。大部分人体细胞含有成百上千个线粒体[1]，每个线粒体都含有多个拷贝长度为 16 569 bp 的环状双链线粒体 DNA。每个细胞线粒体的数量取决于特定组织的能量需求。由于 mtDNA 有多个拷贝，如果发生 mtDNA 突变，突变的 mtDNA 通常与野生型 mtDNA 共存，这种现象称为"异质性"。突变的异质性程度、特定突变的性质及其组织分布决定了患者的临床表型[2, 3]，当然表型也可能受到遗传背景和环境因素的影响。

与核基因不同，线粒体基因组在蛋白质编码区域中不含内含子。总共编码 37 个基因的线粒体基因组都能够得到有效利用。mtDNA 产生多顺反子信息。基因位于环状线粒体基因组的两端。ATP6 和 ATP8 基因甚至共享它们部分阅读框中的编码区[4]。

由 mtDNA 编码的 13 种蛋白质是呼吸链复合体的全部组分。线粒体基因组还编码 2 个核糖体 RNA（rRNA）和 22 个 tRNA。rRNA 和 tRNA 的突变也可能导致疾病（http://www.mitomap.org/MITOMAP）。实际上，大多数致病突变存在于 tRNA 基因中。例如，tRNA$^{Leu(UUR)}$ 基因中常见的 m.3243A>G 突变，是 MELAS（线粒体脑病、乳酸性酸中毒和卒中样发作）综合征最常见的病因；细菌样 rRNA 同样对一些靶向细菌核糖体的抗生素敏感。因此，12S rRNA 基因中的 m.1555A>G 与耳毒性诱导的听力损失有关。除了密集的编码区域之外，其基因组中还有一个大约 1.1 kb 的非编码位移环（D-loop）区域，它是复制的起点位置。

mtDNA 疾病分子诊断的目的是识别那些引起疾病的 mtDNA 序列的有害突变[5]。通常有两种类型的 mtDNA 突变：mtDNA 点突变和大片段 mtDNA 缺失。虽然有一些常见的反复发生的点突变，但也会发生罕见或新的致病突变[5]。因此，线粒体 DNA 的诊断分析通常包括整个线粒体基因组。

mtDNA 缺失可以是单片段大缺失，也可以是多片段复合缺失。由于这些突变会导致电子传递链发生故障，因此通常会涉及多个系统。以往需要用不同的方法来检测点突变和缺失，以及进行突变异质性的定量分析和缺失断点的确定[3, 5]。本章将简要回顾 mtDNA 疾病分析中常用的分子诊断方法，然后介绍下一代测序（NGS）技术的应用进展。

2 线粒体 DNA 疾病的常规诊断方法

通常采用 PCR 方法检测点突变，而检测大片段缺失通常采用传统的 Southern 印迹杂交方法[2]。由于突变异质性的程度在疾病诊断、预后和遗传咨询中至关重要，因此在检测到有害突变后，必须使用各种量化技术来检测异质性[6]。表 11.1 列出了目前线粒体 DNA 全面分析所需的常用分子诊断方法，以及每种方法的局限性。

表 11.1 线粒体基因组分子诊断方法汇总

方法	检测领域	局限性
基于 PCR 的 ASO[a] 印迹或 RFLP[b]	检测特定的点突变	1. 需使用放射性物质 2. 只能靶向突变位点验证 3. 不能定量
ARMS[c] qPCR	量化异质性突变	1. 检测的突变位置必须先经过验证确定 2. 仅针对特定的核苷酸位置 3. 由突变体和野生型特异性引物引起的 PCR 扩增效率不同导致结果差异变大
Southern 印迹分析	大片段缺失 基因重组	1. 需使用放射性物质 2. 灵敏度和检测值低 3. 耗时
寡核苷酸微阵列 CGH[d]	大片段缺失，基因拷贝数异常，评估缺失性断点和基因突变百分率	需要通过 PCR /测序手段来获得精确的缺失截断点
Sanger 测序	检测所有已知和未知的点突变和小插入/缺失	1. 非定量 2. 异质性的检出限约为 15% 3. 不能检测大的片段缺失

a ASO：等位基因特异性寡核苷酸；b RFLP：限制性片段长度多态性；c ARMS：等位基因突变扩增系统；d CGH：比较基因组杂交。

2.1 等位基因点突变：检测和量化

对疑似有母系遗传 mtDNA 疾病的患者，通常首先通过 PCR 方法检测，包括 RFLP[2, 3, 7] 和 ASO 斑点杂交方法（如第二章所述）[7]，筛选出等位基因点突变。利用放射性探针，ASO 斑点杂交方法的灵敏度足以达到检测低至 1% 的点突变[7, 8]。如果发现了一个等位基因突变，通常可以通过等位基因突变扩增系统 PCR（ARMS qPCR）对该突变位点的异质性水平进行定量检测[6, 8]。但这些方法需要验证，并且只能够分析已知的点突变[6, 8]。

2.2　未知的 mtDNA 点突变检测技术

如果等位基因点突变和大片段缺失（参见 2.3 节）无法确定，母系遗传的疾病仍然只是推测，就必须通过 Sanger 测序分析整个线粒体基因组，Sanger 测序是在 PCR 扩增后进行的，PCR 使用的是一对跨越整个线粒体基因组的引物[9, 10]。在大规模平行序列分析方法问世之前，Sanger 测序多年来一直是鉴定未知突变的金标准。Sanger 测序不是一种定量的方法，它不能检测低水平的突变，也不能检测到大片段的缺失[11-13]。此外，PCR 方法不能准确检测引物结合位点所在的序列。

2.3　mtDNA 缺失检测技术

采用 Southern 印迹杂交方法可以检测 mtDNA 的大片段缺失。但是，这种实验过程烦琐，无法检测缺失断点或缺失的程度。这些局限性可以通过微阵列比较基因组杂交（array-comparative genome hybridization，aCGH）的方法来解决，aCGH 不仅能检测缺失，还能确定缺失截断点和评估缺失的程度[11-13]。

2.4　mtDNA 多重缺失检测技术

就其本质而言，多重 mtDNA 缺失是难以检测的。单个基因分子通常以低水平存在，这对于灵敏度不高的实验方法（如 Southern 方法）是一种挑战。相反，PCR 方法可检测低频度的基因表达水平，但 PCR 方法非常依赖于引物位点的选择，而且不能检测基因突变。该方法选择合适的引物（仅与缺失区域匹配）和 PCR 条件，利用多重引物扩增线粒体基因组的可疑区域。如果存在多个缺失，则可以扩增多个片段。

2.5　缺失断点检测技术

首先设计靠近基因缺失区域以外的引物，由于确切的缺失断点通常不会在连接序列确定之前被检测出来，因此需要试用几对覆盖不同可能缺失区域的引物，以找到最接近缺失区域的引物对[14]。然后纯化 PCR 产物，接着进行 Sanger 测序[14]。即使对于单片段缺失，这些实验过程也是费时费力的，多片段缺失的话，情况更糟：必须检测更多的引物对，并对更多的 PCR 产物进行纯化和测序。即便是努力去做，这些实验过程也可能无法检测出所有不同的断点。通过采用大规模平行测序整个线粒体基因组，并保持广度和深度一致，就可以大大简化多重缺失的检测和确定流程[15]。

3　线粒体基因组 NGS 测序技术

3.1　靶基因富集技术

本书的前几章中已经介绍了目标基因富集的方法，包括 PCR 和基于捕获的方法。由于线粒体基因组较小（16.6 kb），没有任何内含子，通常通过 PCR 方法进行富集，该方法可以使用 24～36 对引物对短重叠区域进行扩增[10, 16, 17]，也可以使用 2～3 对引物进行长片段 PCR（LR-PCR）扩增[18-20]。最近，我们设计了 LR-PCR 引物对整个线粒体基因组进行单独扩增[15, 21]。

已有研究报道利用 RNA 或 DNA 探针在溶液中捕获线粒体基因组的方法[20, 22-24]。然而，扩增曲线结果显示线粒体基因组的不同部分并没有被全部捕获和测序[15, 22]。因此，不可能从这些序列数据中检测到大片段缺失或低水平突变。很多线粒体的假基因存在于每个核染色体上[25-27]。这些核线粒体序列（nuclear mitochondrial sequences，NUMTs）受遗传漂移的影响，产生了序列变异背景，为识别出真正的 mtDNA 序列，就必须排除这些背景信息的干扰。此外，由于存在大量的假基因，即使在没有 mtDNA 特异性探针的情况下，外显子捕获/测序的同时，也会捕获到假基因。因此，假基因序列的干扰可能会导致不正确的序列信息和（或）mtDNA 异质性水平的定量错误[25-27]。

3.2　大规模平行测序平台

可以使用各种平台进行大规模平行测序（massively parallel sequencing，MPS），包括 454、SOLiD、Affymetrix 重测序芯片、Illumina 和 Ion Torrent。这些不同 MPS 测序的化学方法和仪器硬件配置，都已经完成评估[21, 28-32]。每一种方法都有其优缺点[21]，线粒体基因组的性质也会影响 MPS 方法的选择。

线粒体基因组中含有大量的同聚物片段、高 GC 含量区域和短串联重复序列。由于低异质性的致病突变（包括重复区域中的小插入/缺失）具有显著的临床意义，因此了解每一种测序方法的局限性是很重要的。不同测序平台还可能影响测序的深度和多路平行测序的能力。应采用适当的质量控制方法，并对每个样本逐一分析，以确保准确性[15]。由于 mtDNA 突变异质性的定量分析是一种重要的分析程序，因此需要确定基于 NGS 分析方法的检测限。不同测序平台的序列覆盖深度不一样，这可能会影响线粒体基因异质性的检测[15, 18-20, 22]。

4　大规模测序平台在线粒体基因组测序方面的应用进展

本章将重点介绍 MPS 平台在 mtDNA 疾病临床诊断中的应用进展（表 11.2）。

表 11.2 大规模测序平台在人类线粒体基因组相关疾病中的应用汇总

	编号	目的	富集方法	MPS 平台	平均覆盖率	均一性/缺失	标本和实验数量	通量	结果
(a) 确定点突变	1	mtDNA 同时测序及量化	2 PCR 扩增片段等摩尔混合	Illumina GAII	1785	是	2 例	16道	可以检测 5%以上的异质性[19]
	2	确认 LVNC 疾病 mtDNA 为致病性突变基因	2 PCR 扩增片段 (9289 bp + 7626 bp)	Illumina GAII	634	NA	20 例	NA	已发现一些罕见致病突变型[24]
	3	确认 MI-HCM 和 MI-DCM 疾病 mtDNA 为致病性突变基因	3 PCR 扩增片段 (6929 bp,7050 bp, 6866 bp)	Roche FLX454	1300	可变的覆盖范围	20 例	10道	已发现一种罕见突变型 m.7501T>C, 与 Sanger 测序结果 98%一致[20]
	4	确认 MILS 家系中的 mtDNA 突变基因	2 PCR 扩增片段 (9731 bp + 12 038 bp)	Roche FLX454	182	NA	一个家系有 5 例突变基因携带者	NA	该家系中有 70%~100%携带 m.8993T>C 突变[18]
	5	婴幼儿线粒体疾病的分子诊断	线粒体外显子+mtDNA 全基因组, RNA 探针杂交法	Illumina GAII	25 457	可变的覆盖范围	42 例	1道	10 例患者均携带 AR 基因突变, 1 例有 7.2 kb 的 mtDNA 缺失[22]
	6	筛选并量化点突变, 片段缺失	单扩增片段 (16.6 kb)	Illumina HiSeq2000	>20 000	是, 断点片段缺失	>50 例	12道	敏感性, 特异性和准确性均为 100%, LOD=1.3%[15]
(b) 肿瘤细胞和不同组织中 mtDNA 突变异质性	7	调查在胚胎形成和肿瘤生成过程中的 mtDNA 变异性	2组, 每组 50 对标本, 单链 DNA 探针	Illumina GAII	16 700	不均一	2 个家系, 10 例大肠癌, 1 例患者 9 个不同部位的样本	不明确	同一个体不同组织以及同一母系不同个体的异质性检测[33]
	8	母系 mtDNA 致病基因遗传筛查	2 个 PCR 扩增片段 (8757 bp +9143 bp)	Illumina	1170	NA	9 例, 每例 2 个组织样本, 重复 PCR	NA	不同组织之间, 母子之间的遗传突变率低于预计[34]
	9	mtDNA 突变导致放疗对疗效个体差异性研究	PCR (细节未展示)	Illumina GAII	3981	NA	44 例 (18 例母亲+26 例儿童)	NA	突变遗传模式与母亲年龄相关, 18 例儿童中有 9 例遗传性突变[35]
	10	131 例欧亚混血儿mtDNA 突变异质性研究	2 个PCR 扩增片段 (7.3 kb + 9.7 kb)	Illumina GAII	65~211	NA	131 例	多通道	检出的 32 例当中有 37 例为遗传性突变, 其中突变率>10%的患者有 34 例[36]
	11	147 例高加索人、西亚人常染色体的人群普查	2 个 PCR 扩增片段 (7.3 kb + 9.7 kb)	Illumina GAII	87	NA	147 例	50道	BSP 方法的改变与人口增长率相关[37]

注: mtDNA: 线粒体 DNA 或线粒体基因组; LVNC: 左心室心肌致密化不全; NA: 未得到数据; MI-HCM: 母系遗传性肥厚型心肌病; MI-DCM: 母系遗传性扩张型心肌病; MILS: 母系遗传性利氏综合征; AR: 常染色体隐性遗传; LOD: 检测限; BSP: 贝叶斯时序线图分析方法。

4.1 致病性点突变检测及突变异质性评价

为了将 MPS 推广作为分子诊断的一种方法，人们通过将 MPS 结果与 Sanger 测序结果进行比较，验证了 MPS 检出率、量化线粒体全基因组突变率的有效性[15, 19]。MPS 还可用于确定 mtDNA 相关疾病中的 mtDNA 突变类型，包括左心室心肌致密化不全（LVNC）[24]、母系遗传性心肌病[20]和 Leigh 综合征[18]。然而，这些研究仅限于 mtDNA 突变率大于 5% 的组织。

由于 mtDNA 覆盖率的不均一性，在先前的报道中不可能检测到 mtDNA 片段缺失[18-20, 24]。使用 RNA 探针捕获-MPS 测序技术可检测高度异质性（94%）和>25 000X 覆盖的 mtDNA 单片段缺失[22]，并同样可对其中涉及线粒体生成和功能的 1300 个基因编码区进行捕获、测序[22, 38]。在核基因突变不干扰线粒体基因组检测的前提下，MPS 可同时对双基因组（线粒体和核基因组）功能障碍进行分子诊断；但至今双基因组 MPS 一步法在临床诊断中的应用价值尚未得到充分的验证[22, 38]。

由于人类线粒体基因组只有 16.6 kb，而高通量 MPS 技术可以提供更多深度的测序结果，因此，如果只是对线粒体基因组进行测序，为了充分利用高通量仪器的能力，通常会对多个样本进行同时测序（表 11.2）。测序序列的长度和覆盖深度根据所使用的 NGS 平台而有所不同。

4.2 一步法全面分析整个线粒体基因组

我们实验室最近开发了一步法 MPS，该方法可以满足碱基定量、大片段缺失及断点缺失的检测需求[15]。该方法使用一对引物（图 11.1）——mt16426F-5′ccgcacaagagtgctactctcctc3′

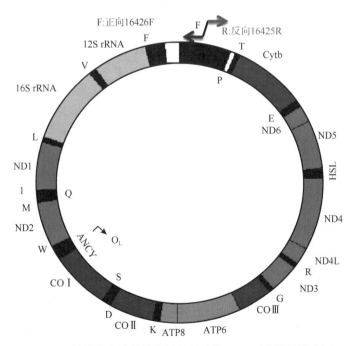

图 11.1　扩增整个线粒体基因组长片段 PCR 引物设计模式图

扫封底二维码获取彩图

和 mt16425R-5′gatattgatttcacggaggatggtg3′，整个线粒体基因组作为单扩增子进行长片段 PCR（long-range PCR，LR-PCR）扩增，然后在 Illumina HiSeq 2000 仪器上进行文库构建和测序[15]。由于整个线粒体基因组作为单一的扩增子进行扩增，所以每种碱基可能都与它在分子起始种群中的出现比例成正比（图 11.2a）。由于含有缺失的基因片段在限制条件下具有复制优势，因此，缺失片段更容易被检出（图 11.2b），所以它们的异质性水平可能被高估。通过使用不太严格的参数，将不匹配的序列与线粒体参考序列（rCRS）进行比对，允许这些序列中的一半有＞80%的匹配，反而可以精确地定位这些断点缺失（图 11.2c）。与传统的大片段缺失的 Southern 技术相比，这是一个很大的优势，Southern 技术在缺失片段和断点的确定过程中要经过两个独立的烦琐程序。

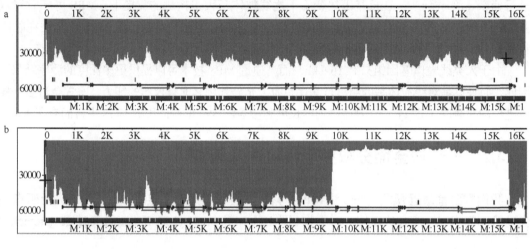

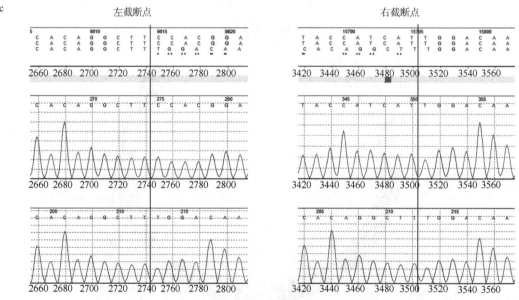

图 11.2 （a）线粒体基因组的测序覆盖范围模式图；（b）MPS 检测出的缺失片段范围；（c）断点缺失突变

图片由 Hui Yu 博士提供

扫封底二维码获取彩图

通过对每条通道流动中的 12 个样本同时进行高通量测序，并且进行 76 个循环往复的测序，可以实现每种碱基平均覆盖率达 2 万倍[15]。在此覆盖深度和 0.326%±0.335% 的实验错误率下，很容易检测到 >1.5% 的异质体突变。在进行质量控制过程中，以含 1.1% 异质性 m.3243A>G 突变的样本为研究对象，或将包含一系列（1%、5%、10%、20% 和 50%）已知突变的参考 DNA 样本与同一通道的患者样本采用完全相同的方法进行测序分析[15]，结果表明：1.1% 的 m.3243A>G 对照组的检测值为 1.14%±0.09%（尚未发表）。迄今为止，已经有 800 多个样本使用这种综合一步法进行分析，已发现许多同质或异质性突变，这些突变中大多数报告为良性 SNP；在分析的样本中，大约有 6% 为致病性突变，只有 <1% 可能为有害的新突变。由于并不是所有的异质新突变体都具有临床意义，所以其他的遗传、生化、家谱分析和临床信息，以及使用计算机分析蛋白质结构/功能预测算法获得的结果，都可用来帮助解释这些变异体[39, 40]。

根据 CLIA 和 CAP 提出的临床诊断实验室的管理标准，这种下一代测序法在 mtDNA 相关疾病诊断中的应用已经完全得到了验证。所有必要的质量和数量参考样品，都与每一个待测标本一起参与分析。通过 Sanger 方法检测到的所有突变均采用这种一步 MPS 法进行了验证。此外，一步 MPS 法还可以检测到 Sanger 测序无法检测到的低异质性变化。至今，MPS 策略是提供精确的、可重复的异质性测量整个线粒体基因组每个核苷酸位置突变的最全面的方法；此外，大片段 mtDNA 缺失和断点缺失，也可轻易检出[15]。

4.3 MPS 方法在癌症、各种组织和不同人群中检测 mtDNA 突变的应用进展

除了 mtDNA 疾病的分子诊断，MPS 还可以用于分析整个线粒体基因组，以及评估癌症的预后。肿瘤细胞内的 mtDNA 改变可以作为监测疾病进展的生物标志物[41-44]。传统上，肿瘤细胞 mtDNA 的改变是通过重叠的短 PCR 片段的 Sanger 测序来分析的[41-44]。如果要对大量的肿瘤样本进行分析，则 Sanger 测序难于执行。最近一项研究阐述了 MPS 方法在此领域应用的优越性，该研究分析了 10 例结肠癌、1 例患者的 9 个不同组织和两个 CEPH 家族成员的 mtDNA[33]。结果显示：在结肠癌、同一个体的不同组织以及不同母系亲属中，mtDNA 异质突变是可变的，并且异质性改变的程度从 1.6% 到 57% 不等。这些研究揭示了线粒体 DNA 序列在胚胎形成和癌症发展过程中的性质和变异性，并证明了人类个体的特异性是由相关线粒体复合基因型而不是单一基因型决定的。

MPS 同样可用于研究放射治疗对线粒体 DNA 改变的影响[35]，并应用于线粒体 DNA 在母系遗传过程中的异质性动态变化分析[34]。对于后一项研究，多个课题组的研究表明：异质性改变的频率可能低于之前的估计[35]，即 mtDNA 异质性在同一个体的不同组织以及母亲和孩子之间存在差异[34]。此外，对大量样本和低水平异质性标本（131 例欧亚混血儿[36] 和 147 例高加索及西亚人）的 mtDNA 基因进行研究[37]，结果发现：mtDNA 异质性在人群中普遍存在，且存在显著性差异。只有高通量、深覆盖的测序技术才能以节省成本和时间的方式进行这种类型的研究。以上结果还表明，由于异质性水平的动态变化，mtDNA 突变

体用于法医学身份验证目的时要谨慎[34]。然而，由于在这些研究中使用的 NGS 技术尚未通过法医学标准的评估，因此将 MPS 应用于法医调查需要进一步的评估[45]。基于 MPS 技术应用的一个主要问题在于，这些研究没有考虑核 mtDNA 同源物（nuclear mtDNA homologues，NUMT）对检测结果的潜在干扰，这可能导致检出不正确的突变体或异质性水平。

5   mtDNA 疾病在 NGS 方面的临床诊断规范

以临床诊断为目的的实验过程必须遵循临床实验室改进法案修正案（CLIA）制定的监管程序，该程序要求全面的实验评估和性能记录性文件，包括敏感性、特异性、准确性、可重复性以及适用于分析的任何其他独特性能。由于每次实验产生大量的数据以及所涉及实验操作和计算分析流程的复杂性，很难确定这种新开发的技术是否符合 CLIA 规定的标准。NGS 指南工作组一直在积极探索这些问题。总体来说，在 NGS 应用于临床之前，必须对实验进行验证，特别是对于那些通过 MPS 技术确诊的 mtDNA 突变性疾病，评估 NGS 运行性能的具体参数应该包括覆盖深度、覆盖的均匀性、覆盖不良的区域或碱基位点（如小缺失、重复序列和均聚类区域）、碱基调用质量、检测 mtDNA 大片段缺失的能力，以及异质性突变检测率。回顾已发表的关于 NGS 在 mtDNA 相关性疾病分析方面的论文（表 11.2），结果显示：除了 Zhang 等报道的一步综合法外，大多数 NGS 分析都没有进行临床诊断验证[15]。

Zhang 和团队成员通过将 NGS 结果与 Sanger 测序获得的结果进行比较，评估了基于 NGS 技术在 mtDNA 相关疾病诊断过程中的性能，并证明了其具有 100% 的灵敏度和特异性[15]。由于突变异质性程度在结果解释和遗传咨询中至关重要，因此他们评估了 NGS 方法的不足之处和不同批次结果的量化重复性。最重要的是，该报道描述了参考样本与每个索引样本结合的质量和数量，以便同时进行评估，以确保结果的准确性和可重复性[15]。此外，他们开发了"深度测序指数"（DSI）程序，用于评估每个测序运行的性能以及比较不同基因富集方法的测序结果的质量。该程序包含六方面评价指标：①测序数量与测序内控 DNA（QC）间的匹配程度；②样品测序序列的平均数与标准化测序内控 DNA（QC）归一性；③通过检测一定比例混合的 6 种测序内控 DNA（QC）突变体，其预期值与实验值之间的相关系数；④测序序列平均长度的标准偏差与样品 DNA 序列的平均比率；⑤分析特异性；⑥由 mtDNA 的测序序列结果确定实验分析的灵敏度。实验分析的特异性定义为目标 mtDNA 参考序列与样品产生总序列的百分比；捕获富集的方法特异性达 20%，但是对于基于单扩增子 LR-PCR 的特异可达 99%。实验分析的灵敏度定义为通过 MPS 方法测序序列长度所涵盖的参考序列百分比，实验应该能达到 100% 分析灵敏度和 0% 假阴性。因此，很明显，所有针对新型 NGS 技术的性能参数都包含在该质量评估公式中；每个实验室都可以定义自己实验室的最小通过分数，代表实验的可接受程度；这种数值评估可以方便实验室间比对和提高标准化实验室间的检测水平。

6　分子诊断临床应用注意事项

mtDNA 疾病的分子诊断最难之处在于：①同时检测和定量 mtDNA 异质性点突变；②同时检测和定位 mtDNA 大片段缺失；③同时检测和定量 mtDNA 点突变和大片段缺失。MPS 技术可以从以下几个方面来克服这些困难：①避免 NUMT 和 mtSNP 的干扰；②提供覆盖所有核苷酸位置的测序方法。由于 NUMT 存在于核染色体中，mtSNP 分布在线粒体基因组中，因此避免它们互相干扰的唯一方法是将整个线粒体基因组作为单一扩增片段，使用含有最少数量的 mtSNP 的引物进行扩增，该方法可均匀覆盖每个单核苷酸位置[15]。当最初选择的引物不能有效扩增时，还应验证其他可供选择的引物。为了评估 SNP 在主要引物上的结合位点，还需要一组扩增片段内的引物与扩增片段外的引物同时验证 SNP 引物结合位点的正确性。

大多数报道的研究使用至少两对引物来扩增重叠区域[18, 19, 24, 33, 34, 36, 37]。MPS 方法不是为检测大的 mtDNA 缺失而设计的，虽然测序覆盖深度可能足以检测异质性，但必须谨慎解释可疑变异体和异质性定量，因为 SNP 位于引物上并且和 NUMT 共扩增，可能导致潜在突变体和异质性定量结果的偏差。

7　总结

目前 NGS 已应用于线粒体 DNA 相关疾病的临床诊断。实验室应遵循 CLIA 和 CAP 对质量控制和质量保证程序的要求，对基于 NGS 的分析进行充分验证[15]，并且在 NGS 方法定量检测 mtDNA 异质性突变的临床试验之前对实验误差和检测限进行验证。

（方赞熙　田维敏　译；张　鹏　张旺东　审）

参 考 文 献

[1] Dimmock D et al（2010）A quantitative evaluation of the mitochondrial DNA depletion syndrome. Clin Chem 56（7）：1119-1127.

[2] Shanske S，Wong LJ（2004）Molecular analysis for mitochondrial DNA disorders. Mitochondrion 4（5-6）：403-415.

[3] Wong LJ，Boles RG（2005）Mitochondrial DNA analysis in clinical laboratory diagnostics. Clin Chim Acta 354（1-2）：1-20.

[4] Smeitink J，van den Heuvel L，DiMauro S（2001）The genetics and pathology of oxidative phosphorylation. Nat Rev Genet 2（5）：342-352.

[5] Wong L-JC et al（2010）Current molecular diagnostic algorithm for mitochondrial disorders. Mol Genet Metab 100（2）：111-117.

[6] Venegas V，Halberg MC（2012）Quantification of mtDNA mutation heteroplasmy（ARMS qPCR）. Methods Mol Biol 837：313-326.

[7] Tang S et al（2012）Analysis of common mitochondrial DNA mutations by allele-specific oligonucleotide and Southern blot hybridization. Methods Mol Biol 837：259-279.

[8] Bai RK，Wong LJ（2004）Detection and quantification of heteroplasmic mutant mitochondrial DNA by real-time amplification refractory mutation system quantitative PCR analysis：a single- step approach. Clin Chem 50（6）：996-1001.

[9] Landsverk ML，Cornwell ME，Palculict ME（2012）Sequence analysis of the whole mitochondrial genome and nuclear genes causing mitochondrial disorders. Methods Mol Biol 837：281-300.

[10] Ware SM et al（2009）Infantile cardiomyopathy caused by a mutation in the overlapping region of mitochondrial ATPase 6 and 8 genes. J Med Genet 46（5）：308-314.

[11] Chinault AC et al（2009）Application of dual-genome oligonucleotide array-based comparative genomic hybridization to the molecular diagnosis of mitochondrial DNA deletion and depletion syndromes. Genet Med 11（7）：518-526.

[12] Wang J et al（2012）Targeted array CGH as a valuable molecular diagnostic approach：experience in the diagnosis of mitochondrial and metabolic disorders. Mol Genet Metab 106（2）：221-230.

[13] Wong LJ et al（2008）Utility of oligonucleotide array-based comparative genomic hybridization for detection of target gene deletions. Clin Chem 54（7）：1141-1148.

[14] Lacbawan F et al（2000）Clinical heterogeneity in mitochondrial DNA deletion disorders：a diagnostic challenge of Pearson syndrome. Am J Med Genet 95（3）：266-268.

[15] Zhang W，Cui H，Wong LJ（2012）Comprehensive 1-step molecular analyses of mitochondrial genome by massively parallel sequencing. Clin Chem 58（9）：1322-1331，Epub July PMID.

[16] Brautbar A et al（2008）The mitochondrial 13513G＞A mutation is associated with Leigh disease phenotypes independent of complex I deficiency in muscle. Mol Genet Metab 94（4）：485-490.

[17] Wang J et al（2009）Two mtDNA mutations 14487 T＞C（M63V, ND6）and 12297 T＞C（tRNA Leu）in a Leigh syndrome family. Mol Genet Metab 96（2）：59-65.

[18] Kara B et al（2012）Whole mitochondrial genome analysis of a family with NARP/MILS caused by m. 8993 T＞C mutation in the MT-ATP6 gene. Mol Genet Metab 107（3）：389-393.

[19] Tang S，Huang T（2010）Characterization of mitochondrial DNA heteroplasmy using a parallel sequencing system. Biotechniques 48（4）：287-296.

[20] Zaragoza MV et al（2010）Mitochondrial DNA variant discovery and evaluation in human Cardiomyopathies through next-generation sequencing. PLoS One 5（8）：e12295.

[21] Zhang W，Cui H，Wong LJ（2012）Application of next generation sequencing to molecular diagnosis of inherited diseases. Top Curr Chem. http：//dx. doi. org/a0. 1007/128. 2012. 325.

[22] Calvo SE et al（2012）Molecular diagnosis of infantile mitochondrial disease with targeted next-generation sequencing. Sci Transl Med 4（118）：118ra110.

[23] Gnirke A et al（2009）Solution hybrid selection with ultra-long oligonucleotides for massively parallel targeted sequencing. Nat Biotechnol 27（2）：182-189.

[24] Tang S et al（2010）Left ventricular noncompaction is associated with mutations in the mitochondrial genome. Mitochondrion 10（4）：350-357.

[25] Hirano M et al（1997）Apparent mtDNA heteroplasmy in Alzheimer's disease patients and in normals due to PCR amplification of nucleus-embedded mtDNA pseudogenes. Proc Natl Acad Sci USA 94（26）：14894-14899.

[26] Parfait B et al（1998）Co-amplification of nuclear pseudogenes and assessment of heteroplasmy of mitochondrial DNA mutations. Biochem Biophys Res Commun 247（1）：57-59.

[27] Tsuzuki T et al（1983）Presence of mitochondrial-DNA-like sequences in the human nuclear DNA. Gene 25（2-3）：223-229.

[28] Bennett S（2004）Solexa Ltd. Pharmacogenomics 5（4）：433-438.

[29] Bennett ST et al（2005）Toward the $1000 human genome. Pharmacogenomics 6（4）：373-382.

[30] Margulies M et al（2005）Genome sequencing in microfabricated high-density picolitre reactors. Nature 437（7057）：376-380.

[31] Rothberg JM et al（2011）An integrated semiconductor device enabling non-optical genome sequencing. Nature 475（7356）：348-352.

[32] Shendure J et al（2005）Accurate multiplex polony sequencing of an evolved bacterial genome. Science 309（5741）：1728-1732.

[33] He Y et al（2010）Heteroplasmic mitochondrial DNA mutations in normal and tumour cells. Nature 464（7288）：610-614.

[34] Goto H et al（2011）Dynamics of mitochondrial heteroplasmy in three families investigated via a repeatable re-sequencing study. Genome Biol 12（6）：R59.

[35] Guo Y et al（2012）The use of next generation sequencing technology to study the effect of radiation therapy on mitochondrial DNA mutation. Mutat Res 744（2）：154-160.

[36] Li M et al（2010）Detecting heteroplasmy from high-throughput sequencing of complete human mitochondrial DNA genomes. Am J Hum Genet 87（2）：237-249.

[37] Schonberg A et al（2011）High-throughput sequencing of complete human mtDNA genomes from the Caucasus and West Asia：high diversity and demographic inferences. Eur J Hum Genet 19（9）：988-994.

[38] Vasta V et al（2009）Next generation sequence analysis for mitochondrial disorders. Genome Med 1（10）：100.

[39] Zhang VW，Wang J（2012）Determination of the clinical significance of an unclassified variant. Methods Mol Biol 837：337-348.

[40] Wang J et al（2012）An integrated approach for classifying mitochondrial DNA variants：one clinical diagnostic laboratory's

experience. Genet Med 14（6）：620-626.

[41] Bai RK et al（2007）Mitochondrial genetic background modifies breast cancer risk. Cancer Res 67（10）：4687-4694.

[42] Kurtz A et al（2004）Somatic mitochondrial DNA mutations in neurofibromatosis type 1- associated tumors. Mol Cancer Res 2（8）：433-441.

[43] Tan DJ, Bai RK, Wong LJ（2002）Comprehensive scanning of somatic mitochondrial DNA mutations in breast cancer. Cancer Res 62（4）：972-976.

[44] Wong LJ et al（2003）Detection of mitochondrial DNA mutations in the tumor and cerebrospinal fluid of medulloblastoma patients. Cancer Res 63（14）：3866-3871.

[45] Bandelt HJ, Salas A（2012）Current next generation sequencing technology may not meet forensic standards. Forensic Sci Int Genet 6（1）：143-145.

第十二章　下一代测序技术在核基因组线粒体疾病诊断中的应用进展

Valeria Vasta，Si Houn Hahn

摘要：迄今为止，已发现 200 多个核基因突变与线粒体疾病相关[1, 2]。与其他孟德尔疾病类似，下一代测序技术已成功应用于鉴定线粒体疾病的致病基因筛查[3-7]，尤其对于异质性遗传疾病的分子诊断作用尤其突出。NGS 技术针对已知线粒体疾病目标基因的检测近来已经应用于临床检测。此外，由于仍然需要明确这些基因的致病条件，所以近来就有一些研究对全基因组的编码序列（全外显子）进行鉴定，结果发现了一些新的核基因突变，从而增加了线粒体疾病的突变位点列表。即使只对一个患病的家庭有帮助，这些研究也是成功的。与其他遗传性疾病一样，NGS 也对线粒体疾病的发现和诊断发挥着双重作用[8]。本章将讨论 NGS 在线粒体疾病诊断中的作用、机遇和挑战。

1　线粒体疾病的下一代测序分子诊断技术

早期研究通过对 362 种已知候选基因进行测序，探索了靶向测序对线粒体疾病诊断的可行性[3]。我们进一步将该研究扩展到 908 个核基因，并通过 26 名已患或高度怀疑线粒体疾病的患者进行了验证。总体而言，该技术的灵敏度、特异性和重复性等性能在临床诊断方面上是令人满意的：分析灵敏度在 98% 以上，平均变异系数小于 2%；常规测序深度下绝大多数测序结果准确，仅有 8% 的测序结果没有通过 20 次重复性验证和 $Q>30$ 的质量指标[7]。Calvo 和他的同事将 "MitoExome" 作为 NGS 测序的目标，对线粒体基因组和编码人线粒体蛋白质组中已鉴定蛋白质的 1034 个核基因的外显子进行了高灵敏度、高特异性的测序工作，实现了目标基因高达 96% 覆盖率的全面测序，并且其中 87% 的目标基因测序深度达 15X，从而保证了 99% 突变的正确检出[5]。

以上研究及本章综述大部分内容，使用的是人类基因组项目[9]一般的生信分析流程，即使用 Burrows-Wheeler Aligner（BWA）软件进行测序结果与人类基因组序列比对；使用 GATK 或 SAMtools 软件筛选单核苷酸突变位点（single nucleotide variants，SNV）、小片段插入或缺失检测；使用 SeattleSeq、GATK Genomic Annotator 或 Annovar 软件进行突变注释工作。

2 下一代测序技术鉴定患者已知致病基因的突变类型

靶向测序或全外显子组测序等工作的完成为鉴定致病基因提供了重要基础，能够协助患者的分子诊断，并且往往能够扩大相关基因的表型谱和绘制、理解疾病的遗传模式（表 12.1）。

全外显子组测序鉴定的 *AFG3L2* 基因纯合错义突变，是导致近亲家族两兄弟中早发性痉挛性共济失调-神经病变综合征的原因[15]。这种酶编码位于线粒体内膜的 m-AAA 蛋白酶的一个亚基，负责清除受损或错误折叠的蛋白，并水解活化必要的线粒体蛋白。*AFG3L2* 蛋白与痉挛性截瘫相关蛋白分子 APG7（spastic paraplegia7）无论形成同源性同工酶复合物，还是形成异源性复合物都会导致线粒体功能网络紊乱[37]。已知 *AFG3L2* 中的杂合功能缺失突变会引起常染色体显性遗传性脊髓性小脑性共济失调（spinocerebellar ataxia 28，SCA28）[38]，这种疾病的表型与本研究中所描述的隐性形式影响患者的表型明显不同。

通过连锁分析，全外显子组测序确定了三兄弟中观察到的胎儿期脑室扩大的原因，即基因 X 染色体中 *AIFM1* 的半合子改变[17]。虽然已知该蛋白质在细胞凋亡中起作用，但其第二种功能似乎与线粒体翻译有关。该研究扩展了 *AIFM1* 基因突变的临床诊断范围，包括脑室扩大。

对患有 V 型远端遗传性运动神经病变（dominant distal hereditary motor neuropathy type V）的 2 名患者的外显子组进行测序，鉴定出 *REEP1* 的突变体[31]，该基因先前与痉挛性截瘫相关[39]。已有报道该基因的突变可导致线粒体生物能学的改变和线粒体网络形态的异常[40]。这种蛋白质可能通过微观相互作用参与线粒体分裂[40]或动态变化[41]。

对出现严重新生儿乳酸性酸中毒、肌张力减退和顽固性心肌病的两兄弟进行联合外显子组测序，确定了 2 名患儿基因 *BOLA3* 中单个纯合子的错义突变[18]。预测该蛋白位于线粒体，推测其在呼吸链和 2-酮酸脱氢酶复合物的正常功能所必需的铁-硫簇的生物发生中起作用。最近通过微细胞介导染色体转移的传统测序，将该基因鉴定为病理学相关的致病基因[42]。

进行性眼外肌麻痹（progressive external ophthalmoplegia，PEO）是常染色体隐性遗传病，遗传背景尚不清，迄今为止仅仅知道 *POLG* 是唯一的相关基因[35]。两个外显子组测序研究表明，*TK2*[35]和 *RRM2B*[32]可能是隐性 *PEO* 的又一致病基因，这项研究扩大了它们的基因型表型相关性。迄今为止，mtDNA 缺失综合征和常染色体显性遗传均可导致 PEO。类似地，疑似线粒体疾病患者的靶向外显子测序揭示了 *WFS1* 中的纯合突变，这个病例成为 Wolfram 综合征的非典型病例，即线粒体疾病具有临床特征的病症[36]。另一项外显子组研究发现了早发性肌张力障碍患者中 *GCDH* 突变的一种新表型[21]，该基因典型的表现是婴儿脑病和大头畸形。最近针对一名患者的靶向外显子测序研究发现：*MPV17* 基因突变是导致 mtDNA 缺失的成人多系统疾病的病因[43]，*MPV17* 基因通常与儿童期发病有关。对可疑线粒体疾病患者进行靶向外显子测序的研究发现了 *POLG*、*CPT2* 和 *PDSS1* 的突变[7]。众所周知，CPT2 参与体内脂肪酸氧化途径，但之前并不知道它与线粒体功能异常有关。另一项研究，是通过发现一些已知与线粒体疾病相关的基因突变（如 *POLG*、*BCS1L*、

表 12.1 下一代测序技术在可疑线粒体疾病患者中鉴定的致病基因汇总

致病基因	疾病亚型	基因/相关功能	临床病症	相关指征
AARS2[a]	RCC 缺陷/mtDNA 缺失组合	线粒体丙氨酰-tRNA 合成酶	肥厚型心肌病线粒体肌病致死的胎儿[5,10]	蛋白降解合成受损
ACAD8[b]	RCCIV型缺陷	酰基辅酶 A 脱氢酶蛋白家族	发育迟缓, 癫痫, 肌张力减低, 表皮萎缩[5]	
ACAD9[a]	RCC I 型缺陷	酰基辅酶 A 脱氢酶蛋白家族, 功能未知	肥厚型心肌病, 乳酸酸中毒, 脑病变/致死性新生儿线粒体疾病[5,6,11]	非线粒体疾病基因突变及抗慢病毒补体异常
ACADSB[b]	Complex III 缺陷	短/支链酰基辅酶 A 脱氢酶	肌张力减低, 发育不良, 发育迟缓[5]	酵母类细胞补体异常
ACO2[a]	RCC 正常, 谷氨酸氧化减少	线粒体乌头酸酶	小儿神经退行性疾病[12]	非线粒体疾病基因突变及抗慢病毒补体异常
ACSF3[a]	线粒体的形状和大小改变	丙二酸辅酶 A 合成酶	丙二酸和甲基丙二酸联合尿症[13,14]	酵母类细菌补体异常
AFG3L2		m-AAA 蛋白酶, 去除受损蛋白, 蛋白水解激活必要的线粒体蛋白	早发性轻痉挛性神经失调综合征, 上睑下垂, 眼球运动的失用症, 肌张力障碍, 肌萎缩, 进行性肌阵挛性癫痫[15]	非线粒体疾病基因突变
AGK[a]	mtDNA 缺失联合 RCC 缺陷	酰基甘油激酶, 脂质代谢/催动 ANT 合成中的作用	Sengers 综合征, 心肌病, FTT, 疲劳, 呼吸窘迫, 肺动脉高压肥厚性阻塞性心肌病[5,16]	家系分析
AIFM1	RCC 联合缺陷	细胞凋亡诱导因子, 影响线粒体蛋白的转录和组装	小儿神经退行性疾病; NGS 技术扩宽了该基因的表型, 包括产前脑室[17]	
AKB1B15[b]	RCC I 型缺陷	醛-酮还原酶	多囊状菌肉综合征, 严重的胎儿生长受限[5]	
BCS1L	RCC III 型缺陷	装配因子	新生儿型的线粒体细胞病[5]	自闭, mRNA 和蛋白质降解
BOLA3	RCC 联合缺陷, 丙酮酸脱氢酶复合缺失	Fe-S 簇的生物生成; 线粒体 RCC 的组装	多重线粒体功能障碍综合征, 新生儿乳酸酸中毒, 张力减退和心肌病[18]	抗慢病毒补体异常
C1orf31[b]	RCC 联合缺陷	公认的装配因子	肥厚型心肌病[5]	
COX6B1	RCCIV型缺陷	IV型复合体亚单位	新生儿线粒体脑病, 代谢性酸中毒[5]	蛋白质降解, 家系分析
CPT2	RCC 联合缺陷	肉碱棕榈酰转移酶 2	肌张力减低, 肌无力[7]	皮肤成纤维细胞和肌肉组织中酶的测定
EARS2[a]	RCC 联合缺陷	线粒体谷氨酰-tRNA 合成酶	儿童神经退行性疾病[19]	非线粒体疾病基因突变
FARS2[a]	异常线粒体	线粒体苯丙氨酰-tRNA 合成酶	发育迟缓, 癫痫和乳酸性酸中毒[20]	家系分析
FOXRED1[a]	RCC I 型缺陷	FAD 依赖的氧化还原酶	亚急性坏死性脑脊髓病[4]	抗慢病毒补体异常
GCDH		戊二酰辅酶 A 还原酶	早发性广义肌张力障碍[21]	尿中增加 3-羟基二酸

续表

致病基因	疾病亚型	基因相关功能	临床病症	相关指征
GFM1	RCC 联合缺陷	线粒体蛋白质翻译延长因子	线粒体脑病[5]	mRNA 降解，蛋白质降解，家系分析
GFM2[a]	RCC 联合缺陷	线粒体蛋白质翻译延长因子	小头畸形，单纯脑回畸形，胰岛素依赖型糖尿病[22]	家系分析
HARS2[a]		线粒体组氨酸-tRNA 合成酶	波端特综合征[23]	酵母类细胞补体异常
LARS[a]	RCC 和 mtDNA 含量正常	亮氨酸-tRNA 合成酶	婴儿肝病-多系统参与模拟线粒体疾病[24]	
LYRM4[b]	RCC 联合缺陷	Fe-S 簇的生物生成	发育不良，代谢性酸中毒，肝大，呼吸衰竭[5]	家系分析，线粒体功能异常
MFF[a]	RCC 正常	线粒体裂殖因子	发育迟缓[20]	家系分析，自闭
MRPL3[a]	RCC 联合缺陷	线粒体核糖体蛋白	肥厚型心肌病，精神运动发育迟缓[25]	
MTCH1[b]/MNF1[a]	RCC III 型缺陷	线粒体拟核因子 1	严重宫内生长受限，嗜睡，代谢性酸中毒，肾小管酸中毒，畸形外观[5]	
MTERF[b]/C7orf10[a]	RCC IV 型缺陷	线粒体转录终止因子/辅酶 A 转移酶	肌张力减退，轻度脑萎缩[5]	
MTFMT[a]	RCC 联合缺陷/复合 I 型缺陷	甲硫氨酸-tRNA 甲酰化线粒体翻译	亚急性坏死性脑脊髓病[6, 26]	抗病毒补体异常
MTHFD1[a]	RCC 联合缺陷	四氢叶酸核苷酸的合成，以及同型半胱氨酸代谢	巨幼细胞性贫血，非典型溶血性尿毒症，重症联合免疫缺陷，血液中同型半胱氨酸和甲基丙二酸水平升高[27]	家系分析
MTHFD1L[b]/UCP1[b]	RCC III 型缺陷	亚甲基四氢叶酸脱氢酶 1 样，合成四氢叶酸，核苷酸和同型半胱氨酸代谢/解偶联蛋白	胎儿运动功能减退，皮埃尔罗宾序列征，腹腔内钙化[5]	
MTO1[a]	RCC 联合缺陷/复合 IV 型缺陷	线粒体-tRNA 调节因子	肥厚型心肌病[28]/婴儿痉挛症[7]，肌张力减退	抗慢病毒补体异常/酵母类细胞补体异常
NDUFAF2	RCC I 型缺陷	装配因子	Leigh 综合征[4]	蛋白质降解，家系分析
NDUFB3[a]	RCC I 型缺陷	复合 I 型亚基	严重宫内生长受限，发育不良，代谢性酸中毒，毒复发[5, 6]	抗慢病毒补体异常
NDUFS1	RCC I 型缺陷	复合 I 型亚基	严重发育不良；在以前的单基因测序试验中未测序的另一外显子中发现变异[20]	
NDUFS3	RCC I 型缺陷	复合 I 型亚基	发育迟缓，肌张力减退，乳酸性酸中毒[6]	已知突变
NDUFS4	RCC I 型缺陷	复合 I 型亚基	Leigh 综合征/肥厚型心肌病，神经病，肌张力减退[4]	家系分析，自闭

续表

致病基因	疾病亚型	基因/相关功能	临床病征	相关指征
NDUFS8	RCC I 型缺陷	复合 I 型亚基	肌张力减退线粒体脑病[4,6]	家系分析，自闭
NDUFV1	RCC I 型缺陷	复合 I 型缺陷	致命的婴儿线粒体疾病[4]	抗癫痫补体异常
NUBPL^a	RCC I 型缺陷	装配因子	线粒体脑病[4,29]	白细胞辅酶 Q（CoQ10）减低
PDSS1	辅酶 Q10 缺陷	辅酶 Q10 生物合成	发育迟缓，肾病综合征[7]	已知突变
POLG	RCCIV 型缺陷复合 I 型缺陷	线粒体 DNA 合成酶	肌张力减退，发育迟缓，癫痫，共济失调/致命的新生儿线粒体脑病[5,7]	家系分析，自闭
POP1^a		线粒体 RNA 加工	生长迟缓骨骼发育不良[30]	家系分析，自闭
REEP1		受体表达增强蛋白 1，ER 表达和微管动力学	遗传性运动神经末端病变；NGS 扩展了该基因的表型[31]	家系分析，自闭，外源基因过表达，微基因缺失
RRM2B	mtDNA 缺失	核苷酸还原酶；为 mtDNA 复制维持平衡的核苷酸池	染色体隐性 PEO[32]	家系分析
SERAC1^a	正常到可变的 RCC 缺陷	磷脂酰甘油重构	MEGDEL 综合征[33]	非线粒体疾病基因突变
SLC7A13^b	联合 RCC 缺陷	溶质载体家族 7 [阴离子氨基酸转运因子] 成员 13	癫痫发作，肌张力减低，运动发育迟缓[7]	家系分析
SLC52A2^a	RCC 正常	核黄素转运因子 3	躯干共济失调，视神经萎缩，耳聋[34]	家系分析，多动症
SURF1	RCCIV 型缺陷	装配因子	Leigh 综合征：最初诊断为常染色体性隐性失调，NGS 得出正确的诊断[22]	家系分析
TK2	mtDNA 缺失	胸苷激酶 2，为 mtDNA 复制维持平衡的核苷酸池	常染色体隐性 PEO[35]	成纤维细胞和突变蛋白 TK2 活性异常
TSFM	联合 RCC 缺陷	线粒体蛋白质翻译延长因子	心-脑-肌病[5]	家系分析
UQCRI0	RCC III 型缺陷	复合体 3 亚单位	脑室扩大，呼吸暂停，发育退化，肌张力减退，癫痫发作[5]	
WFS1	RCC I 型缺陷	Wolfram 综合征	非典型 Wolfram 综合征[36]	已知突变

a 新发现的致病基因；b 在患者身上发现突变的候选疾病基因。

RC：呼吸链；RCC：呼吸链复合体。

COX6B1、GFM1 和 TSFM）来对患者做出的诊断[5]。在其他的 NGS 研究中，还发现了线粒体呼吸链复合体 I 型缺陷患者存在 NDUFS3、NDUFS4、NDUFS8、NDUFV1 和 NDUFAF2 的基因异常[5, 6]。在一项外显子组研究中，发现一名患者的 NDUFS1 基因发生了突变（NDUFS1 是线粒体呼吸链复合体 I 的亚基基因），由于没有对另一种外显子进行测序，因此没有被传统的 Sanger 测序检测到[20]。这个例子强调了即使是使用 NGS 测序，也应包括所有转录外显子的重要性（商业外显子组捕获试剂盒通常只包含参考基因的外显子）。

3　下一代测序技术鉴定线粒体疾病的新致病基因

在过去的 2 年里，至少有 20 个新基因通过 NGS 技术被鉴定为线粒体疾病的致病基因（表 12.1），这与其他孟德尔遗传病的发现速度相当。

在最近的一项研究中，对 4 名怀疑患有线粒体脑肌病的近亲家族患者进行全外显子组测序，发现了 2 个新基因的纯合突变[20]。一名发育迟缓的患者发生了 MFF 基因纯合突变，MFF 基因编码线粒体分裂因子，动态控制细胞器的不断分裂和融合[44]。作者检测到了患者的线粒体从典型点状到管状的明显变化，表明线粒体的融合增加和裂变减少。患者的截断突变使蛋白质长度从 326 个氨基酸减少到 64 个氨基酸，丢失了正常功能所需的跨膜结构域[45]。研究发现的第二个突变基因是 FARS2，它编码线粒体苯丙氨酸-tRNA 合成酶，这个合成酶是线粒体蛋白质的合成成分之一，与线粒体疾病有关，下列几项研究以及最近的其他研究证实了这一点[46]。

对一名患有肥大性线粒体心肌病和合并呼吸链缺陷的先证者进行外显子组测序，发现了一个新的致病基因 AARS2，其编码线粒体丙氨酰-tRNA 合成酶[10]。蛋白质结构模型表明，这些突变可能导致 tRNA 氨基酰化的错误或缺失。另一个家庭在两个具有相同表型的兄妹中发现了同一基因发生突变，这增加了线粒体基因突变致病的证据。此外，在随后的一项研究中，在一个患有线粒体肌病的死产胎儿身上发现了相同基因的突变[5]。

在一项针对一个患有佩罗特综合征（Perrault syndrome）、卵巢发育不良和感觉神经性耳聋的家庭的研究中，对 4 Mb 连锁区域的下一代测序结果表明，先前怀疑的 HARS2 是唯一具有两种预测致病突变的基因[23]。该基因编码线粒体组氨酸-tRNA 合成酶，突变降低了其对 tRNA 的氨基酰化活性。这一发现揭示了线粒体在哺乳动物卵巢发育不良中的作用，同时也证实了线粒体对感觉神经功能的作用。

对一名患有线粒体脑白质病变的婴儿进行外显子组测序，发现了致病基因 EARS2，该基因编码线粒体谷氨酸-tRNA 合成酶[19]。作者将这名患儿的磁共振成像的影像特征，包括广泛对称的脑白质异常，丘脑、中脑、脑桥、延髓和小脑白质的对称信号异常，与 11 名患者的 MRI 相匹配，发现这些患者也有相似的症状。通过筛选超过 3000 例案例的数据库，所有患者均有明显的 EARS2 基因突变。因此，磁共振影像的显著特征，使得单基因常规测序结合影像特征能够有效诊断脑白质病变（leukoencephalopathy）。

对新生儿肝病和多系统表征的家庭进行外显子组测序，发现了可疑的线粒体病病因。该研究鉴定了 LARS 基因中的纯合子错义突变，其编码细胞质中的亮氨酰-tRNA 合成酶[24]。

由于患者 mtDNA 含量、呼吸功能和线粒体形态均正常，因此可以得出结论，线粒体不参与致病性。这一发现表明了要区分真正线粒体疾病和出现类似症状的病症的难度。也可以从对患有肌病、肌张力减退和无力的患者的外显子组研究中得出类似的结论，该患者存在 CCDC78 基因突变，CCDC78 是一种已发现的似乎与线粒体功能无关的基因[47]。这些研究结果提示选择基因进行测序具有重要意义。因此，对于那些患有肌病或神经发育疾病的可疑线粒体患者，可能需要将所有与这些表型相关的基因纳入测序范围，而不管这些基因在线粒体中起什么作用。仅仅根据临床症状进行基因诊断的困难并不局限于线粒体疾病，例如，最近一项对于儿童期神经发育疾病的 NGS 研究，对已发现的突变基因进行进一步医学评估后[22]，原来的诊断发生了变化，其中部分突变基因实际上是线粒体的影响基因。

利用线粒体外显子组的靶向测序，在两名没有亲缘关系且患有 Leigh 综合征合并线粒体呼吸链复合体（respiratory chain complex，RCC）酶缺乏症的儿童中发现了 MTFMT 基因突变[26]。该酶是甲硫氨酰-tRNA 甲酰转移酶，该研究揭示：第一个甲硫氨酰甲酰化对线粒体蛋白质翻译过程起到至关重要的作用。在另一项独立研究中，在两名不相关的 Leigh 综合征患者中发现了同一基因的突变体，表现为线粒体呼吸链复合体 I 缺陷[6]。我们还确诊了一例在这个基因（待发表）中具有复合杂合性的患者，他表现为肌张力减退、发育不全、发育迟缓和癫痫，脑部 MRI 也有异常。

在一个患有小头畸形、胰岛素依赖型糖尿病（与 Wolcott-Rallison 综合征表现相同）的家族中，外显子组测序发现了一个 GFM2 基因的突变，该突变编码线粒体翻译延长因子[22]。

通过对婴儿痉挛和肌张力低下患者进行线粒体核基因外显子测序，我们检测到了 MTO1 基因的复合杂合突变[7]。这种蛋白参与线粒体 tRNA 的修饰，MTO1 基因突变导致酿酒酵母菌的呼吸减弱和线粒体 RNA 代谢受损[48, 49]。在另一项研究中，在两个兄弟姐妹和一个患有心肌病的个例患者中发现了 MTO1 突变[28]。我们的研究与后者之间除了表型差异之外，疾病进展也显示出很大的不同。

对一个线粒体心肌病家系进行遗传图谱的研究，确定了几个潜在的致病区域，涵盖 710 个基因。考虑到这些基因数目众多，作者选择了外显子组测序。对其中一名患者进行测序，发现了致病基因 MRPL3，该基因编码大核糖体亚基的线粒体核糖体蛋白[25]。通过传统的 DNA 测序检测到受累的兄弟姐妹中携带相同突变，并通过培养患者成纤维细胞发现了线粒体翻译缺陷，进一步证实了此结论；推测这些突变影响了 MRPL3 与大核糖体亚基的其他蛋白质或 16S rRNA 之间的相互作用[25]。

有研究对一个患有丙二酸和甲基丙二酸尿症的小家系进行了外显子组测序，这是一种罕见的隐性先天性代谢障碍，常伴有心肌病。通过对先证者的测序确定了致病基因 ACSF3，ACSF3 是脂酰辅酶 A（acyl-CoA）合成酶中一个特征不明显的成员[13]。在另一项具有相同表型儿童的外显子组研究中也发现了同样的基因突变，基础实验进一步证实了此结论[14]。有趣的是，当这些研究发表时，一篇论文确定 ACSF3 基因是找寻已久的线粒体内丙二酰辅酶 A 的来源，在线粒体中用于从头合成脂肪酸[50]。这也是首次报道线粒体 II 型脂肪酸合成酶发生了基因突变。这些遗传学研究揭示了这种酶的重要作用，它能够促进硫脂素的形成，而硫脂素是一些线粒体蛋白翻译后修饰所必需的[51]。

对一名患有 Sengers 综合征（一种以先天性白内障、肥厚型心肌病、骨骼肌病、体力不支和乳酸性酸中毒为特征，但精神发育正常的疾病）的患者进行外显子测序，确定了 *AGK* 是致病基因，AGK 是一种多底物脂质激酶，催化甘油二酯（diacylglycerol，DAG）和单酰基甘油的磷酸化[16]。对 8 个先天性白内障和心肌病家系进行突变筛选，发现了该基因其他类型的突变，证实了 Sengers 综合征中 *AGK* 缺陷的因果关系。*AGK* 的活性产物——磷脂酸（phosphatidic acid，PA）或溶血磷脂酸（lysophosphatidic acid，LPA）——作为信号分子，可参与磷脂的合成。据推测，AGK 通过影响线粒体中磷脂的代谢，促进线粒体膜内蛋白质的组装。另一项研究还发现了 2 个无关患者的 *AGK* 突变，并将这种酶缺乏与 mtDNA 缺失联系起来[5]。

最近通过对 2 例独立个体患者进行外显子组测序，发现了另一个参与线粒体磷脂重构的基因 *SERAC1* 发生的突变，这 2 例患者患有 MEGDEL 综合征，这是一种隐性肌张力障碍疾病并伴有耳聋的 Leigh 样综合征（氧化磷酸化能力受损）及 3-甲基戊二酸尿症[33]。目前还不清楚这种蛋白的功能，但由于存在一个保守的脂肪酶结构域，表明其在脂质代谢中起重要作用。作者研究了受影响患者的磷脂代谢，并得出结论：这种酶在磷脂酰甘油重构中起关键作用，而磷脂酰甘油重构对于维持线粒体功能和细胞内胆固醇运输都至关重要。

对一例患有心肌病、脑病和复合物 I 缺乏症的患者进行外显子组测序，发现 *ACAD9* 是致病基因，为编码线粒体辅酶 A 脱氢酶家族的一个新成员[11]。基于这一发现，作者同样在患者的兄弟姐妹和 2 例独立病例中检测到相同突变。在随后的研究中证实：更多的复合物 I 缺乏症患者携带同种突变[5, 6, 52]。ACAD9 在体内的生理功能知之甚少，并且在患者中未检测到 β 氧化的异常。有趣的是，已证实补充核黄素可增加患者成纤维细胞中的复合物 I 活性，改善患者的临床状况[11, 52]。

Brown-Vialetto-Van Laere 综合征是一种神经系统疾病，其症状提示可能与线粒体疾病有关，代谢特征可能与轻度的多酰辅酶 A 脱氢缺陷（multiple acyl-CoA dehydrogenation defect，MADD）有关。在对患者进行大量的实验室检测（包括肌肉 RCC 检测等）都没有获得诊断进展后，应用外显子组测序鉴定出了有关核黄素转运的 *SLC52A3* 中的两个突变[34]。至此，ACAD9 的发现为高剂量核黄素补充剂的治疗提供了有力依据。

在一项 NGS 研究中，筛选来自 2 个不相关家系的受试者，他们的大脑、小脑和视网膜在婴儿期出现缺陷，并在 22 号染色体上存在一个 4 Mb 纯合基因组区域[12]。该区域有 65 个蛋白编码基因，其中包括 657 个外显子。由于基因数量众多，作者选择了外显子组测序，发现了 *ACO2* 的突变。*ACO2* 是一种线粒体乌头酸水合酶，在三羧酸循环（TCA）中催化柠檬酸可逆异构化为异柠檬酸。在来自 2 个不相关家系的所有 8 名患者中，均观察到 *ACO2* 中相同的纯合子错义突变。使用一株没有乌头酶基因的酿酒酵母菌，在需要 TCA 循环和乙醛酸循环（在乙醇为唯一碳源的培养基中生长）的条件下生长进行功能验证，结果表明：携带人类突变基因的酵母菌表现出非常明显的生长缺陷。线粒体乌头酸水合酶缺陷与原发性 TCA 循环损伤相关的神经退行性疾病日益增多。与其他 TCA 循环缺陷相似，本研究中的个体没有表现出线粒体疾病的经典生物标志物变化，如血浆中乳酸、丙酮酸和丙氨酸水平升高或尿液中 TCA 循环代谢物水平升高。此外，线粒体 RCC 在肌肉中的酶活性是正常的，这表明在临床环境中这种酶缺陷很容易被忽视。

已通过对一名患有复合物 I 和致命性婴儿线粒体疾病的患者的线粒体外显子测序确定

线粒体呼吸链复合体 I 亚基 *NDUFB3* 的突变[5]。将野生型 cDNA 导入成纤维细胞中，修复了复合物 I 的活性缺陷，从而进一步证实 *NDUFB3* 为致病基因。在一项独立研究中，在一名患有肌张力减退、发育迟缓、乳酸性酸中毒和复合物 I 缺乏症的患者身上同样发现了该基因突变[6]。这是第 15 个核编码的复合物 I 亚基基因，其突变已被证明在人类中可引起复合体 I 损伤。*NUBPL*（一种复合物 I 组装因子）和 *FOXRED1*（一种含有 FAD 依赖性氧化还原酶蛋白结构域的不典型蛋白质）的突变在另一项研究中也得到了相同结论[4]。

MTHFD1 可编码参与细胞叶酸代谢的细胞质蛋白，在巨幼红细胞性贫血、非典型溶血尿毒综合征、严重联合免疫缺陷与血液中高同型半胱氨酸和甲基丙二酸的婴儿中通过外显子测序发现了该基因的突变[27]。考虑到叶酸对线粒体功能的重要性，该表型可能代表了另外的线粒体疾病谱。编码线粒体 RNA 的 *POP1* 基因突变已通过全外显子组测序检测到，与之相关的骨骼发育不良可能是线粒体功能障碍的另一种新表现[30]。但目前此方面的研究尚不足，需继续寻找证据证实此突变的相关性[5-7]。

4 突变注释方面的挑战：研究进展与临床验证

4.1 新突变基因的评价

NGS 的一个主要挑战是识别有害的突变，尤其是在人类中从未报道过候选基因为致病基因的情况下。对于任何遗传学研究，确认新的致病突变的第一步必须评估一个家族中突变体的预期分离。其次，随着这些模型变得越来越完善，可以利用计算机模拟预测变体对蛋白质功能或剪接的有害作用[53, 54]。然而，这种类型的评估目前可能尚无定论，并且通常缺乏对非编码区（启动子、UTR、剪接分支点）中潜在调控突变的预测[55]。因此，更确凿的证据通常需要模拟功能实验，比如通过慢病毒基因转移[56]或酵母模型[57]的细胞修复实验验证。实际上，人和酵母或其他模型系统之间线粒体组分的高度保守性，可以促进对线粒体基因中潜在致病突变的评估。值得注意的是，为了充分利用 NGS 的诊断能力，在新型或已知基因中验证新突变类型的功能验证实验将是至关重要的；或者通过对疾病明确标志物（表型、生物化学和组织病理学）进行相关性分析，也可等效证实潜在致病基因在疾病病程中起到的重要作用。

4.2 对可疑线粒体患者进行基因测序或分析的选择

我们之前探讨了针对线粒体疾病靶向 NGS 测序的临床应用，包括编码线粒体蛋白的核基因，以及位于线粒体外但可调控表现出类似症状蛋白的突变基因[7]。有报道称，17 例线粒体 RCC 活性异常的患者，均未发现线粒体 RCC 酶的亚基或组装因子存在分子缺陷。在部分疑似线粒体患者中发现了携带已知致病基因的突变，其编码的不是线粒体 RCC 蛋白质组分。尽管根据患者的临床表现和线粒体 RCC 酶明显缺乏，高度怀疑是线粒体疾病，但这些病例似乎是继发于其他遗传缺陷。这一发现表明，线粒体疾病的诊断范围比我们想象的要广泛得多，这可能使解释和诊断变得困难，除非这些目标基因都能被彻底检测。事实上，在我们对 148 名提交临床试验的患者（材料已提交）进行的后继研究中，有基因突变的患者所占比例最大，这些突变可导致继发性线粒体缺陷或与线粒体疾病类似。这一点也得到了其他一些研究的证明[24, 36, 47]，这些研究涉及与线粒体功能无关的疾病，但事实上是"疑似线粒体患者"的真正病因，如溶酶体贮积病和 Wolfram 综合征[36]。作为鉴别诊断挑战的一个例子，婴儿期大脑和（或）小脑退化有可能是溶酶体贮积症、线粒体 RCC 缺陷、碳水化合物糖基化缺陷或婴儿神经轴性营养不良所导致。

对于临床试验来说，这种突变注释应该仅限于在已经与人类疾病有关的基因中发现的突变。因此，如果对一个完整的外显子组进行了测序，则分析应限于一组定义的基因。

4.3　下一代测序（NGS）技术临床应用的局限性

任何 NGS 测序实验的完整性和结果解释都应考虑以下限制：

（1）待测外显子的选择和覆盖不完全。因为它可能无法对高度重复片段或在富含 GC 的区域（或片段）进行正确的测序。如果在具有隐性遗传的基因中检测到单个突变，而该基因的一部分没有被测序序列覆盖，则必须考虑到这一点。

（2）数据分析工具对于检测小片段插入/缺失和结构突变的分析能力尚不足。

（3）靶向和全外显子捕获可能无法包括所有基因的转录变异体，因此仍可能不断有新的外显子被识别出来[58-60]，甚至无法检测到潜在的内含子突变。

（4）假基因或同源基因、非特异性捕获，甚至不确定性嵌合体[61-64]，均可能导致致病突变检出率降低。

（5）目前的预测工具很难识别潜在的致病性同义突变或内含子、启动子、UTR 内突变。

（6）潜在致病性突变的次要等位基因频率阈值仍然是一个主观值，应搜索几个最新版本的人类突变数据库，以获得最新的人群突变率（dbSNP、千人基因组、ClinSeq、NHLBI 外显子组测序项目）。

5　NGS 技术在线粒体疾病诊断中的应用前景

NGS 在线粒体诊断领域的出现已经显示出了一些巨大的优势，尽管其临床敏感性仍低于预期水平。与传统的诊断方法相比，一些患者接受分子诊断更容易、更确切，从而避免了传统诊断的长期、侵入性且往往不确定的检查。许多研究已经确定了线粒体疾病新的和必要的基因功能和致病机制。在某些情况下，对突变的识别甚至可以纠正最初的诊断，或扩大与某些基因突变相关的表型。一些 NGS 的研究已经引起了人们的注意，新的致病基因可能通过线粒体功能受损而起作用，即使这些患者没有表现出典型的线粒体疾病表型。

实现分子诊断的重要性还在于提供生殖咨询，获取治疗或避免不必要的治疗。此外，可以预见，对于更多患者分子缺陷的鉴定将扩展并有助于开发靶向治疗。目前，许多医疗机构向患者提供 NGS 检测，检测基因数量也各不同（如 Transgenomic、Courtagen、Arup、Baylor、

GeneDx），故在测序前应对临床敏感性、检出率，以及成本效益进行合理评估。

NGS 研究的初步结果表明，突变可存在于与线粒体呼吸链复合功能无直接关系的基因中。例如，NGS 已经引起人们对脂质代谢和线粒体蛋白质合成中所涉及基因的关注，但这些基因可能参与了众多疾病的病程，因此为进一步验证与线粒体疾病的相关性，需要进行基因功能学方面的研究。此外，考虑到症状与其他遗传疾病的相似性，以及根据我们在疑为线粒体患者中发现分子缺陷的经验，应该在测试中同时包括具有相似症状的非线粒体疾病的基因，在修订线粒体疾病诊断的建议中应该体现这些研究的成果[65]。靶向基因组测序而非全外显子组测序，仍然是诊断疑似线粒体疾病患者的首选，直到靶向方法在成本、测序覆盖率和结果的解释方面更具优势。

（方赞熙　田维敏　译；张　鹏　张旺东　审）

参 考 文 献

[1] Scharfe C et al（2009）Mapping gene associations in human mitochondria using clinical diseasephenotypes. PLoS Comput Biol 5（4）：e1000374.

[2] Koopman WJ，Willems PH，Smeitink JA（2012）Monogenic mitochondrial disorders. N Engl J Med 366（12）：1132-1141.

[3] Vasta V et al（2009）Next generation sequence analysis for mitochondrial disorders. Genome Med 1（10）：100.

[4] Calvo SE et al（2010）High-throughput，pooled sequencing identifi es mutations in NUBPL and FOXRED1 in human complex I deficiency. Nat Genet 42（10）：851-858.

[5] Calvo SE et al（2012）Molecular diagnosis of infantile mitochondrial disease with targeted next-generation sequencing . Sci Transl Med 4（118）：118ra10.

[6] Haack TB et al（2012）Molecular diagnosis in mitochondrial complex I deficiency usingexome sequencing. J Med Genet 49（4）：277-283.

[7] Vasta V et al（2012）Next-generation sequencing for mitochondrial diseases reveals wide diagnostic spectrum. Pediatr Int 54（5）：585-601.

[8] Ku CS et al（2012）Exome sequencing：dual role as a discovery and diagnostic tool. Ann Neurol 71（1）：5-14.

[9] DePristo MA et al（2011）A framework for variation discovery and genotyping using nextgeneration DNA sequencing data. Nat Genet 43（5）：491-498.

[10] Gotz A et al（2011）Exome sequencing identifi es mitochondrial alanyl-tRNA synthetase mutations in infantile mitochondrial cardiomyopathy. Am J Hum Genet 88（5）：635-642.

[11] Haack TB et al（2010）Exome sequencing identifi es ACAD9 mutations as a cause of complexI deficiency. Nat Genet 42（12）：1131-1134.

[12] Spiegel R et al（2012）Infantile cerebellar-retinal degeneration associated with a mutation inmitochondrial aconitase，ACO2. Am J Hum Genet 90（3）：518-523.

[13] Alfares A et al（2011）Combined malonic and methylmalonic aciduria：exome sequencing reveals mutations in the ACSF3 gene in patients with a non-classic phenotype. J Med Genet48（9）：602-605.

[14] Sloan JL et al（2011）Exome sequencing identifi es ACSF3 as a cause of combined malonic and methylmalonic aciduria. Nat Genet 43（9）：883-886.

[15] Pierson TM et al（2011）Whole-exome sequencing identifi es homozygous AFG3L2 mutations in a spastic ataxia-neuropathy syndrome linked to mitochondrial m-AAA proteases. PLoSGenet 7（10）：e1002325.

[16] Mayr JA et al（2012）Lack of the mitochondrial protein acylglycerol kinase causes Sengers syndrome. Am J Hum Genet 90（2）：314-320.

[17] Berger I et al（2011）Early prenatal ventriculomegaly due to an AIFM1 mutation identifi ed by linkage analysis and whole exome sequencing. Mol Genet Metab 104（4）：517-520.

[18] Haack TB et al（2012）Homozygous missense mutation in BOLA3 causes multiple mitochondrial dysfunctions syndrome in two siblings. J Inherit Metab Dis 36（1）：55-62.

[19] Steenweg ME et al（2012）Leukoencephalopathy with thalamus and brainstem involvement and high lactate 'LTBL' caused by EARS2 mutations. Brain 135（Pt 5）：1387-1394.

[20] Shamseldin HE et al（2012）Genomic analysis of mitochondrial diseases in a consanguineous population reveals novel candidate disease genes. J Med Genet 49（4）：234-241.

[21] Marti-Masso JF et al（2012）Exome sequencing identifi es GCDH（glutaryl-CoA dehydrogenase）mutations as a cause of a progressive form of early-onset generalized dystonia. HumGenet 131（3）：435-442.

[22] Dixon-Salazar TJ et al（2012）Exome sequencing can improve diagnosis and alter patient management . Sci Transl Med 4（138）：138ra178.

[23] Pierce SB et al（2011）Mutations in mitochondrial histidyl tRNA synthetase HARS2 cause ovarian dysgenesis and sensorineural hearing loss of Perrault syndrome. Proc Natl Acad Sci USA 108（16）：6543-6548.

[24] Casey JP et al（2012）Identifi cation of a mutation in LARS as a novel cause of infantile hepatopathy. Mol Genet Metab 106（3）：351-358.

[25] Galmiche L et al（2011）Exome sequencing identifi es MRPL3 mutation in mitochondrial cardiomyopathy. Hum Mutat 32（11）：1225-1231.

[26] Tucker EJ et al（2011）Mutations in MTFMT underlie a human disorder of formylation causing impaired mitochondrial translation. Cell Metab 14（3）：428-434.

[27] Watkins D et al（2011）Novel inborn error of folate metabolism：identifi cation by exome capture and sequencing of mutations in the MTHFD1 gene in a single proband. J Med Genet48（9）：590-592.

[28] Ghezzi D et al（2012）Mutations of the mitochondrial-tRNA modifier MTO1 cause hypertrophic cardiomyopathy and lactic acidosis. Am J Hum Genet 90（6）：1079-1087.

[29] Tucker EJ et al（2012）Next-generation sequencing in molecular diagnosis：NUBPL mutations highlight the challenges of variant detection and interpretation. Hum Mutat 33（2）：411-418.

[30] Glazov EA et al（2011）Whole-exome re-sequencing in a family quartet identifi es POP1 mutationsas the cause of a novel skeletal dysplasia. PLoS Genet 7（3）：e1002027.

[31] Beetz C et al（2012）Exome sequencing identifi es a REEP1 mutation involved in distal hereditary motor neuropathy type V. Am J Hum Genet 91（1）：139-145.

[32] Takata A et al（2011）Exome sequencing identifies a novel missense variant in RRM2B associated with autosomal recessive progressive external ophthalmoplegia. Genome Biol 12（9）：R92.

[33] Wortmann SB et al（2012）Mutations in the phospholipid remodeling gene SERAC1 impair mitochondrial function and intracellular cholesterol traffi cking and cause dystonia and deafness. Nat Genet 44（7）：797-802.

[34] Haack TB et al（2012）Impaired ribofl avin transport due to missense mutations in SLC52A2 causes Brown-Vialetto-Van Laere syndrome. J Inherit Metab Dis 35（6）：943-948.

[35] Tyynismaa H et al（2012）Thymidine kinase 2 mutations in autosomal recessive progressive external ophthalmoplegia with multiple mitochondrial DNA deletions. Hum Mol Genet 21（1）：66-75.

[36] Lieber DS et al（2012）Atypical case of Wolfram syndrome revealed through targeted exome sequencing in a patient with suspected mitochondrial disease. BMC Med Genet 13：3.

[37] Maltecca F et al（2012）Respiratory dysfunction by AFG3L2 deficiency causes decreased mitochondrial calcium uptake via organellar network fragmentation. Hum Mol Genet 21（17）：3858-3870.

[38] Di Bella D et al（2010）Mutations in the mitochondrial protease gene AFG3L2 cause dominan thereditary ataxia SCA28. Nat Genet 42（4）：313-321.

[39] Zuchner S et al（2006）Mutations in the novel mitochondrial protein REEP1 cause hereditary spastic paraplegia type 31. Am J Hum Genet 79（2）：365-369.

[40] Goizet C et al（2011）REEP1 mutations in SPG31：frequency，mutational spectrum，and potential association with mitochondrial morpho-functional dysfunction. Hum Mutat 32（10）：1118-1127.

[41] Park SH et al（2010）Hereditary spastic paraplegia proteins REEP1，spastin，and atlastin-1 coordinate microtubule interactions with the tubular ER network. J Clin Invest 120（4）：1097-1110.

[42] Cameron JM et al（2011）Mutations in iron-sulfur cluster scaffold genes NFU1 and BOLA3 cause a fatal defi ciency of multiple respiratory chain and 2-oxoacid dehydrogenase enzymes. Am J Hum Genet 89（4）：486-495.

[43] Garone C et al（2012）MPV17 mutations causing adult-onset multisystemic disorder with multiple mitochondrial DNA deletions . Arch Neurol 69（12）：1648-1651.

[44] Gandre-Babbe S，van der Bliek AM（2008）The novel tail-anchored membrane protein Mff controls mitochondrial and peroxisomal

fi ssion in mammalian cells. Mol Biol Cell 19（6）：2402-2412.

[45] Otera H et al（2010）Mff is an essential factor for mitochondrial recruitment of Drp1 during mitochondrial fi ssion in mammalian cells. J Cell Biol 191（6）：1141-1158.

[46] Rotig A（2011）Human diseases with impaired mitochondrial protein synthesis. Biochim Biophys Acta 1807（9）：1198-1205.

[47] Majczenko K et al（2012）Dominant mutation of CCDC78 in a unique congenital myopathy with prominent internal nuclei and atypical cores. Am J Hum Genet 91（2）：365-371.

[48] Colby G，Wu M，Tzagoloff A（1998）MTO1 codes for a mitochondrial protein required for respiration in paromomycin-resistant mutants of Saccharomyces cerevisiae. J Biol Chem273（43）：27945-27952.

[49] Wang X，Yan Q，Guan MX（2009）Mutation in MTO1 involved in tRNA modification impairs mitochondrial RNA metabolism in the yeast Saccharomyces cerevisiae. Mitochondrion 9（3）：180-185.

[50] Witkowski A，Thweatt J，Smith S（2011）Mammalian ACSF3 protein is a malonyl-CoA synthetase that supplies the chain extender units for mitochondrial fatty acid synthesis. J Biol Chem 286（39）：33729-33736.

[51] Witkowski A，Joshi AK，Smith S（2007）Coupling of the de novo fatty acid biosynthesis andlipoylation pathways in mammalian mitochondria. J Biol Chem 282（19）：14178-14185.

[52] Gerards M et al（2011）Ribofl avin-responsive oxidative phosphorylation complex I deficiency caused by defective ACAD9：new function for an old gene. Brain 134（Pt 1）：210-219.

[53] Lopes MC et al（2012）A combined functional annotation score for non-synonymous variants. Hum Hered 73（1）：47-51.

[54] Cooper GM，Shendure J（2011）Needles in stacks of needles：finding disease-causal variants in a wealth of genomic data. Nat Rev Genet 12（9）：628-640.

[55] Gray VE，Kukurba KR，Kumar S（2012）Performance of computational tools in evaluating the functional impact of laboratory-induced amino acid mutations. Bioinformatics 28（16）：2093-2096.

[56] Danhauser K et al（2011）Cellular rescue-assay aids verifi cation of causative DNA-variants in mitochondrial complex I deficiency. Mol Genet Metab 103（2）：161-166.

[57] Rinaldi T et al（2010）Mitochondrial diseases and the role of the yeast models. FEMS Yeast Res 10（8）：1006-1022.

[58] Mercer TR et al（2012）Targeted RNA sequencing reveals the deep complexity of the human transcriptome. Nat Biotechnol 30（1）：99-104.

[59] Lerch JK et al（2012）Isoform diversity and regulation in peripheral and central neurons revealed through RNA-Seq. PLoS One 7（1）：e30417.

[60] Halvardson J，Zaghlool A，Feuk L（2013）Exome RNA sequencing reveals rare and novel alternative transcripts. Nucleic Acids Res 41（1）：e6.

[61] Lindhurst MJ et al（2011）A mosaic activating mutation in AKT1 associated with the Proteus syndrome. N Engl J Med 365（7）：611-619.

[62] Riviere JB et al（2012）De novo germline and postzygotic mutations in AKT3，PIK3R2 and IK3CA cause a spectrum of related megalencephaly syndromes. Nat Genet 44（8）：934-940.

[63] Lee JH et al（2012）De novo somatic mutations in components of the PI3K-AKT3-mTOR pathway cause hemimegalencephaly. Nat Genet 44（8）：941-945.

[64] Lindhurst MJ et al（2012）Mosaic overgrowth with fi broadipose hyperplasia is caused by somatic activating mutations in PIK3CA. Nat Genet 44（8）：928-933.

[65] Haas RH et al（2008）The in-depth evaluation of suspected mitochondrial disease. Mol Genet Metab 94（1）：16-37.

第十三章　下一代测序技术用于无创产前诊断

Nancy Bo Yin Tsui，Yuk Ming Dennis Lo

摘要：通过对孕妇血浆游离胎儿 DNA 的分析，可以实现无创产前诊断。随着分子检测技术的进步，循环胎儿 DNA 的临床应用不断扩大。下一代测序技术为全面分析母体血浆游离 DNA 片段提供了强有力的手段。利用该技术，可以对这些游离 DNA 片段进行精确的定性和定量分析。下一代测序技术用于母体血浆 DNA 检测能够以较高的准确性和无创性地检出胎儿异常染色体、基因突变和多态性。因此，下一代测序有望在无创产前诊断研究中发挥越来越重要的作用。

缩略词

SNP	单核苷酸多态性（single nucleotide polymorphism）
NGS	下一代测序（next-generation sequencing）
GC	鸟嘌呤和胞嘧啶（guanine and cytosine）
Fetal%	胎儿 DNA 浓度分数（fractional fetal DNA concentration）

1　引言

常规的产前诊断（prenatal diagnosis）需要通过侵入性穿刺（如绒毛穿刺、羊膜腔穿刺）的方法取得胎儿组织进行遗传学检测，然而，这些方法存在流产的风险[1]。1997 年，孕妇血浆中存在胎儿 DNA 的发现表明，可以通过分析母亲的血液进行产前诊断[2]。即使在孕早期，胎儿 DNA 也可在母体血浆中被稳定检出[3]。胎儿 DNA 分子在孕早期和孕中期占母体血浆中总游离 DNA 的 10%左右，孕晚期增加到 20%左右[4]。通过鉴定母体血浆中具有胎盘特异性甲基化特征的 DNA 序列，胎盘已被证明是循环胎儿 DNA（circulating fetal DNA）的重要来源[5, 6]。

循环胎儿 DNA 的临床应用研究日益受到重视[7]。一些无创产前诊断检测，如胎儿性别的鉴定[3]和胎儿 Rh（D）血型的基因分型[8]，已成为临床常规检测方法。近年来，研究人员利用下一代测序（NGS）技术对母体血浆 DNA 进行了全基因组分析，已经能够非侵入性获得大量的胎儿遗传信息[9]。这项技术为无创产前检查开辟了新篇章。

2 染色体非整倍体的无创产前诊断技术

2.1 技术发展

21 三体综合征（唐氏综合征，trisomy 21 or Down syndrome）是孕妇寻求产前诊断的最常见原因。胎儿非整倍体的无创产前检测在技术上具有挑战性，必须量化母体血浆中胎儿非整倍体染色体剂量的改变，而不是确定是否存在胎儿遗传特征。母体血浆中母体 DNA 的高背景，使得这种定量分析变得更加复杂[4, 10]。解决这个问题有三种方法，第一种方法是标记具有胎儿特异性的甲基化模式的 DNA 分子[5, 11]，或胎盘特异表达的 RNA 分子[12]。对于三倍体胎儿，可以观察到胎儿特有的 SNP 杂合型某个等位基因高表达。然而这种方法需要标记的 SNP 是杂合子，因此需要多个标记才能获得广泛的覆盖率。第二种方法是确定非整倍染色体上胎儿特异性表观遗传标记与正常染色体上胎儿特异性遗传标记的数量比值[13]。与妊娠胎儿为二倍体的孕妇相比，携带三体胎儿的孕妇血浆中该比值会增加。该方法的可行性已在概念验证研究中得到验证[13]。第三种方法，是通过甲基化 DNA 免疫沉淀富集母体全血样本中胎儿来源的高甲基化 DNA 分子，然后检测位于 21 号染色体上的特定胎盘高甲基化位点[14]。对于 21 三体的胎儿，这些富集胎儿来源的 21 号染色体序列浓度将会升高[14, 15]。然而，该方法的理论基础和重复性仍存在争议[16, 17]。

替代策略就是利用胎儿特异性核酸标记物比较来自非整倍体染色体上的基因座的总 DNA 拷贝（胎儿及母体）与来自未受影响的染色体上的另一基因座的 DNA 拷贝[18]。来自非整倍体染色体 DNA 的过量表达则提示三体胎儿。该方法的主要挑战是染色体剂量失衡程度小并且取决于母体血浆中的胎儿 DNA 浓度分数（fetal%）。例如，对于含有 10%胎儿游离 DNA 的母体血浆样本，携带 21 三体的胎儿将导致 21 号染色体含量增加 5%。为了区分这种小的差异，人们已经研究出基于数字分子计数的定量，如数字 PCR[18]。事实上，这种方法的精确度与胎儿 DNA 浓度分数和计数的 DNA 分子数量有关。研究人员利用计算机模拟，要在含有 25%胎儿 DNA 的母体血浆样本中检测出一个三体胎儿，大约需要分析 8000 个目标分子[18]。

2.2 NGS 是一种很有前景的非整倍体无创诊断工具

NGS 允许在测序过程中对数百万个 DNA 分子进行数字计数，因此为检测不同 DNA 的相对数量提供了较高的定量精度。该技术已成功应用于 21 三体无创产前诊断[19, 20]。研究人员已经使用 NGS 对来自几乎所有染色体的母体血浆 DNA 片段进行测序，统计每个染色体的测序片段数，计算出母体血浆中所有游离 DNA 中 21 号染色体 DNA 的比例，然后将受检者的计算值与一组已知整倍胎儿的计算值进行比较，以确定是否有显著增加。

经过两项原理验证研究[19, 20]，NGS 方法用于 21 三体无创产前诊断的准确性已在许多大规模临床研究中得到证实[21-26]。其敏感性在 99%～100%，特异性在 98%～100%。

　　理论上，NGS 方法可以检测胎儿携带任何可能的非整倍染色体的比例。目前已实现对 13 胎儿三体和 18 胎儿三体的无创产前诊断[23, 27, 28]。除了检测三倍体外，该方法也可用于鉴定低比例表达的非整倍体染色体（如 X 染色单体 [26]），罗伯逊易位引起的 21 三体和 13 三体[26, 29]，12 号染色体和 22 号染色体上的微缺失[30, 31]，以及 21 三体和 18 三体的嵌合现象[26]。该方法在双胎妊娠中的适用性也已经过验证，并证明在临床上是有用的[32]。

3　胎儿基因突变的 NGS 无创产前检测技术

　　当父亲和母亲都是单基因隐性疾病突变的携带者时，确定胎儿是否遗传了父母双方各自携带的突变等位基因是很重要的。由于母体血浆中同时含有胎儿和母体 DNA 片段，因此检测母亲来源的等位基因要比检测父亲来源的等位基因困难得多。通过以下两种不同的方法可以分别鉴别父源或母源等位基因。检测父源等位基因时可以将母亲基因组中缺失的父本等位基因作为靶点，在母体血浆检测该等位基因，其存在与否表明胎儿是否遗传了该等位基因[33]。检测胎儿中与突变型或野生型连锁的单倍型，称为相对单倍型剂量分析方法，可用于检测母源等位基因。比较两种单倍型在母体血浆中 SNP 等位基因的相对丰度，过多的单倍型则可能是胎儿遗传的[33]。临床上成功的案例就是，父亲和母亲都是 β-地中海贫血突变的携带者，结合以上两种方法在母体血浆中可以准确地检测突变在胎儿中的携带状态[33]。

　　NGS 几乎仅需运行一次反应，即可从全基因组信息中分析出血浆 DNA 片段，结合使用以上胎儿基因分型方法，研究人员可以成功地推导出胎儿的全基因组遗传图谱[33, 34]。因此，非侵入性一次 NGS 检测多种胎儿遗传疾病是非常可行的。

4　孕妇血浆 DNA NGS 无创产前诊断的影响因素

4.1　确定胎儿非整倍体的算法

　　Z-分数是最常用的统计方法，用于比较受检者染色体与参照组表达是否有显著增加[19, 21, 22]。在几项大规模的研究中，约有 100 例整倍体孕妇被纳入参照组[21, 24, 26]。Z-分数＞3 作分辨非整倍体胎儿存在的临界值（cutoff 值），意味着与参照组相比，来自受检者高危染色体的 DNA 所占的比例大于 99.9%[19, 21, 22]。为了进一步减小分析偏差，研究人员对 Z-分数算法进行了调整。例如，由一个或几个特定染色体的读数来标准化高危染色体的读数，而不是对所有染色体的总读数标准化，如此可以最小化序列内部和序列间运行的变异，并对 Z-分数的不同临界值进行评价[22, 23, 26]。

4.2　鸟嘌呤-胞嘧啶偏倚校正

　　已有的研究表明，NGS 序列读数受 DNA 片段中鸟嘌呤和胞嘧啶（GC）含量的影响[27]。

序列读取的不均匀可能与测序前文库构建过程中的 GC 偏倚有关[35]。在对 13 三体和 18 三体产前检测的研究中，GC 偏倚被证明会降低检测 13 三体和 18 三体的精密度[19, 20]。应用生物信息学校正 GC 偏倚后，13 三体、18 三体胎儿的检测准确率有了很大提高[27, 28]。

单分子测序平台无须对 DNA 片段进行预先扩增，因此也可以消除与扩增相关的 GC 偏倚[35]。随着单分子测序技术的发展[36]，对母体血浆的分析将变得更加简单和准确。

4.3 母体血浆中胎儿 DNA 的丰度

如上所述，对胎儿非整倍体和母源等位基因的无创产前检测分别基于确定非整倍体染色体表达量和单倍型剂量的数量差异[19, 33]，差异的大小取决于母体血浆中胎儿 DNA 浓度的百分比。如果这个百分比很低，其剂量差异太小，就不能被 NGS 检测准确识别，产生假阴性结果。在一些临床试验研究中，孕妇血浆中胎儿 DNA 浓度小于 3.9%的样本被拒绝用于 NGS 分析[22, 24]，因为胎儿 DNA 浓度百分数也是推断胎儿突变携带状态的一个重要因素[37]。

检测胎儿 DNA 浓度百分数，可以使用胎儿特有的表观遗传标记，如甲基化的 *RASSF1A* 序列[6]。含有胎儿特异性 SNP 等位基因的 NGS 读长也可用于估计胎儿 DNA 浓度百分数[33]。在临床诊断中，用最简单的步骤就能得到胎儿 DNA 浓度百分数是理想情况。对于怀有男性胎儿的孕妇，可以从血浆 NGS 数据确定 Y 染色体 DNA 的比例获得[19]。最近，研究人员发现，在测序覆盖率足够高的情况下，如靶向测序（4.4 节），不需要事先知道基因分型信息，就可以直接从孕妇血浆 NGS 数据中推断胎儿 DNA 浓度分数[38]，这种方法适用于龙凤胎的检测。

4.4 特定区域的靶向富集

对母体血浆 DNA 片段深度测序，可以提高胎儿染色体和单倍型剂量的精密度。一种经济有效的方法是测序前选择性地富集目标区域的 DNA 分子。通过富集 X 染色体上的外显子区域，研究首次证明了靶向 NGS 用于母体血浆分析的可行性[39]。利用针对目标区域的核酸序列捕获探针进行富集，当覆盖目标区域的读长被富集 200 倍以上时，胎儿和母体 DNA 的比例量在富集后仍保持不变[39]，这一发现意味着母体血浆中的 DNA 定量剂量信息不太可能被靶向富集过程改变。

为了进一步探索靶向 NGS 在无创产前非整倍体检测中的应用，我们富集了来自 13、18 和 21 号染色体的 DNA 分子用于母体血浆分析[40]。通过富集母体血浆中的 β-珠蛋白基因序列，NGS 成功地确定了 β-地中海贫血突变在胎儿的携带状态[41]。因此，与非富集方法相比，富集方法所需的序列来源要少得多[33]。

在另一种靶向 NGS 方法中，目标区域在 NGS 检测之前被选择性放大，这一策略已用于 18 三体和 21 三体胎儿的无创产前诊断[42, 43]。然而，选择性扩增程序的稳定性仍然需要与非选择性或随机 NGS 方法的稳定性进行直接的比较。

4.5　多重标本高通量测序

多重标本的 NGS 检测可以增加检测的通量,并降低测序成本,用唯一的索引序列标记从不同的血浆样本中提取的 DNA 分子后,将样本混合在一起在同一泳道中测序。由于 NGS 检测 DNA 剂量的精密度取决于序列读长的数量,因此必须考虑样本多重性和检测精密度之间的平衡。对于无创产前诊断 21 三体,估计 NGS 平台的分析精密度变异系数应小于 0.83%,才能实现对 21 号染色体剂量增量检测有 99.9% 的可信度[21]。研究人员比较了用 2-plex 平台(每个样本平均读长的数量:230 万)和 8-plex 平台(每个样本平均读长的数量:30 万)检测 21 号染色体 DNA 比例的精密度,变异系数分别为 0.66% 和 1.59%[21]。DNA 测序仪的通量随着新模型的增加而增加,上述数据最好用平均读长数量来考虑,而不用"多重"水平来评价。另一项研究表明,每个泳道检测 4 份样本,胎儿非整倍性诊断的准确性仍然很高[24]。随着测序通量的增长和测序方案的改进,预计未来多重程度将进一步增加。

4.6　其他注意事项

还有其他未知因素可能影响 NGS 的分析性能,比如胎盘嵌合现象,即在胎盘细胞中检出染色体非整倍体,而在胎儿中没有[44],它可能导致假阳性结果。然而,由于仅有 2% 的绒毛膜绒毛取样病例报告了胎盘嵌合现象,并且 21、18 和 13 号染色体不是最常见的胎盘嵌合现象的染色体[44],因此预计由此导致的假阳性率很低。母体拷贝数突变[45]是另一个可能引起检测母体血浆中各种染色体相对比例发生变化的潜在因素。因此,对考虑到了这些现象的生物信息学算法的诊断敏感性和特异性进行测试是很有意思的。

5　非侵入性胎儿非整倍体 NGS 检测的临床应用

应用 NGS 对染色体非整倍体进行无创产前诊断已在美国、中国(内地和香港)及部分欧洲国家开展临床服务。关于临床运用 NGS 检测的最佳方案仍在讨论之中[46, 47]。其中一种方案是为筛查为高风险的妇女提供 NGS 检测,如果 NGS 检测呈阳性再进一步采用侵入性方法进行检测。研究人员估计,该方案可以避免大约 98% 的侵入性手术,以及相关的手术费用和可能导致的流产[21, 24, 46]。另一种方案是采用 NGS 代替目前的筛查方法,因为 NGS 具有更高的诊断灵敏度,可以减少非整倍体胎儿的漏检率。然而,除了考虑成本,NGS 的临床性能还必须在低风险人群中进行广泛评估,然后才能大规模使用。

6　总结

NGS 技术的出现使研究人员能够利用母体血浆检测染色体非整倍体、基因突变,甚至获得胎儿全基因组谱。我们预测 NGS 无创产前诊断将在未来的产前诊断中发挥越来越重要的作用。因此，有关无创产前诊断临床应用的伦理、法律和社会问题应成为研究的重点[48]。

（谢　芳　田维敏　译；张　鹏　张旺东　审）

参 考 文 献

[1] Morris JK, Waters JJ, de Souza E（2012）The population impact of screening for Down syndrome：audit of 19 326 invasive diagnostic tests in England and Wales in 2008. Prenat Diagn 32：596-601.

[2] Lo YMD, Corbetta N, Chamberlain PF, Rai V, Sargent IL, Redman CW, Wainscoat JS（1997）Presence of fetal DNA in maternal plasma and serum. Lancet 350：485-487.

[3] Devaney SA, Palomaki GE, Scott JA, Bianchi DW（2011）Noninvasive fetal sex determination using cell-free fetal DNA：a systematic review and meta-analysis. JAMA 306：627-636.

[4] Lun FMF, Chiu RWK, Chan KCA, Leung TY, Lau TK, Lo YMD（2008）Microfl uidics digital PCR reveals a higher than expected fraction of fetal DNA in maternal plasma. Clin Chem 54：1664-1672.

[5] Chim SSC, Tong YK, Chiu RWK, Lau TK, Leung TN, Chan LY, Oudejans CB, Ding C, Lo YMD（2005）Detection of the placental epigenetic signature of the maspin gene in maternal plasma. Proc Natl Acad Sci USA 102：14753-14758.

[6] Chan KCA, Ding C, Gerovassili A, Yeung SW, Chiu RWK, Leung TN, Lau TK, Chim SSC, Chung GTY, Nicolaides KH, Lo YMD（2006）Hypermethylated RASSF1A in maternal plasma：a universal fetal DNA marker that improves the reliability of noninvasive prenataldiagnosis. Clin Chem 52：2211-2218.

[7] Lo YMD, Chiu RWK（2012）Genomic analysis of fetal nucleic acids in maternal blood. Annu Rev Genomics Hum Genet 13：285-306.

[8] Finning K, Martin P, Daniels G（2004）A clinical service in the UK to predict fetal Rh（Rhesus）D blood group using free fetal DNA in maternal plasma. Ann N Y Acad Sci 1022：119-123.

[9] Chiu RWK, Lo YMD（2012）Noninvasive prenatal diagnosis empowered by high-throughput sequencing. Prenat Diagn 32：401-406.

[10] Lo YMD, Tein MS, Lau TK, Haines CJ, Leung TN, Poon PM, Wainscoat JS, Johnson PJ, Chang AM, Hjelm NM（1998）Quantitative analysis of fetal DNA in maternal plasma and serum：implications for noninvasive prenatal diagnosis. Am J Hum Genet 62：768-775.

[11] Tong YK, Ding C, Chiu RWK, Gerovassili A, Chim SSC, Leung TY, Leung TN, Lau TK, Nicolaides KH, Lo YMD（2006）Noninvasive prenatal detection of fetal trisomy 18 by epigenetic allelic ratio analysis in maternal plasma：Theoretical and empirical considerations. Clin Chem 52：2194-2202.

[12] Lo YMD, Tsui NBY, Chiu RWK, Lau TK, Leung TN, Heung MM, Gerovassili A, Jin Y, Nicolaides KH, Cantor CR, Ding C（2007）Plasma placental RNA allelic ratio permits noninvasive prenatal chromosomal aneuploidy detection. Nat Med 13：218-223.

[13] Tong YK, Chiu RWK, Akolekar R, Leung TY, Lau TK, Nicolaides KH, Lo YMD（2010）Epigenetic-genetic chromosome dosage approach for fetal trisomy 21 detection using an autosomal genetic reference marker. PLoS One 5：e15244.

[14] Papageorgiou EA, Karagrigoriou A, Tsaliki E, Velissariou V, Carter NP, Patsalis PC（2011）Fetal-specifi c DNA methylation ratio permits noninvasive prenatal diagnosis of trisomy 21. Nat Med 17：510-513.

[15] Tsaliki E, Papageorgiou EA, Spyrou C, Koumbaris G, Kypri E, Kyriakou S, Sotiriou C, Touvana E, Keravnou A, Karagrigoriou A, Lamnissou K, Velissariou V, Patsalis PC（2012）MeDIP real-time qPCR of maternal peripheral blood reliably identifi es trisomy 21. Prenat Diagn 32：996-1001.

[16] Tong YK, Chiu RW, Chan KC, Leung TY, Lo YM（2012）Technical concerns about immunoprecipitation of methylated fetal DNA for noninvasive trisomy 21 diagnosis. Nat Med18：1327-1328.

[17] Patsalis PC（2012）Reply to：technical concerns about immunoprecipitation of methylated fetal DNA for noninvasive trisomy 21 diagnosis. Nat Med 18：1328-1329.

[18] Lo YMD, Lun FMF, Chan KCA, Tsui NBY, Chong KC, Lau TK, Leung TY, Zee BC, Cantor CR, Chiu RWK（2007）Digital PCR for the molecular detection of fetal chromosomal aneuploidy. Proc Natl Acad Sci USA 104：13116-13121.

[19] Chiu RWK, Chan KCA, Gao Y, Lau VYM, Zheng W, Leung TY, Foo CH, Xie B, Tsui NBY, Lun FMF, Zee BC, Lau TK, Cantor CR, Lo YMD（2008）Noninvasive prenatal diagnosis of fetal chromosomal aneuploidy by massively parallel genomic sequencing of DNA in maternal plasma. Proc Natl Acad Sci USA 105：20458-20463.

[20] Fan HC, Blumenfeld YJ, Chitkara U, Hudgins L, Quake SR（2008）Noninvasive diagnosis of fetal aneuploidy by shotgun sequencing DNA from maternal blood. Proc Natl Acad Sci USA 105：16266-16271.

[21] Chiu RWK, Akolekar R, Zheng YWL, Leung TY, Sun H, Chan KCA, Lun FMF, Go AT, Lau ET, To WW, Leung WC, Tang RY, Au-Yeung SK, Lam H, Kung YY, Zhang X, van Vugt JM, Minekawa R, Tang MH, Wang J, Oudejans CB, Lau TK, Nicolaides KH, Lo YMD（2011）Non-invasive prenatal assessment of trisomy 21 by multiplexed maternal plasma DNA sequencing：large scale validity study. BMJ 342：c7401.

[22] Ehrich M, Deciu C, Zwiefelhofer T, Tynan JA, Cagasan L, Tim R, Lu V, McCullough R, McCarthy E, Nygren AO, Dean J, Tang L, Hutchison D, Lu T, Wang H, Angkachatchai V, Oeth P, Cantor CR, Bombard A, van den Boom D（2011）Noninvasive detection of fetal trisomy 21 by sequencing of DNA in maternal blood：a study in a clinical setting. Am J Obstet Gynecol 204（205）：e1-e11.

[23] Sehnert AJ, Rhees B, Comstock D, de Feo E, Heilek G, Burke J, Rava RP（2011）Optimaldetection of fetal chromosomal abnormalities by massively parallel DNA sequencing of cellfree fetal DNA from maternal blood. Clin Chem 57：1042-1049.

[24] Palomaki GE, Kloza EM, Lambert-Messerlian GM, Haddow JE, Neveux LM, Ehrich M, vanden Boom D, Bombard AT, Deciu C, Grody WW, Nelson SF, Canick JA（2011）DNA sequencing of maternal plasma to detect Down syndrome：an international clinical validation study. Genet Med 13：913-920.

[25] Lau TK, Chen F, Pan X, Pooh RK, Jiang F, Li Y, Jiang H, Li X, Chen S, Zhang X（2012）Noninvasive prenatal diagnosis of common fetal chromosomal aneuploidies by maternal plasma DNA sequencing. J Matern Fetal Neonatal Med 25：1370-1374.

[26] Bianchi DW, Platt LD, Goldberg JD, Abuhamad AZ, Sehnert AJ, Rava RP（2012）Genome-wide fetal aneuploidy detection by maternal plasma DNA sequencing. Obstet Gynecol 119：890-901.

[27] Chen EZ, Chiu RWK, Sun H, Akolekar R, Chan KCA, Leung TY, Jiang P, Zheng YWL, Lun FMF, Chan LYS, Jin Y, Go AT, Lau ET, To WW, Leung WC, Tang RY, Au-Yeung SK, Lam H, Kung YY, Zhang X, van Vugt JM, Minekawa R, Tang MH, Wang J, Oudejans CB, Lau TK, Nicolaides KH, Lo YMD（2011）Noninvasive prenatal diagnosis of fetal trisomy 18 and trisomy 13 by maternal plasma DNA sequencing. PLoS One 6：e21791.

[28] Palomaki GE, Deciu C, Kloza EM, Lambert-Messerlian GM, Haddow JE, Neveux LM, Ehrich M, van den Boom D, Bombard AT, Grody WW, Nelson SF, Canick JA（2012）DNA sequencing of maternal plasma reliably identifi es trisomy 18 and trisomy 13 as well as Down syndrome：an international collaborative study. Genet Med 14：296-305.

[29] Lun FMF, Jin YY, Sun H, Leung TY, Lau TK, Chiu RWK, Lo YMD（2011）Noninvasive prenatal diagnosis of a case of Down syndrome due to robertsonian translocation by massively parallel sequencing of maternal plasma DNA. Clin Chem 57：917-919.

[30] Jensen TJ, Dzakula Z, Deciu C, van den Boom D, Ehrich M（2012）Detection of microdeletion 22q11. 2 in a fetus by next-generation sequencing of maternal plasma. Clin Chem 58：1148-1151.

[31] Peters D, Chu T, Yatsenko SA, Hendrix N, Hogge WA, Surti U, Bunce K, Dunkel M, Shaw P, Rajkovic A（2011）Noninvasive prenatal diagnosis of a fetal microdeletion syndrome. N Engl J Med 365：1847-1848.

[32] Canick JA, Kloza EM, Lambert-Messerlian GM, Haddow JE, Ehrich M, van den Boom D, Bombard AT, Deciu C, Palomaki GE（2012）DNA sequencing of maternal plasma to identify Down syndrome and other trisomies in multiple gestations. Prenat Diagn 32：730-734.

[33] Lo YMD, Chan KCA, Sun H, Chen EZ, Jiang P, Lun FMF, Zheng YW, Leung TY, Lau TK, Cantor CR, Chiu RWK（2010）Maternal plasma DNA sequencing reveals the genome-wide genetic and mutational profi le of the fetus. Sci Transl Med 2：61ra91.

[34] Kitzman JO, Snyder MW, Ventura M, Lewis AP, Qiu R, Simmons LE, Gammill HS, Rubens CE, Santillan DA, Murray JC, Tabor HK, Bamshad MJ, Eichler EE, Shendure J（2012）Noninvasive whole-genome sequencing of a human fetus. Sci Transl Med 4：137ra176.

[35] van den Oever JM, Balkassmi S, Verweij EJ, van Iterson M, van Scheltema PN, Oepkes D, van Lith JM, Hoffer MJ, den Dunnen JT, Bakker E, Boon EM（2012）Single molecule sequencing of free DNA from maternal plasma for noninvasive trisomy 21 detection. Clin Chem 58：699-706.

[36] Schadt EE, Turner S, Kasarskis A（2010）A window into third-generation sequencing. Hum Mol Genet 19：R227-R240.

[37] Lun FMF, Tsui NBY, Chan KCA, Leung TY, Lau TK, Charoenkwan P, Chow KCK, Lo WY, Wanapirak C, Sanguansermsri T, Cantor CR, Chiu RWK, Lo YMD（2008）Noninvasive prenatal diagnosis of monogenic diseases by digital size selection and relative mutation dosage on DNA in maternal plasma. Proc Natl Acad Sci USA 105：19920-19925.

[38] Jiang P, Chan KCA, Liao GJW, Zheng YW, Leung TY, Chiu RWK, Lo YMD, Sun H（2012）FetalQuant：deducing fractional fetal DNA concentration from massively parallel sequencing of DNA in maternal plasma. Bioinformatics. doi：10. 1093/bioinformatics/bts549.

[39] Liao GJW, Lun FMF, Zheng YW, Chan KCA, Leung TY, Lau TK, Chiu RWK, Lo YMD（2011）Targeted massively parallel

sequencing of maternal plasma DNA permits effi cient and unbiased detection of fetal alleles. Clin Chem 57：92-101.

[40] Liao GJW, Chan KCA, Jiang P, Sun H, Leung TY, Chiu RWK, Lo YMD（2012）Noninvasive prenatal diagnosis of fetal trisomy 21 by allelic ratio analysis using targeted massively parallel sequencing of maternal plasma DNA. PLoS One 7：e38154.

[41] Lam KWG, Jiang P, Liao GJW, Chan KCA, Leung TY, Chiu RWK, Lo YMD（2012）Noninvasive prenatal diagnosis of monogenic diseases by targeted massively parallel sequencing of maternal plasma：application to beta Thalassemia. Clin Chem.

[42] Sparks AB, Struble CA, Wang ET, Song K, Oliphant A（2012）Noninvasive prenatal detection and selective analysis of cell-free DNA obtained from maternal blood：evaluation for trisomy 21 and trisomy 18. Am J Obstet Gynecol 206（319）：e1-e9.

[43] Ashoor G, Syngelaki A, Wagner M, Birdir C, Nicolaides KH（2012）Chromosome-selective sequencing of maternal plasma cell-free DNA for fi rst-trimester detection of trisomy 21 and trisomy 18. Am J Obstet Gynecol 206（322）：e1-e5.

[44] Kalousek DK, Vekemans M（1996）Confined placental mosaicism. J Med Genet 33：529-533.

[45] Feuk L, Carson AR, Scherer SW（2006）Structural variation in the human genome. Nat Rev Genet 7：85-97.

[46] Chitty LS, Hill M, White H, Wright D, Morris S（2012）Noninvasive prenatal testing for aneuploidy- ready for prime time? Am J Obstet Gynecol 206：269-275.

[47] Deans Z, Newson AJ（2012）Ethical considerations for choosing between possible models for using NIPD for aneuploidy detection. J Med Ethics 38：614-618.

[48] Greely HT（2011）Get ready for the flood of fetal gene screening. Nature 469：289-291.

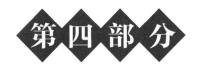

第四部分

NGS技术CAP/CLIA管理条例

第十四章　标准化临床管理指南：质量控制管理程序

Ira M. Lubin，Lisa Kalman，Amy S. Gargis

摘要：为确保 NGS 测序质量，临床实验室应该按照规范和专业标准进行患者样本 NGS 测序。本章主要涉及以下四部分：测序验证、质量控制、效率测试和参考物质选择。文中阐述了 NGS 测序过程中一般性能指标的建立，如精密度、准确性、分析灵敏度和分析特异性；同时侧重点放在 NGS 特有的部分，如"生物信息学"数据处理平台管理，以及参考物质的建立和使用、质量控制程序和测序方面所面临的挑战。虽然临床诊断利用 NGS 技术获益匪浅，但 NGS 技术的复杂性、独特性决定其需严格按照配套标准进行管理，以满足其快速发展的需求。

1　现行监督监管和专业指导框架

为确保从临床实验室检验中获得可靠的结果，测序过程应按照标准化流程操作，并进行监管、认证和专业指导。临床实验室的监督监管在全球范围内有所不同，许多国家都按照国际标准化组织（International Standards Organization，ISO）制定的标准进行监督[1]。在美国，实验室工作是根据 1988 年发布的临床实验室改进法案修正案（Clinical Laboratory Improvement Amendments，CLIA）进行管理，并由联邦政府进行执行监管[2]。美国的临床实验室需要通过医疗保险和医疗补助服务中心（Centers for Medicare and Medicaid Services，CMS）的联邦认证或通过联邦监管标准[如美国病理学家协会实验室（College of American Pathologists Laboratory Accreditation Program，CAP LAP）提供的标准]的程序认证，以证明临床实验室符合 CLIA 法规要求[3]。但在某些州，如纽约和华盛顿，实验室监管不受 CLIA 法规的约束，因为它们的州法规与联邦法规具有同等法律效力[4, 5]。

在美国，临床实验室设备、耗材和试剂供应商受食品与药品监督管理局（Food and Drug Administration，FDA）监管[6]。厂商向 FDA 提交文件，描述预定用途、预期性能指标及相关数据以支持其产品在临床实验室分析和临床应用的有效性。在评审过程之后，产品可能被清除、批准、拒绝，或被要求附加信息。其中，在同一临床实验室中开发和使用，但尚未提供给其他临床实验室测试的试剂称为实验室开发测试产品；截至 2012 年，FDA 还没有要求对测试产品进行强制审查；对于 FDA 批准或测试通过的产品，CLIA 规定要求临床实验室能够验证制造商建立的性能指标。对于实验室开发的测试产品，CLIA 要求实验室在进行患者测试之前建立测试的性能指标。

为协助临床实验室符合监管要求[7-11]，美国制定了若干指导性文件，包括由美国医学遗传学会发布和定期更新的实验室标准和临床遗传学实验室指南[7, 8]、美国临床和实验室标准协会的指导文件[9, 10]，以及美国疾病控制中心推荐的分子遗传学检测实验室规范[11]。同时，其他国家也制定了类似的重要的指导性规章制度，以确保临床分子遗传检测的质量[12, 13]。

2 能力验证和质量控制程序

2.1 NGS 质量控制程序概论

在检测患者样本前，NGS 必须进行临床验证（patient testing）。在验证过程中，需要记录检测过程中的关键性能指标，通常包括准确性（accuracy）、精密度（precision）、分析灵敏度（analytic sensitivity）、分析特异性（analytic specificity）、可报告范围（reportable range）、参考范围（reference range）等。这些性能决定了检测质量和 NGS 技术的局限性；临床验证还有助于制定相关质量控制（quality control，QC）程序，以保证临床样本检测过程的可操作性。例如，如何确定测序深度以确保结果的可靠性。"测序深度"（the depth of coverage）指的是每次读取的数据能够覆盖指定基因组某一特定碱基位置或区域的程度。

经验证 NGS 可用于临床检验后，还需要进行能力验证（proficiency testing，PT）和室间质量评价（external quality assessment，EQA）或其他评估程序以便保证实验操作的可外部评估性。这些评估可以通过不同实验室之间获得的比对结果来实现，以助于识别、分析检测过程中可能存在的问题，因为这些问题往往不能被单个实验室的 QC 程序所识别。能力验证、质量控制和 PT/EQA 是确保临床实验室检验质量的专业指南和监督的中心法则（但在 NGS 应用中需个性化调整）。

正规的临床检验程序通常需要对检测各环节进行评估，但 NGS 步骤烦琐、影响因素多样等特点导致对于 NGS 技术平台各环节进行评估不易实施；同时，由于测序结果数据庞大多样，寻找到包含所有可能检测结果的参考品或质控品也是不切实际的。为了应对这些挑战，确保在临床实验室环境中进行高质量的 NGS 检测，需要新的指导或对规则进行调整。许多专家小组和专业组织正在制定 NGS 指南，帮助实验室设计 NGS 验证方法、QC 或 PT/AA 实施策略，以满足当前的规则要求[3, 7, 14]。例如，CAP 最近发布了分子病理学检查表修订版，其中的 18 项修改均针对于 NGS 技术平台，以促进形成一个统一的框架来规范测序技术的临床验证及应用[3]。该专家组还为参考品制定、数据分析工具选择、结果报告模板设计、结果解析和如何在电子病历中阐述提供了详细建议。

2.2 NGS 平台验证程序

NGS 技术平台可以采用不同的核酸序列检测方法、数据分析工具进行多种组合方式配置。NGS 测序步骤主要包括富集、建库、测序和数据分析，每个环节都应该对不同患者群体、不同病程进行有针对性的优化、记录和验证[14]。整个工作流程建立后，还应该验证完整的检测过程，以确保流程适用于临床检验[14]，并且测序平台应该对不同突变类型的检测过程进行验证，如单核苷酸多态性（SNP）、片段重复、插入和缺失。

验证过程由三个相互关联的部分组成，即测序平台验证、一致性验证和生物信息学分析技术验证，分别用于验证测序技术、工作流程和生物信息学分析过程的有效性[14]。测序平台验证就是使测序平台能够识别基因组任何区域的遗传突变[14]；一致性验证指的是可以发现临床关注的基因序列的变化[14, 15]；生物信息学分析技术验证即生信计算软件的验证，以便准确寻找到靶基因突变位点[14]。由于生物信息学分析软件具有高度特异性，并且独立于 NGS 平台，因此在临床验证之前，应由独立的开发公司完成生信分析软件的优化，以满足 NGS 平台的要求[14]。

通过验证，建立本实验室测序平台各项性能指标后，在日后的检测过程中需符合以上性能指标，如有改动，需重新评估，建立新的性能指标，以保证测序结果的准确性[1-3, 14]。例如，试剂更换后需要验证新批次试剂的性能是否与前一批相同或更好；甚至生信软件的升级也需要重新验证。实际上，变更后验证对于实验室来说是一个挑战，因为他们可能不知道这些更新什么时候会发生。对后续流程的更改可以不需要再重新验证其之前的无更改的流程。例如，只要输入文件格式不变，如果只有生信软件的更改，则不需要重新验证测序平台的性能[14]。

2.3 建立质量控制程序

质量控制程序能够监控分析进程的完成情况，通过实时监控实验的准确性和精确度来及时发现检验系统故障、不利环境条件和操作员引起的错误[11]。实验室应确保设计适当的质量控制程序以监控测序过程的所有方面。这些控制程序的设计应确保每一次患者样本的运行都符合既定的性能规范[14]。需要特别注意的是，NGS 测序结果的数据分析软件及其相关数据库在不断更新，因此必须针对生信分析过程开发和实施监控程序。

采用参考品对测序过程的分析质量进行监测。参考品可以对患者检测过程的质量进行控制[1, 2, 11, 14]，但使用或开发靶向基因组区域中包含临床意义所有可能的核苷酸突变的对照或参考品是不可能的，因此可以使用与疾病相类似的天然存在的突变序列替代物（理想的状况是使用各种质控品）[14]。现实工作中可以使用单一特定的或使用多个有广泛序列变化（包括与疾病相关的或自然变化的序列）的外部质控品监测分析质量；此外，内部质控也可用于监测检测结果。例如，可以将一种特定 DNA 参考物质（如基因组 DNA、人类 DNA 克隆或非人类的合成对照品）添加到患者样本中作为"插入质控品"。对插入的内部质控品的分析能够评估实验在不断循环运转过程中有无改变[14]，还能监测每个单独样本的状况。然而，插入质控的效果有限，因为它不能监测人类 DNA 提取过程，并且合成用于插入质控品的基因组无法代表患者样本的基因组的复杂性。此外，也可以使用患者样本固有的序列作为内质控，但其序列不能位于测试的靶基因组区域（如高度保守的管家基因或线粒体基因）[14]。因此，使用插入和内在质控组合可以对测试过程持续、全面地进行质量评估。

在 NGS 测试过程中,如果检测失败则应尽早发现,以节省时间和其他资源,否则这些资源将浪费在一次失败的检测中。为了实现这一点,可以设计"质量检查点"(quality checkpoint)作为实验步骤,查找出检测失败的环节。这些检查点可包括对建库模板的评估,以及在测序过程中和之后对选定指标的评估,如质量分数(quality score)、覆盖率(coverage)、转换率(transition to transversion,Ti/Tv)和 GC 含量等[7, 14]。这种逐步评估可以预测即将发生的试验失败的因素以及各种程序问题。例如,通过"质量检查点"评估可以及早发现样品制备、测序过程中的错误,从而节约了时间和资源。

2.4　确证试验与替代方法的选择

由于 NGS 平台是比较新的技术,技术上尚不成熟,经验上尚不足,容易出现假阳性的结果[15-17]。有研究表明,各种 NGS 平台的假阳性率的上限为 7.8%[18],故目前指南中建议在必要时使用相同或不同的方法对阳性结果进行确证试验(confirmatory testing),以降低假阳性(false-positive)结果的风险[8-10];实际应用中,建议对 NGS 检出的突变位点使用经典方法进一步验证。而 Sanger 测序凭借其适用范围广、结果稳定而成为临床验证的首选方法。为了提高测序效率、减少运转周期,一些 SNP panels 和其他技术也可以作为验证确证试验使用。确证试验是分析流程的一部分,为缩短报告周期,应在临床应用之前验证确证试验的有效性。然而对于全基因组测序项目来说,由于测序范围巨大,即使一些实验室应用 Sanger 测序对 NGS panel 进行了验证,但也难于做到序列全覆盖,所以对于某些测序任务使用两个不同的 NGS 平台进行比较确认可能是一种更合理的方法[14, 19]。在 DNA 测序过程中,无论 Sanger 测序平台还是 SNP 微阵列平台均建立了标本突变识别系统,以避免出现模板制备过程中标本污染所导致的假阳性结果。

由于基因组的复杂性,目前 PCR 扩增技术无法对基因组的一些区域(如高 GC 含量或者重复序列的区域)进行精确测序[20]。因为这些区域测序覆盖率低或不均匀,所以应在分析验证期间予以确认,并且此区域不作为 NGS 测试的可报告范围[14]。这种区域测序可以采用其他方法如 Sanger 测序,以完成基因组区域测序的全覆盖,来"填补"NGS 测序不能完成的区域的测序任务[7, 14]。

3　衡量标准:下一代测序的新模式

3.1　准确性

临床和实验室标准协会将准确性(accuracy)定义为"测量值和真实值之间的一致性"[9]。NGS 测试的准确性受许多因素的影响,如碱基识别的准确性和覆盖深度(depth of coverage)等[21]。因此,指南建议使用质量分数(Q 值,Q score)来衡量 NGS 定量测量碱基的准确性,而不采用 Sanger 测序的 PHRED 评分法[22]。通过评估读长内一个相对于背景的信号强度(信噪比,signal-to-noise ratio)与相邻碱基的信噪比,赋予每个碱基一个 Q 值。例如,

Q 值为 20 的碱基识别的错误率为 1/100。由于每个制造商的技术各不相同，计算 Q 值的方式也存在差异，因此不同平台之间的质量分数无法直接进行比较[23]。使用碱基质量校正算法计算更准确的 Q 值或置信度分数（confidence scores）则可以校正这些差异。修正校正因子必须考虑测序技术的各个方面，比如与参考序列比对的可信度、覆盖深度、等位基因杂合度（heterozygosity）及其他标准等[24, 25]。

　　NGS 测序需要足够的覆盖深度才能保证碱基识别的准确性。覆盖深度包括测序覆盖度和测序深度两方面。测序深度是指测序得到的总碱基数与所测基因组大小的比值[14]。测序覆盖度是指测序数据匹配到参考基因组上后，能够覆盖基因组区域的比率[14]。不同测序方法、侧翼序列和接合性（zygosity）所要求的覆盖深度有所不同[23]。为了实现基因组测序碱基识别的准确性，在临床验证期间应采取适当的测序技术和实验设计获得合适的测序覆盖深度[15, 16]。首先需要建立一个单独的阈值，称为最小基本覆盖率阈值（minimum base coverage threshold），以确定达到基本覆盖率的最小深度，并确定无法识别碱基突变的低覆盖率区域。在所测目标基因组低覆盖率区域或某一个特定的区域，NGS 无法实现准确识别碱基时，可以使用另一种方法如 Sanger 测序（替代或平行）来获得基因组测序结果。例如，许多基因的第一个外显子是富含 GC 的，NGS 平台无法进行分析，因此需要使用替代方法[15]。NGS 的早期使用者已经在临床实验室建立了 15～100 倍的测序覆盖率阈值[14]。该阈值的建立有助于监测每次运行期间产生的正向和反向链读取的数据，并将其与临床验证中记录的数据进行比较，以使因链偏置导致的假阳性和假阴性结果最小化[21]。与覆盖深度相关的指标是等位基因读取百分比（allelic read percentage）或等位基因分数（allelic fraction）。它的定义是为准确识别碱基变体所需的单个碱基读取比例[23]。理想情况下，纯合子变体应该在每次读取碱基中均包含该变体，等位基因读取百分比为 100%；而杂合变体应该在 50%的读取碱基中包含该变体，等位基因读取百分比为 50%。然而，等位基因的读取百分比可能因重复读取放大偏差而产生误差[14, 23]。当等位基因读取百分比超过既定性能范围的限制时，产生假阳性或假阴性结果的风险就会增加。因为它们可能会改变等位基因片段序列或错误地指示存在链偏倚（strand bias）[23]，所以重复读取等位基因部分应该在分析之前删除。

3.2　精密度

　　精密度（precision）是指重复测量单个或一组分析物所得结果的一致性程度[7]。为确定 NGS 测序精密度，临床实验室测试样本次数应足够多，并评估再现性（批间精密度，between-run precision）和重复性（批内精密度，within-run precision）。再现性指同样一份标本在不同条件下结果的一致性，包括在运行中、运行间及运动中所需考虑到的各种因素，如不同的操作人员等。重复性指通过在相同条件下对相同的样本进行多次测序，用以评价突变识别与测序性能的一致性。此外，由于单个样本不太可能包含临床相关突变的全部类型，因此在评估精密度时，需要使用多个样本做对照[14]。这对于评估其他参数也一样适用，如覆盖深度和等位基因读取百分比。

3.3 分析灵敏度和分析特异性

分析灵敏度（analytic sensitivity）是指检测结果为阳性并正确分类为阳性的生物样品的检测下限或比例[11]。NGS 测序的分析灵敏度可以表示为目标基因组区域存在序列突变时，能够检测到该序列突变的概率。NGS 测序的分析特异性（analytic specificity）是指目标基因组区域内不存在序列突变时，没有检测到序列突变的概率[14]。通过将 NGS 测序检测结果与经过临床验证的方法（如 Sanger 测序或 SNP 微阵列分析）检测所获得的结果进行比较就可以确定这些参数。值得注意的是 SNP 微阵列作为替代方法的有效性取决于目标基因组内 SNP 的位置、数量和分布[26]。如果 SNP 微阵列和 NGS 检测结果不一致则需要另外的技术来判定，比如 Sanger 测序。

通过 Sanger 测序和 NGS 测序可以检测到大量与疾病相关的序列突变，但对于确定测序分析的敏感性和特异性仍具重大挑战。与其他多因子分析试验一样，测序技术的敏感度和特异性受限于对照品目标序列的数量和种类，但受时间、成本、鉴定技术等限制，导致难于制备覆盖临床标本所有可能突变类型的对照品，故敏感度和特异性一直是 NGS 测序技术的难题。这就有必要为检测每种类型的序列突变的方法建立操作规范。这一基本操作规范与为检查全基因组的细胞遗传学异常而建立的染色体微阵列分析（chromosome microarray analysis，CMA）的敏感性和特异性的推荐相似[27]。CMA 的操作规范是在临床验证期间，至少应评估 30 个与疾病相关的染色体异常的样本[28]。

当目标基因组序列的覆盖率低于临床验证期间建立的标准时，可能会导致敏感性和特异性下降。目标基因组低覆盖的区域应采用另一种方法进行分析，如 Sanger 测序，或不对其进行分析。NGS 数据分析过程的多个步骤均要确定覆盖率、灵敏度和特异性，包括初始碱基识别、质量分数的分配和信息学处理，还需要计算正确测序和突变识别的置信度。

NGS 容易出现假阳性和假阴性结果[17]。在临床验证期间，实验室应记录目标基因组区域的假阳性和假阴性率以供分析[7, 9, 14]。在确定假阳性率和假阴性率时，应包含与流行疾病相关的和有临床意义的突变，因为即使对周围区域的质量控制结果令人满意，也不一定能检测到这些突变[29]。对于易发生碱基识别高假阴性或假阳性率的基因组区域，应采用另一种方法加以验证[14]。

3.4 可报告范围和参考范围

在美国，CLIA 法规将"可报告范围"（reportable range）定义为"实验室通过已验证的仪器或测试系统测量时得到的准确结果值的范围"[2]。NGS 的可报告范围可以定义为在目标基因组测序范围内，经验证的 NGS 系统能够可靠地导出的测序序列信息[14]。导出的测序序列信息可能不是基因组的一个连续区域，例如，当检测基因 panel 或外显子时导出的测序序列信息。

美国 CLIA 法规将"参考范围"（或参考区间，reference range）定义为"指定人群的预期测试值范围"[2]。对于 NGS，参考范围可以确定为所检测人群的正常测序序列的变化范围[14]。但是将这一定义应用于 NGS 序列分析是有问题的，因为无法明确界定"正常突变"。"正常突变"可能在不同人群中有所不同，而且可能与疾病关联度也不一致。因此，必须努力建立数据库，绘制出人群内部和人群之间的突变情况，以定义"正常突变"及其在特定人群中的疾病相关性。

4 能力验证和替代方案

能力验证（proficiency testing，PT）或室间质量评价（external quality assessment，EQA）是临床实验室质量保证的一个重要组成部分。EQA 通过比较多个实验室独立检测同一个样本时得到的测试结果，并与标准参考值或共识结果比对，就能够对实验室性能作出独立评价 [1, 30-33]。这种评价可以识别测序和解读方面的错误以及 QC、校准或实验设计方面的问题。在美国，现行法规要求临床实验室每年至少对其测试性能进行两次评估[2]。这一要求可以通过参与 PT/EQA 项目或执行替代评估来满足。ISO-15189 也提出了类似的要求[1]。参与 PT/EQA 项目的实验室接收样本，并使用与临床样本测试相同的程序进行测试和分析，但不向实验员提供有关 EQA 测试样品特征的信息。参与者将他们的测试结果返回到 PT/EQA。PT/EQA 比较测试结果并向参与者报告来自所有实验室的汇总数据和结论。

大多数分子遗传学 PT/EQA 方案是基于基因突变所导致的生殖系或体细胞疾病，用于评估参与实验室检测与特定疾病相关的一个或几个基因突变的能力。检测 PT/EQA 选用的序列突变基因组的验证结果可用于推断实验室具有检测基因组部分序列突变的能力。这种方案使得参与者在 EQA 限定的实验方法内检测预期基因突变和解释该结果的能力得到评估。还有一种方案是基于方法的方案，主要是评估实验室正确使用特定技术的能力，如 Sanger 测序或 CMA。这种方案尤其适用于评估检测人类基因组大面积区域的技术，而不是检测一个或多个特定的基因。

理想情况下，PT/EQA 应该评估测试过程的所有阶段，包括样本采集、DNA 制备、分析程序、数据分析和临床解释[34]。只有少数分子遗传学 PT/EQA 分发全血来模拟患者样本，而大多数 PT/EQA 使用来自人类细胞系的冻干 DNA 并将其分发给参与者，因为这种材料更容易获得，并且可以生成一个均匀、稳定和非传染性的样本。但是，这样就无法评价 DNA 抽提程序[34, 35]。

若当地法规或认证机构不允许实验室参加 PT/EQA，实验室也可以使用替代方案进行评估[1, 2, 31, 32, 36, 37]。实验室可以和另一个实验室交换盲样本，重新测试已取消标识的患者样本，或检测来自细胞系的已知基因型的 DNA 来进行替代评估。包括 CAP 和英国国家室间质量评价服务（the United Kingdom National External Quality Assessment Service，UKNEQAS）在内的几个 PT/EQA 项目组织曾经通过实验室之间的样本交换并对相同或类似疾病的样本进行测试，以此证明替代评估是 PT/EQA 的有效替代品。然而该方案也有一些缺点，例如，当只使用一种测试方法时，在另一个实验室内重新测试样本可能无法识别系统错误；而与有限的实验室进行样本交换也无法对不同方法的性能进行有效的比较，并且难以解释参与者实验结果的差异和（或）维护参与者的匿名权。

NGS 的 PT/EQA 推荐采用基于方法的方案。因为实验室之间在测序仪器、测试算法和某一特定测试指标的基因组区域方面存在显著差异[14]，组织者需要考虑每个实验室实施 NGS 的局限性、序列分析方法的差异性以及获取 PT/EQA 目标基因组区域高质量序列数据能力的潜在差异。例如，针对不同的基因组区域测试将采取不同的实验室方法，特别是基因 panel 测试。因此，评估每个实验室的序列分析方法就要开发一种方法来评估来自基因组不同区域的数据。使用这种方法，参与者将不会因为无法检测出超出其临床检测范围的突变而受到处罚，而是被要求提供一份报告解释结果。该报告作为评估实验室实施 NGS 测试的准确性和完整性的依据[14]。截至 2012 年，NGS 的几项 PT/EQA 方案正在计划中，但尚未发布。

PT/EQA 的样本材料包括生物样本和电子数据文件。生物样本应包含与疾病相关的遗传突变的所有基因。因此，专门开发生物样本是不现实的。一个可行的解决方案是对自然发生的与疾病相关的遗传突变进行分析。位于相关基因组区域的具有多种遗传突变（如插入/缺失、SNP、CNV 等）的生物样本可以从先前测试的患者样本中选择，或者从先前已经测序的大量公开可获得的基因组中选择[38, 39]。NGS 的 PT/EQA 程序最适合评估临床实验室测试基因组每个区域内序列突变的能力。电子数据文件或模拟数据也可用作 PT/EQA 备选评估样本，以评估信息学数据分析流程及其正确识别突变的能力。还可以修改电子数据文件，使其包含广泛的序列突变，这些序列突变可用于评估测试性能和评估参与者检测各种临床重要基因组区域内难以发现的序列变化的能力。电子数据文件的设计应与参与实验室的数据分析流程、软件功能和测试设计相兼容[14]。当使用电子数据文件时，PT/EQA 程序要确保文件类型与参与者的 DNA 数据分析流程兼容。

5 参考物质

参考物质（reference materials）又名参考品，其定义为"某种材料或物质，具有一种或多种足够均匀和很好确定的特性，可用于校准测量系统，评估测量程序或为材料赋值"[40, 41]。参考品的合理使用对于遵循法规标准和专业指导至关重要，并可确保测试过程分析阶段的质量[1-5, 9, 11, 42-44]。临床实验室使用参考品达到保证质量的目的，包括分析开发和验证、质量控制程序、PT/EQA 和替代评估。来自人类细胞系或残留患者样本的基因组 DNA 通常用作参考品，因为它非常类似于实际的患者标本，最适合 QC 和其他设计的程序[45]。电子数据文件也可以作为 NGS 开发和监测测序后数据分析步骤方面的质量保障的参考品。

参考品必须具有很好的特性，通常需要通过各种方法加以分析，以确保它们在临床试验中正常工作。人类基因组 DNA 的特性是复杂的，通常需要在多种平台和设置上进行分析，以确保其在不同的临床环境中可用，并减少因引入特定平台或分析软件导致的系统偏差。除了采用 NGS 分析外，鉴定参考品特性还可使用多种方法，如 SNP 微阵列分析、CMA和 Sanger 测序。合成 DNA 样本也必须进行分析，用适用的富集方法和测序技术评估其性能，并识别因插入基因组 DNA 样本对序列突变检测的干扰。

参考品可由多种原始材料制作而成。因为来自血液或人类细胞系的基因组 DNA 的复杂性和性能与临床样本最为相似，并且血液 DNA 特性均一，通过病毒转化和（或）延长的细胞培养传代不会导致基因组重排或 DNA 损失，所以，NGS 参考品首选血液 DNA。但是，从血液中提取的基因组 DNA 的量不够大，而且不像细胞系提取的 DNA 那样容易再生。而合成的 DNA 参考品，包括质粒、酵母和细菌人工染色体（YAC 和 BAC）克隆，可以大批量生产并设计成含有多种遗传突变类型。这些材料也可以掺入基因组样品中作为内部对照。然而，合成 DNA 参考品通常不覆盖全基因组、外显子或基因 panel 所有位点，并且与基因组 DNA 的复杂性不相似，在评估它们对 NGS 的应用性时必须考虑这些限制[45, 46]。

　　2012 年，各个机构正努力开发可用于临床 NGS 验证以及 QC 和 PT 的参考品。在与国家生物技术信息中心（National Center for Biotechnology Information，NCBI）的合作下[47]，CDC 的基因测试参考品协调计划（Genetic Testing Reference Materials Coordination Program，GeTRM）[15, 48]启动了一个协作项目，以协调临床 NGS 应用参考品的特征。此外，国家标准与技术研究所（National Institute of Standards and Technology，NIST）组织了 "基因组联盟"，开发了一套评估人类基因组测序性能所需的参考品、参考数据和参考方法[49]。

6　其他考虑因素

6.1　下一代测序：序列结果的解释

　　法规要求和专业指导均涉及临床分子遗传学实验室检测结果的报告规范[2, 7-10, 12, 13]。实验室专业人员需要报告基因组序列变化与检测结果的适用性和检测的局限性。这是临床医生做出临床决策所需要参考的。一些专业指导[10, 14]建议实验报告有必要采用标准命名法并推荐将其应用于描述临床相关的序列变化[10]。人类基因组组织基因命名委员会开发了一套基因命名标准化系统[29]。人类基因组突变命名特别委员会也开发了一套描述特定序列突变的统一系统[50]。

　　识别 NGS 测序序列突变是否与临床相关需要信息学分析，对序列突变进行排列、注释并准确地确认，对匹配的突变进行优先排序，以确定哪些最有可能是与疾病相关的突变。信息学分析的最佳方法是使用特性良好的参考品[51]。目前，尽管开发了几个符合临床标准的参考品，但还没有用于 NGS。为了鼓励共同使用人类基因测序的参考品，研究人员建立了 REFSEQ 和 RefSeqGene 数据库。近来进入该数据库的具有良好特性的参考品数量在不断增加，但仍未建立用于外显子组和全基因组分析的临床标准参考品。另一种选择是使用目前由美国国立卫生研究院（National Institutes of Health）国家生物技术信息中心（US National Institutes of Health's National Center for Biotechnology Information，NCBI）网站汇编和维护的人类基因组[52]。基因组的构建还在继续，因此有必要将作为参考品的基因组构建显示在报告结果中。

　　美国医学遗传学会发布了解释和报告基因组序列突变的指南[53]，其中将序列突变分为了六类：已知致病性突变、可能致病性突变、未知致病性突变、可能良性突变、已知良性突变和与临床表现相关的良性突变[53]。应用 NGS 测序测定基因组大区域经常会发现许多基因序列发生了突变。因此，实验室必须应用信息分析技术来识别可能与临床问题相关的基因和序列突变。这些信息分析技术考虑了患者信息、其他家庭成员的信息、关于该基因的疾病关联的公开数据以及 NGS 测序所涉及的序列突变。这些信息分析技术正在继续得到改进，但是尚未建立标准。

6.2 电子数据的管理与再分析

NGS 生成的大量数据给数据分析、管理和存储带来了前所未有的挑战。实验室可以在内部或外部存储和分析 NGS 数据，例如，通过基于云的计算[54]。在收集、分析、存储和交流患者数据时，隐私和机密性是非常重要的。在美国，这些问题依照《健康保险可携性和问责法》（the Health Insurance Portability and Accountability Act，HIPPA）隐私政策、CLIA 法规以及其他州和地方的标准来解决[2, 11]。

实验室操作指南建议实验室保留足够的数据进行再分析，以确保初始测试结果的准确性[11]。这包括记录所使用的参考序列和分析软件的版本。当测试结果的可靠性出现问题时，这一点显得尤为重要。遵守 NGS 的这一建议面临的挑战是储存生成的大量数据需要高昂的成本。全基因组分析数据的量级为几个 TB。这一问题目前尚未得到彻底解决，但已采取了若干办法。大多数实验室将完整的数据集保留在有限的时间内，如完成下一个 PT/EQA 或替代评估前。一些实验室仅保存有限的数据集，通常是已识别的变异列表和各种质量参数。一些实验室除了维持有限的数据集，还保留患者的样本，以便在出现问题时进行重新分析，因为这样做比存储大型数据库的成本低[54]。

最近的建议是：当科学有了新发现，更新了检测结果和（或）解释时，应重新分析患者的数据[11, 14]。例如，一个参考序列的细化可能有助于识别以前未被识别的疾病相关突变；新的临床证据可能改变检测过程中发现的突变的疾病关联分类，并有可能改变报告的内容和（或）检测结果的解释。当最初的 NGS 试验没有临床意义上的发现，或者新发表的文献提供的数据可能会改变对所报道的试验结果的解释时，就需要重新分析。但是，启动重新分析的基础设施和后勤保障通常不存在，而且成本过高。这使实验室无法积极地监测和重新分析患者的数据。解决方法之一是构建重新分析信息技术和临床决策支持系统。

实验室要保留测试报告。在美国，CLIA 法规要求自报告之日起测试报告至少保留 2 年[2]。但是，对于分子遗传测试，建议报告应保留较长时间，至少在报告之日后 25 年[11]。这是由于此类遗传结果可能对患者及其家庭成员产生长期甚至终身的影响。

6.3 基因组学和电子健康记录

电子健康记录（electronic health record，EHR）中基因组数据的表示形式及其在供者和患者之间准确交流的标准正在发生变化。美国正在制定 EHR 的国家标准，其中基因组数据的纳入带来了独特的挑战[55]。目前还没有关于基因组数据的标准或其与临床数据关联的标准。电子系统结合新兴的专业指导和临床研究领域的新发现可以积极地支持临床决策算法。这种技术可能是提高患者护理质量的有力工具，但开发、部署和系统的质量控制是一项重大工作。在计算机系统之间，包含在 EHR 中的数据操作需要建立与临床数据相联系的标准机制。Health Level 7 International（HL7）是全球卫生信息技术互动标准的权威机构。HL7 临床基因组学工作组的任务是为纳入基因组数据及其与 HL7 框架内相关临床数据的关联制定标准。

6.4　指导和监督持续发展的 NGS 临床应用

多样化和独特的测序技术将持续引入临床实验室。越来越多的台式仪器进入市场，其体积远远小于第一代仪器，而且成本对于临床实验室来说也是可控的。因此，更多的实验室会提供基于 NGS 的临床检验。与此同时，随着技术的进步，用于分析 NGS 数据的软件也在不断发展。因此，专业指导的持续发展对于确保继续提供高质量的临床检验具有指导意义。

7　总结

NGS 提供了第一个实用的方法来检测大范围的人类基因组，并有助于鉴定与个体患者临床相关的基因序列突变。2012 年，与 NGS 相关的监管标准和专业指导开始出现。性能规范最初是在临床验证期间建立的，并用于开发患者样本检测的质量控制程序。因为 NGS 测试是一个多步骤的过程，其性能指标非常复杂，所以人们创建并使用了复杂的信息分析技术去分析大型数据集。对于阳性结果，通常建议使用确证试验加以验证。这是因为有几个固有因素的限制，包括假阳性结果的倾向，以及验证过程中可能观测到大量序列突变。另一个限制是 NGS 不能为基因组的所有区域提供高质量的序列数据，在这些情况下必须使用其他方法。

NGS 正在迅速发展，预计在不久的将来会对分子实验室检验产生重大影响。然而，其中仍然存在一些挑战。例如，用于 NGS 测试的临床特性参考品正在开发当中。NGS 的能力验证方案尚处于起步阶段。这对于建立实验室间可比性至关重要。由于大多数信息分析流程都是内部开发的，因此获得信息学专业知识对于确保 NGS 测试软件组件的正确实施和优化非常重要。另外，NGS 所产生的数据量也对当前的存储容量提出了挑战。但随着这项技术的发展，预计这些都不会成为问题。由于技术和方法尚未成熟，这在很大程度上影响了专业指南和标准的制定。尽管如此，NGS 对人类基因组进行常规大规模分析的潜力是显著的，并且预计这些挑战将在不久的将来得到解决。

（张旺东　阎国辉　译；张　洋　方赞熙　审）

参 考 文 献

[1] ISO/IEC 15189（2007）Medical laboratories—particular requirements for quality and competence. ISO，Geneva.

[2] Centers for Medicare & Medicaid Services，Centers for Disease Control and Prevention（2003）42 CFR Part 493. Medicare，

Medicaid, and CLIA programs; laboratory requirements relating to quality systems and certain personnel qualifications. Final Rule: 3640-3714. http: //www. gpo. gov/fdsys/browse/collectionCfr. action?collectionCode=CFR. Accessed 3 April 2013.

[3] College of American Pathology Laboratory Accreditation Program (2012) http: //www. cap. org/apps/cap. portal. Accessed 11 April 2013.

[4] New York State Department of Health (2012) Clinical laboratory evaluation program, laboratory standards; 2008. http: //www. wadsworth. org/labcert/clep/standards. htm. Accessed 11 April 2013.

[5] Washington State Office of Laboratory Quality Assurance (2012) http: //www. doh. wa. gov/ LicensesPermitsandCertificates/FacilitiesNewReneworUpdate/LaboratoryQualityAssurance. aspx. Accessed 11 April 2013.

[6] Federal Food, Drug, and Cosmetic Act (FD&C Act) (2012) http: //www. fda. gov/ regulatoryinformation/legislation/federalfooddrugandcosmeticactfdcact/default. htm. Accessed 11 April 2013.

[7] American College of Medical Genetics Policies and Standards (2012) www. acmg. net. Accessed 29 July 2012.

[8] American College of Medical Genetics (2008) ACMG standards and guidelines for clinical genetic laboratories. http: //www. acmg. net/AM/Template. cfm?Section=Laboratory_Standards_ and_Guidelines&Template=/CM/HTMLDisplay. cfm&ContentID=7439. Accessed 11 April 2013.

[9] CLSI(2012)Molecular methods for clinical genetics and oncology testing; approved guideline, 3rd edn. CLSI document MM01-A3. linical Laboratory Standards Institute, Wayne.

[10] NCCLS (2004) Nucleic acid sequencing methods in diagnostic laboratory medicine; approved guideline. NCCLS document MM9-A [ISBN 1-56238-558-5]. NCCLS, 940 West Valley Road, Suite 1400, Wayne, Pennsylvania 19087-1898 USA.

[11] Chen B, Gagnon M, Shahangian S, Anderson NL, Howerton DA, Boone JD (2009) Good laboratory practices for molecular genetic testing for heritable diseases and conditions. MMWR Recomm Rep 58 (RR-6): 1-37.

[12] Eurogentest (2012) http: //www. eurogentest. org/laboratories/. Accessed 11 April 2013.

[13] Organization for Economic Cooperation and Development (OECD) (2007) OECD guidelines for quality assurance in molecular genetic testing. OECD, Paris, p. 33-35.

[14] Gargis AS, Kalman L, Berry MW, Bick DP, Dimmock DP, Hambuch T et al (2012) Assuring the quality of next-generation sequencing in clinical laboratory practice. Nat Biotechnol 30 (11): 1033-1036.

[15] Jones MA, Bhide S, Chin E, Ng BG, Rhodenizer D, Zhang VW et al(2011)Targeted polymerase chain reaction-based enrichment and next generation sequencing for diagnostic testing of congenital disorders of glycosylation. Genet Med 13 (11): 921-932.

[16] Gowrisankar S, Lerner-Ellis JP, Cox S, White ET, Manion M, LeVan K et al (2010)Evaluation of second-generation sequencing of 19 dilated cardiomyopathy genes for clinical applications. J Mol Diagn 12 (6): 818-827.

[17] Lam HYK, Clark MJ, Chen R, Chen R, Natsoulis G, O'Huallachain M et al (2011) Performance comparison of whole-genome sequencing platforms. Nat Biotechnol 30 (1): 78-82.

[18] Harismendy O, Ng PC, Strausberg RL, Wang X, Stockwell TB, Beeson KY et al(2009) Evaluation of next generation sequencing platforms for population targeted sequencing studies. Genome Biol 10 (3): R32.

[19] Clark MJ, Chen R, Lam HYK, Karczewski KJ, Chen R, Euskirchen G et al (2011) Performance comparison of exome DNA sequencing technologies. Nat Biotechnol 29 (10): 908-914.

[20] Zhang W, Cui H, Wong LC(2012)Application of next generation sequencing to molecular diagnosis of inherited disease. Top Curr Chem.

[21] Ajay SS, Parker SCJ, Ozel Abaan H, Fuentes Fajardo KV, Margulies EH (2011) Accurate and comprehensive sequencing of personal genomes. Genome Res 21 (9): 1498-1505.

[22] Ewing B, Hillier L, Wendl MC, Green P(1998)Base-calling of automated sequencer traces using phred. I. Accuracy assessment. Genome Res 8 (3): 175-185.

[23] Voelkerding KV, Dames S, Durtschi JD (2010) Next generation sequencing for clinical diagnostics- principles and application to targeted resequencing for hypertrophic cardiomyopathy: a paper from the 2009 William Beaumont Hospital Symposium on Molecular Pathology. J Mol Diagn 12 (5): 539-551.

[24] Li H, Homor N (2010) A survey of sequence alignment algorithms for next-generation sequencing. Breif Bioinform 11 (5): 473-483.

[25] DePristo MA, Banks E, Poplin R, Garimella KV, Maguire JR, Hartl C et al (2011) A framework for variation discovery and genotyping using next-generation DNA sequencing data. Nat Genet 43 (5): 491-498.

[26] Welch JS, Westervelt P, Ding L, Larson DE, Klco JM, Kulkarni S et al (2011) Use of wholegenome sequencing to diagnose a cryptic fusion oncogene. JAMA 305 (15): 1577-1584.

[27] Shaffer LG, Beaudet AL, Brothman AR, Hirsch B, Levy B, Martin CL et al (2007) Microarray analysis for constitutional

cytogenetic abnormalities. Genet Med 9（9）：654-662.

[28] Human Gene Organization Human Gene Nomenclature Committee（2012）http：//www. genenames. org/. Accessed 11 April 2013.

[29] CLSI（2007）Using profi ciency testing to improve the clinical laboratory；approved guideline，2nd edn. CLSI document GP27：Clinical Laboratory Standards Institute，Wayne，PA.

[30] CLSI（2008）Assessment of laboratory tests when profi ciency testing is not available；approved guideline，2nd edn. CLSI document GP29-A2. Clinical and Laboratory Standards Institute，Wayne，PA.

[31] CLSI（2005）Profi ciency testing（external quality assessment）for molecular methods；approved guideline. CLSI document MM14-A. Clinical Laboratory Standards Institute，Wayne，PA.

[32] ISO/IEC 17043（2010）Conformity assessment—general requirements for profi ciency testing. ISO，Geneva，Switzerland.

[33] Bellissimo DB（2007）Practice guidelines and profi ciency testing for molecular assays. Transfusion 47（1 Suppl）：79S-84S.

[34] Ramsden SC, Deans Z, Robinson DO, Mountford R, Sistermans EA, Grody WW et al（2006）Monitoring standards for molecular genetic testing in the United Kingdom，The Netherlands and Ireland. Genetic Test 10（3）：147-156.

[35] Richards CS, Grody WW（2003）Alternative approaches to profi ciency testing in molecular genetics. Clin Chem 49（5）：717-718.

[36] Organization for Economic Cooperation and Development（OECD）（2007）OECD guidelines for quality assurance in molecular genetic testing. http：//www. oecd. org/science/ biotechnologypolicies/38839788. pdf. Accessed 11 April 2013.

[37] 1000 Genomes Project Consortium（2010）A map of human genome variation from populationscale sequencing. Nature 467（7319）：1061-1073.

[38] International HapMap 3 Consortium（2010）Integrating common and rare genetic variation in diverse human populations. Nature 467（7311）：52-58.

[39] ISO 15195（2003）Laboratory medicine-requirements for reference measurement laboratories. ISO，Geneva.

[40] Emons H, Fajgelj A, van der Veen AMH, Watters R（2006）New defi nitions on reference materials. Accred Qual Assur 10（10）：576-578.

[41] American College of Medical Genetics（2012）Standards and guidelines for clinical genetics laboratories 2006 edition. http：//www. acmg. net/Pages/ACMG_Activities/stds-2002/g. htm. Accessed 11 April 2013.

[42] Association for Molecular Pathology（1999）Association for molecular pathology statement：recommendations for in-house development and operation of molecular diagnostic tests. Am J Clin Pathol 111（4）：449-463.

[43] Chen B, O'Connell CD, Boone DJ, Amos JA, Beck JC, Chan MM et al（2005）Developing a sustainable process to provide quality control materials for genetic testing. Genet Med 7（8）：534-549.

[44] CLSI（2008）Verification and validation of multiplex nucleic acid assays；approved guideline. CLSI document MM17-A. Clinical and laboratory Standards Institute，Wayne.

[45] Strom CM, Janeczko RA, Anderson B, Redman J, Quan F, Buller A et al（2005）Technical validation of a multiplex platform to detect thirty mutations in eight genetic diseases prevalent in individuals of Ashkenazi Jewish descent. Genet Med 7（9）：633-639.

[46] Human Sequence Variation Society（2012）http：//www. hgvs. org/. Accessed 29 July 2012.

[47] National Center for Biotechnology Information（2012）http：//www. ncbi. nlm. nih. gov/. Accessed 11 April 2013.

[48] Genetic Testing Reference Materials Coordination Program（GeT-RM）（2012）http：//wwwn. cdc. gov/dls/genetics/RMMaterials/. Accessed 11 April 2013.

[49] National Institute for Standards and Technology，Genome in a Bottle Consortium（2012）http：//www. genomeinabottle. org/. Accessed 11 April 2013.

[50] Pruitt KD, Tatusova T, Klimke W, Maglott DR（2009）NCBI reference sequences：current status，policy，and new initiatives. Nucleic Acids Res 37（Database issue）：D32-D36.

[51] NCBI Human Genome Resources（2012）http：//www. ncbi. nlm. nih. gov/genome/guide/human/. Accessed 11 April 2013.

[52] ACMG Laboratory Practice Committee Working Group（2000）ACMG recommendations for standards for interpretation of sequence variations. Genet Med 2（5）：302-303.

[53] Sboner A, Mu XJ, Greenbaum D, Auerbach RK, Gerstein MB（2011）The real cost of sequencing：higher than you think! Genome Biol 12（8）：125.

[54] The Office of the National Coordinator for Health Information Technology（2012）http：// healthit. hhs. gov/portal/server. pt/community/healthit_hhs_gov__home/1204. Accessed 11 April 2013.

[55] Health Level Seven International（2012）http：// www. hl7. org/ Special/ committees/ clingenomics/ overview. cfm. Accessed 11 April 2013.

第十五章　NGS 临床诊断技术质量控制程序

Victor Wei Zhang，Lee-Jun C. Wong

摘要：下一代测序（NGS）（也称为大规模平行测序 MPS）技术已经彻底改变了在临床诊断实验室中进行分子诊断的方式。数百到数千个基因可以同时分析，并且样本可以进行多重测序。在设计和实施常规临床使用时，要将如此复杂的技术引入临床诊断实验室，应认识到其中的局限性和面临的挑战。虽然大多数 NGS 平台可以以大规模平行的方式生成大量数据，但是实现测试验证和质量控制过程的复杂性给质量保证带来了巨大的挑战。质量保证计划是临床实验室运作的一个组成部分，特别是对于采用新技术提供最先进的基因检测服务的实验室而言。在这一章中，我们描述了在我们的临床分子诊断实验室实施测试验证和质量控制程序中所采取的步骤。

1　引言

多年来，Sanger 测序一直是临床分子诊断实验室的首选方法。当一种遗传病有明确的临床诊断或其他生化、分子和影像学证据支持为一种特定的遗传病时，它仍然是首选的方法。从数量有限的候选基因中逐一进行 Sanger 序列分析，对于涉及相同发育或多个步骤代谢途径的疾病，或者不同的不相关的基因导致的相同的疾病，如视网膜色素变性，也是一种"金标准"方法。然而，一些疾病存在临床和遗传异质性（genetically heterogeneous），临床表现不典型、病理或生化方面的检验结果不明确、没有明确的迹象表明存在潜在的缺陷基因，这些都导致难以做出明确的分子诊断[1]。这一情况的一个极端例子就是线粒体疾病的诊断。线粒体疾病有明显的临床重叠，有 1300 多个基因负责线粒体的生物合成和正常功能[2-5]。将候选基因逐一测序将是昂贵、耗时和低效的。明确诊断方面的延误和所产生的高成本将妨碍采取适当的患者管理和推迟家庭咨询以及未来可能的产前诊断（prenatal diagnosis）。

NGS 技术的迅速应用使分子诊断学发生了革命性的变化[6]。NGS 技术的进展促进了新疾病的基因研究和相关基因的快速鉴定。检测模式正在从单基因 Sanger 测序分析向多目标基因甚至全外显子组 MPS 分析转变[7-10]。当有一个明确的潜在遗传因素的迹象时，基因 panel 测试已经逐渐成为检测复杂的遗传异质性疾病的首选[11-14]。与逐个基因检测的 Sanger

测序分析相比，该方法可以显著降低分子诊断的成本和时间。

随着测序成本的稳步下降和数据通量的增加，可以预见，在不久的未来，全外显子组和靶向聚焦表型/通路基因 panel 测序将成为临床诊断实验室的主要方法。为了能够使基于 NGS 检测遗传性疾病的新技术服务于临床，临床分子诊断实验室应迅速采用新的质量保证标准验证新技术的性能特征，以满足美国病理学家协会（CAP）和（或）临床实验室改进法案修正案（CLIA）的要求[15]。在实际的临床诊断应用中，仪器的高通量特性也要求额外一层质量保证。

在本章中，我们将介绍目前在临床分子诊断实验室中使用的基于 NGS 的测试验证和质量控制程序，以满足联邦法规的要求。

2　NGS 临床诊断技术性能概述

临床诊断新技术的发展和完善始终伴随着限制和挑战。对大量基因进行深度覆盖平行测序，即对每个核苷酸测序多次，这将产生大量数据，需要高度专业化的分析工具去分析，注释大量的基因突变，并解释复杂结果的临床意义。高通量测序（high-throughput sequencing）数据有较高的误差。这些误差的性质取决于化学法测序和专用仪器使用的检测方法。这些序列误差将导致识别基因突变的高假阳性率，从而导致不必要的解释、确认和报告工作。最近的研究表明，当对相同的单个样本进行测序时，基于 NGS 的不同测序技术和信息分析方法之间会出现高度不一致的基因突变识别[16]。为了将这些技术应用于临床诊断，需要使用第二种方法进行严格的验证和确认，以符合临床标准[1]。

除了识别误差的问题之外，为降低测序成本通常还需要混合不同个体的标本进行多重测序。当同时制备大量临床样本时，会增加样本交换和（或）交叉污染的可能性。如果出现这些问题，因高通量而降低的成本优势会被因排除错误所需的工作抵消。因此，质量控制程序是保证新技术准确可靠的基本要素[7, 17-20]。

3　基于 NGS 的测试验证

遗传性疾病分子诊断的目的是检测导致个体遗传疾病的病原性 DNA 改变（突变）。不同于其他临床实验室测试，如免疫组织化学、异常代谢物的检测，或遗传缺陷的生化相关的酶测定，分子遗传学检查直接检测基因的变化，以便提供对遗传疾病的诊断。基因检测准确性较高的原因在于个体的遗传物质在很大程度上是不可改变的，不受生理和环境条件的影响。个体的分子检测结果可为其他家庭成员的遗传咨询提供非常有价值的信息，也可用于产前诊断。

基于 NGS 的测试验证过程应该包括三个主要的相互关联的部分：平台、特定的测试和信息学流程。完整的测试验证包括用于执行测试的平台的验证，以及用于分析序列结果的生物信息学流程和突变注释。平台验证建立了测序平台的性能指标和测试检测到的突变类型。生物信息学流程的验证建立了提供准确序列数据和检测目标区域内变化所需的分析软件参数。测试验证记录了测试特异性、灵敏度和用于检测有临床意义的序列变化方法的局限性。

理想情况下，基于 NGS 的测试的完整验证包括三个步骤。第一步是将测试结果与通过独立验证的方法如 Sanger 测序或 SNP 微阵列分析获得的结果相比较，建立分析灵敏度（当测序的目标区域中存在序列突变时检测该序列突变的可能性）和分析特异性（当目标区域中不存在序列突变时，检测该序列突变的可能性）。此验证步骤还用于优化分析参数，使专用的 NGS 平台和信息学流程达到最高的准确性、特异性、灵敏度和重现性。第二步是确定基因突变的可检测范围和检测限。这是通过对具有已知突变类型的广泛样本进行分析来实现的。突变类型包括核苷酸替换、小的插入/缺失、大的缺失或 DNA 重复区域或均聚核苷酸区域的突变。如果检测涉及定量分析，如测量 mtDNA 异质性突变的百分比，则必须使用质控品，以评估实验误差、分析误差和检测限。此步骤还用于分析和注释信息学流程的验证。最后一步，分析一组临床表现为遗传性疾病但未进行分子诊断的患者样本，以验证基于 NGS 的检验技术检测未诊断患者突变的能力。

4 基于 NGS 检测的质量控制和质量保证程序

健全的质量保证方案是临床实验室运作的一个组成部分，特别是对于那些采用新技术以提供最先进的基因检测服务的实验室。质量保证要有一个协调的计划和有效的方法来确保服务的质量，目标是向医学界提供准确和可靠的结果。这样就可以经常重新评估和改进临床检验的性能。临床实验室需要使用持续改进的质量保证程序，以获得 CLIA 或 CAP 的认证。需要有效地监控实验室内测试程序的质量，它分为三个主要组成部分：分析前质量保证程序、分析中质量保证程序和分析后质量保证程序。质量控制程序是一些用于监控实验过程中每一个步骤的性能特征，一旦发生错误立即就能检测到的程序。检测样本通常作为质量控制评估的一部分。然而，基于 MPS 的基因测试相对较新，其工作流程冗长而复杂，因此在评估整个基于 MPS 的测试程序时，仅使用 Sanger 测序质量控制系统可能不够充分。

4.1 分析前阶段

本节描述了我们的实验室所实施的质量控制程序。这是一个独立于测序平台和信息分析系统的质量控制系统，适用于临床实验室普遍使用的基于 MPS 的基因检测方法。分析前阶段从实验室收到样品开始，涉及将受检者信息输入实验室信息管理系统（Laboratory Information Management System，LIMS）。在临床实验室开展一连串的检测活动时，申请单信息、患者信息和医生联系信息的准确性是必不可少的，需要有严格的质量保证。在这个阶段，如果样品不符合实验室的样品验收标准，仔细确认错误的原因是很重要的，比如样品类型或样品完整性的差错可能归因于发送方或在运输或处理过程中产生的错误。后续操作程序应在实验室的标准操作程序（laboratory's standard operation procedure，SOP）中有明确记录。在取消测试的情况下，也应定期检查样品跟踪日志。

4.2 分析阶段

除了实验室序列分析的操作外，其他重要组成部分，包括训练有素的医学技术人员、检测仪器和进行分析所需的试剂，都应进行充分验证以满足临床标准。本节介绍的是用于监测实验室 MPS 实验操作的质量控制。

4.2.1 Illumina 测序仪的性能

制造商的性能规范通常需要在安装和初步评估时确定。每个高通量测序仪都有自己独特的与化学测序和检测方法有关的误差模型。Illumina 公司使用噬菌体 PhiX 插入到样品中，在检测时对扩增簇质量、信号检测和相位校准具有重要意义。PhiX 基因组的优势是体积相对较小且核苷酸组成恒定，可以在测序时同时计算测序误差。

除了一般的性能评估外，为保障识别碱基的准确性，每次运行生成的每个碱基识别还会得到 Phred 概率评分。Phred 质量得分值（Q 值）是仪器进行不正确碱基识别的标准化对数值。由于 Phred 评分是通过一组与 Sanger 方法相关的测序参数得到的，因此需要对高通量测序过程进行参数化，并以一组已知精度的测序数据对数学公式进行校准。例如，Illumina 测序化学的 $Q10$ 值代表每 10 个测序碱基有 1 个不正确的碱基识别，$Q20$ 表示误差为 1/100，$Q30$ 表示每 1000 个测序碱基中有一个错误，Q 值随着测序循环的增加而降低。基于 NGS 测试的可接受 Q 值由每个临床实验室确定。根据我们实验室的经验，使用较高的临界 Q 值可以显著减少假阳性的辨别和下游的突变确认工作。

在建立测序性能之后，后续运行还需要满足制造商规定的一般测序质量指标。如果临床实验室中的仪器操作需要在程序上进行修改，还应记录一套实验室专用的质量指标。为了确保测序序列数据的质量和准确性，优化后的仪器特定参数需重新验证及评估。

4.2.2 定量测量突变识别的测序错误和质量控制（ExQC）

一般来说，与专用仪器相关的测序误差是仪器固有的。只要测序流程和化学原理保持不变，误差就相对保持不变。然而，误差可以因样品质量、DNA 模板制备方法及条形码解读方法等发生变化。要监控这些误差，外部质量控制（external quality control，ExQC）的样品必须和每个单独的样本一样进行相同的检验流程[21]。我们的 ExQC 样品是合成的 DNA 片段，在特定位置有预先设定的变化，以不同的比例混合，生成一系列含有 0.1%、0.5%、2%、5%、20% 和 50% 特定变异的对照 DNA，如图 15.1 所示。将 ExQC 混合物的一小部分添加到每个单独的样本中进行跟踪，并将 DNA 模板库作为每个样本跟踪的一部分进行制备和测序。该 ExQC 样品的应用，对于测定测序误差和每个特定样品的检测限是理想的。这对于检测低水平的突变非常重要，如在嵌合现象、特定的物种感染、线粒体 DNA 异质性或体细胞改变中发现的突变，以及对存在或不存在突变有疑问时。

	突变位点						
	1	2	3	4	5	6	QC混合物中的份数
参考基因	A	T	G	C	G	T	
ExQC_1	T	A	T	T	T	G	1
ExQC_2		A	T	T	T	G	4
ExQC_3			T	T	T	G	15
ExQC_4				T	T	G	30
ExQC_5					T	G	150
ExQC_6						G	300
ExQC_7	A	T	G	C	G	T	500
总 ExQC 混合物	A/T	A/T	G/T	C/T	G/T	T/G	1000
比例	1/999	5/995	2/98	5/95	20/80	50/50	
突变基因	0.1%	0.5%	2%	5%	20%	50%	
参考基因	99.9%	99.5%	98%	95%	80%	50%	

图 15.1　外部质量控制和每个突变部位核苷酸比例图

与 PhiX 对照不同，ExQC 可用于评估特定样品在整个加工过程中的实验误差和分析误差，并真正代表样品的质量控制。因为单个样品可能会受到不同的样品制备质量的影响，包括人工、仪器和计算错误。在我们的实验室中，质量控制样品的总体实验误差已确定为 0.326%±0.335%。在此基础上，检出限的检测结果在 1.33% 左右，比平均误差高 3 个标准差。还可以确定测试样品的错误率，由于存在 DNA 来源和提取程序方面的问题，其错误率通常略高于平行对照样品。

4.2.3　内部样品跟踪系统（InQC）

由于 NGS 平台的高通量特性，通常需要汇集许多样本进行序列分析以便最大限度地提高仪器的使用效率。为了避免样本交换和交叉污染，我们设计了一个内部样本身份跟踪系统（"InQC"），该系统将与每个样本一起纳入 DNA 模板库制备步骤中，然后进行后续分析步骤，以确保结果确实属于原始样本[21]。我们的 InQC 系统是一套由 14 个核多态性标记物组成的系统，这些标记物与目标序列一起被 PCR 扩增并测序。如果要分析 mtDNA，则将核多态性标记物的 PCR 产物与来自同一个体的 mtDNA 模板库混合。同时，通过第二种方法，Sanger 测序或者是 TaqMan 测定，使用单独的 DNA 等分试样对 InQC 标记进行基因分型，基因分型结果用于验证通过 MPS 分析获得的结果。对于 mtDNA 分析，除核多态性标记物外，还通过使用等分的 DNA 样本（通常包含 10～12 个突变基因）对 D-loop 和 LR-PCR 引物区域进行 Sanger 测序，从而验证 mtDNA 样本的特性。如果结果不一致，找到错误的步骤，并重复分析直至澄清。这是一个重要和必要的步骤，以确保没有样本混淆或交叉污染，尤其是同时处理数十或数百个样本并使用相同的流动池测序时。

4.2.4　以线粒体全基因组测序为例，采用"深度测序指数"进行性能评价

多种靶基因富集方法和 MPS 平台已应用于基于 NGS 的临床分析。每种方法都有其独特的优点和缺点。无论采用何种方法，NGS 运行的质量都可以通过六个参数来评估，这六个参数决定了 NGS 检测的特性。我们开发了一个数学公式，称为"深度测序指数"（DSI），包含这六个参数：①ExQC DNA 序列平均读取次数；②利用 ExQC DNA 序列平均读取次数标准化样品平均读取次数；③ExQC DNA 的预期突变百分比与观察突变百分比的相关系数；④平均序列读取次数的标准偏差与映射到样本的平均读取次数之比；⑤特异性函数（映射到参考 mtDNA 的序列读取百分比）；⑥灵敏度函数（正确识别的序列突变百分比）。

使用 DSI，可以以标准化的方式评估和比较不同的富集方法或测序平台。例如，可以通过三种不同的方法来富集整个线粒体基因组：杂交捕获 DNA、重叠 DNA 片段的多重 PCR 或整个线粒体基因组的长片段 PCR（LR-PCR）单扩增子。如图 15.2 所示，读取范围清晰地显示了与其他两种基因富集方法相比，单个扩增子 LR-PCR 覆盖更均匀[21]，其覆盖情况与 DSI 评分一致（图 15.2）。虽然所有这些富集方法都能获得合理的灵敏度和特异性，但最佳的性能还依赖于覆盖的均匀性和重现性。这在检测到大片段缺失时尤为重要[21]。DSI 公式还将 ExQC 的指标纳入作为参数，不仅包括覆盖率，还包括定量控制的相关系数。

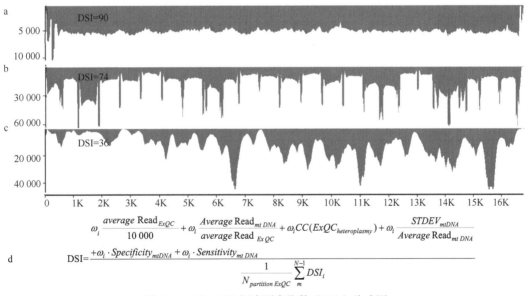

$$\mathrm{DSI}=\dfrac{\begin{aligned}&\omega_i\dfrac{average\,\mathrm{Read}_{ExQC}}{10\,000}+\omega_i\dfrac{Average\,\mathrm{Read}_{mt\,DNA}}{average\,\mathrm{Read}_{Ex\,QC}}+\omega_iCC(ExQC_{heteroplasmy})+\omega_i\dfrac{STDEV_{mtDNA}}{Average\,\mathrm{Read}_{mt\,DNA}}\\&+\omega_i\cdot Specificity_{mtDNA}+\omega_i\cdot Sensitivity_{mt\,DNA}\end{aligned}}{\dfrac{1}{N_{partition\,ExQC}}\displaystyle\sum_{m}^{N-1}DSI_i}$$

图 15.2　MitoNGS 深度测序指数（DSI）公式图

基于 DSI，可以定量评价不同基因富集方法的性能[21]。如图 15.2 所示，杂交序列捕获的 DSI 为 36，多个重叠 PCR 扩增子的 DSI 为 74，当使用整个 mtDNA 的 LR-PCR 单扩增子时，DSI 为 90。DSI 的确定提供了一个单一的参数来衡量测序运行的性能，重点是每个单独样本的数据质量。数学性能评估将复杂过程的评估简化到可控的范围。更重要的是，

DSI 公式中各个组成参数的度量对于查明失败运行的原因和帮助故障排除非常有用。

4.3　分析后阶段

由于 InQC 和 ExQC 样品从开始到结束都与检测样本一起进行分析，所以这些质量控制样品的结果也可以作为分析后的质量控制。在分析结束时，应该有一个检查表来检查每个步骤的可接受范围（表 15.1）。要检查的项目包括所涉及区域每一个碱基的覆盖深度和完整性。评估覆盖率分布的均匀性对于检测 mtDNA 大片段缺失是有用的。对于 NGS 来说，拥有足够的覆盖率是进行准确的突变识别的必要因素之一。辨认不充分覆盖的区域可以帮助识别目标区域中拷贝数的变化（缺失和重复）。最终的测试结果和报告需要合格的专业人员向临床医生解释。基于 NGS 的检测产生的报告和归档应符合认证实验室中进行的其他临床检测的一般要求。值得注意的是，目前基于 NGS 的测试比基于 Sanger 的测试报告周期（turnaround time，TAT）更长。在需要采取纠正措施或需要重复分析的情况下，应通知客户延迟发放报告。为提高临床服务水平，应每月对 TAT 进行审核和总结。

表 15.1　下一代测序技术分析清单（以线粒体全基因组分析为例）

1	Illumina 读取 Q 得分图（$Q>25$）
2	检测限的确定
3	阳性对照结果（在可接受范围内 1.1%±0.3%）
4	通过基因分型鉴定的样品验证：内部质量控制（InQC）
5	平均覆盖深度和标准偏差
6	所有目标区域的覆盖范围：确定不充分覆盖的区域
7	定量 ExQC 的相关系数（1%、5%、20%、50%、80%和95%）
8	总体 DSI>80，用于排除故障并确定运行的通过/失败
9	NGS 结果和报告的验证

5　总结

目前已实现 MPS 技术在临床分子诊断中的应用。基于 NGS 检测的复杂性和高昂的仪器，以及大量的数据输出，NGS 临床诊断必须进行仔细的测试验证和严格的质量控制。本章所讲述的详细测试验证程序和必要的质量控制可确保向患者及医护人员提供准确可靠的结果，检查点如图 15.3 所示，并建立了一个数学公式（图 15.2d），用于广泛的、无偏差的、批内或批间及实验室间 NGS 性能评估。随着 NGS 技术的广泛应用以及该领域可预见的联邦法规，当前迫切需要一个强有力的质量保证计划。

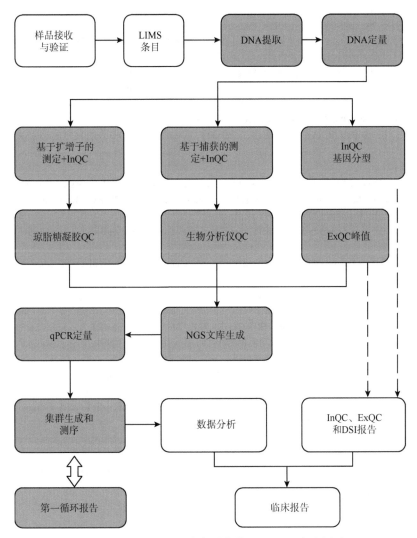

图 15.3 基于 MPS 的临床测序典型 QA/QC 方案图示

（张旺东 阎国辉 译；张 洋 方赞熙 审）

参 考 文 献

[1] Zhang W，Cui H，Wong LJ（2012）Application of next generation sequencing to molecular diagnosis of inherited diseases Top Curr Chem 2012 May 11（Epub ahead of print）.

[2] Pagliarini DJ，Calvo SE，Chang B，Sheth SA，Vafai SB，Ong S-E，Walford GA，Sugiana C，Boneh A，Chen WK，Hill DE，Vidal M，Evans JG，Thorburn DR，Carr SA，Mootha VK（2008）A mitochondrial protein compendium elucidates complex I disease biology. Cell 134（1）：112-123.

[3] Calvo S，Jain M，Xie X，Sheth SA，Chang B，Goldberger OA，Spinazzola A，Zeviani M，Carr SA，Mootha VK（2006）Systematic identification of human mitochondrial disease genes through integrative genomics. Nat Genet 38（5）：576-582.

[4] Thorburn D（2004）Mitochondrial disorders：prevalence，myths and advances. J Inherit Metab Dis 27（3）：349-362.

[5] Scharfe C，Lu HH-S，Neuenburg JK，Allen EA，Li G-C，Klopstock T，Cowan TM，Enns GM，Davis RW（2009）Mapping gene associations in human mitochondria using clinical disease phenotypes. PLoS Comput Biol 5（4）：e1000374.

[6] Mamanova L，Coffey AJ，Scott CE，Kozarewa I，Turner EH，Kumar A，Howard E，Shendure J，Turner DJ（2010）Target-enrichment strategies for next-generation sequencing. Nat Methods 7（2）：111-118.

[7] Mardis ER（2008）Next-generation DNA sequencing methods. Annu Rev Genomics Hum Genet 9（1）：387-402.

[8] Shendure J，Ji H（2008）Next-generation DNA sequencing. Nat Biotechnol 26（10）：1135-1145.

[9] Collins FS（2011）Faces of the genome. Science 331（6017）：546.

[10] Green ED，Guyer MS（2011）Charting a course for genomic medicine from base pairs to bedside. Nature 470（7333）：204-213.

[11] Hu H，Wrogemann K，Kalscheuer V，Tzschach A，Richard H，Haas SA，Menzel C，Bienek M，Froyen G，Raynaud M，Van Bokhoven H，Chelly J，Ropers H，Chen W（2009）Mutation screening in 86 known X-linked mental retardation genes by droplet-based multiplex PCR and massive parallel sequencing. Hugo J 3（1-4）：41-49.

[12] Gowrisankar S，Lerner-Ellis JP，Cox S，White ET，Manion M，LeVan K，Liu J，Farwell LM，Iartchouk O，Rehm HL，Funke BH（2010）Evaluation of second-generation sequencing of 19 dilated Cardiomyopathy genes for clinical applications. J Mol Diagn 12（6）：818-827.

[13] Voelkerding KV，Dames S，Durtschi JD（2010）Next generation sequencing for clinical diagnostics- principles and application to targeted resequencing for hypertrophic Cardiomyopathy：a paper from the 2009 William Beaumont Hospital symposium on molecular pathology. J Mol Diagn 12（5）：539-551.

[14] Vasta V，Ng S，Turner E，Shendure J，Hahn SH（2009）Next generation sequence analysis for mitochondrial disorders. Genome Med 1（10）：100.

[15] Halling KC，Schrijver I，Persons DL（2012）Test verifi cation and validation for molecular diagnostic assays. Arch Pathol Lab Med 136（1）：11-13.

[16] Lam HYK，Clark MJ，Chen R，Chen R，Natsoulis G，O'Huallachain M，Dewey FE，Habegger L，Ashley EA，Gerstein MB，Butte AJ，Ji HP，Snyder M（2011）Performance comparison of whole-genome sequencing platforms. Nat Biotechnol 30：78-82.

[17] Bell CJ，Dinwiddie DL，Miller NA，Hateley SL，Ganusova EE，Mudge J，Langley RJ，Zhang L，Lee CC，Schilkey FD，Sheth V，Woodward JE，Peckham HE，Schroth GP，Kim RW，Kingsmore SF（2011）Carrier testing for severe childhood recessive diseases by next- generation sequencing. Sci Transl Med 3（65）：65ra64.

[18] Turner EH，Ng SB，Nickerson DA，Shendure J（2009）Methods for genomic partitioning. Annu Rev Genomics Hum Genet 10（1）：263-284.

[19] Voelkerding KV，Dames SA，Durtschi JD（2009）Next-generation sequencing：from basic research to diagnostics. Clin Chem 55（4）：641-658.

[20] Chen B，Gagnon M，Shahangian S，Anderson NL，Howerton DA，Boone JD（2009）Good laboratory practices for molecular genetic testing for heritable diseases and conditions. MMWR Recomm Rep 58（RR-6）：1-37.

[21] Zhang W，Cui H，Wong LJ（2012）Comprehensive 1-step molecular analyses of mitochondrial genome by massively parallel sequencing. Clin Chem 58（9）：1322-1331.

第十六章 下一代测序技术在人类遗传性疾病分子诊断过程中的常见问题

Ephrem L.H. Chin，Victor Wei Zhang，Jing Wang，Margherita Milone，
Susan Pacheco，William J. Craigen，Lee-Jun C.Wong

摘要: 在大规模平行测序（massively parallel sequencing，MPS）出现之前，Sanger 测序多年来一直是鉴定候选基因中未知突变的金标准。然而，自从临床引入高通量大规模平行测序以来，下一代测序技术彻底改变了人类遗传性疾病的分子诊断。不断发展的新测序技术无论是在突变检测能力上，还是在测序成本及测序周转时间上都不断地满足临床各种需求。然而，一般临床医生难以完全理解所涉及技术的复杂性、新颖的分析方法、生物信息学流程及核苷酸突变解释等方面的问题。为了选择最有效的诊断方法并将复杂的结果解释适当地传达给患者，临床医生需要更好地掌握这些问题。本章介绍了与基于 NGS 的分子诊断检测的临床实用性相关的常见问题和答案,希望临床医生能更好地理解 NGS 技术如何为人类遗传性疾病提供分子诊断。

1 引言

自 2005 年前后推出以来，下一代测序技术（next-generation sequencing，NGS）彻底改变了许多临床实验室进行测序的方式。NGS 技术改变了人类遗传性疾病的分子诊断，因为它能够平行地对成千上万个 DNA 片段进行测序，并从一个测序器中产生大量的测序数据。因此，与公认的"金标准"Sanger 测序相比，临床实验室可以快速、高效地分析更多的基因。

NGS 技术的复杂性使医疗保健专家（如医生和遗传咨询师）评估当前临床 NGS 检测所带来的益处时面临挑战。本章将为医疗保健专家提供常见问题的解答，以帮助医疗保健专家应用这种新型的分子检测。

2 NGS 技术

2.1 什么是 NGS？

下一代测序（next-generation sequencing，NGS）是指同时对数百至数百万个 DNA 片段进行高通量大规模平行测序。目前有第二代和第三代测序技术，可以继续降低检测成本并提高 DNA 测序的准确性。但在本书中，NGS 主要是指第二代测序技术。

2.2 NGS 是如何工作的？

有两个主要步骤：富集"捕获"目标基因所需的靶基因和大规模平行测序捕获的基因，具体请参阅第三章。如果分析是针对于全基因组的，那么就不需要进行基因富集步骤。

2.3 NGS 与传统的分子诊断方法有何不同？

传统的诊断方法侧重于通过各种突变检测方法（目标突变分析）一次识别一个突变，或通过候选基因的 Sanger 测序一次分析一个基因，以识别以前未知的突变（目标基因分析）。NGS 可以同时检测多个基因的多种核苷酸变化。

2.4 NGS 分析的基因数量有限制吗？

没有。NGS 方法可以设计和缩放为单个基因、一组参与同一通路的基因或与某种疾病表型相关的基因、全外显子组（含 20 000～30 000 个基因的蛋白质编码区）或全基因组，包括不直接编码蛋白质的基因调控区。如果是全基因组分析，就不需要进行目标基因富集步骤。

2.5 目前有哪些基于 NGS 的临床检测？

这些信息可以在 GeneTests（http://www.ncbi.nlm.nih.gov/sites/GeneTests）上找到。临床可用的基于 NGS 的检测范围包括 mtDNA 缺失综合征、糖原贮积症、Noonan 综合征、心肌病、听力损失、Usher 综合征、高/低骨密度疾病、视网膜色素变性、各种线粒体呼吸链复合体及线粒体紊乱性疾病、线粒体基因组突变性疾病、X 连锁智力障碍、遗传性疾病的携带者检测，以及全外显子组基因突变性疾病。随着时间的推移，随着成本和数据分析需求的稳步降低，这个检测列表将继续扩大。它将包括更多被认为不是遗传性疾病的常见疾病，如癌症和传染病。

2.6 是否有必要了解诊断实验室使用的富集方法和测序平台？

实验室应向您提供必要的信息，包括检测的性能特征，如所使用的检测方法的假阳性率和假阴性率。然而，了解富集方法的优缺点以及每个测序平台的检测原理，将使您能够判断哪种方法最合适。一般有两种主要的靶基因富集方法：聚合酶链反应（polymerase chain reaction，PCR）扩增 DNA 和杂交捕获。一般情况下，如果分析的基因数量较少（＜100 个），可以通过 PCR 实现基因覆盖。然而，如果基因数目较大，则采用捕获法更为有效。PCR 方法存在一些缺陷，包括总扩增子（DNA 扩增单位）数量有限、引物位点存在 SNPs 导致等位基因"缺失"、PCR 引物的成本以及 PCR 条件的必要优化。偶尔可以使用 Long-range PCR 来避免假基因和（或）引物位点上 SNP 的干扰。在溶液中进行杂交捕获需要合成 RNA 或 DNA 探针来选择性地下拉目标基因的编码外显子，它可以从几个基因扩展到数千个基因，甚至是全外显子组，并且可以实现自动化。对于 GC 含量高的 DNA 区域和含有 DNA 重复元件或同源序列或伪基因的基因，捕获方法往往存在困难。然而，这些难以捕获的基因和（或）序列区域可以通过单个基因 PCR 和 Sanger 测序来填补，以提供 100%的覆盖率。可以应用一些商业 NGS 平台，包括 Roche 454、Illumina HiSeq、SOLiD 和 Ion Torrent。第三章详细讨论了不同平台涉及的化学反应及其优缺点，可作参考。

2.7　多重反应和条形码在 NGS 中是什么意思？

由于 NGS 的高通量，它可以汇集来自多个个体的 DNA 模板用于测序。因此，每个个体的 DNA 样本必须使用添加到目标 DNA 序列的可识别的 DNA 标签进行明确的"条形码编码"，并根据条形码读取排序后的序列，以重新组合受试者独特的 DNA 序列，从而避免样本混淆。

2.8　NGS 生成的序列数据是否与 Sanger 测序生成的序列数据一样好或更好？

一般来说，NGS 生成的结果至少和 Sanger 测序的结果一样好。NGS 还能够检测 Sanger 测序无法检测到的低水平变化，如生殖系嵌合、体细胞突变和线粒体异质性突变[1-3]。然而，由于化学方法、检测平台和（或）生物信息学的偏差，NGS 也可能给出假阳性结果，这就需要通过第二种方法（如 Sanger 测序）确定所有临床相关的变化，特别是插入/缺失突变。与基于 Sanger 序列的检测相比，结合 NGS 和二次验证算法可以提供更高的准确性和可信度。

3　NGS 数据分析和突变解释

3.1　如何分析 NGS 序列结果？

无论使用何种平台，NGS 结果通常都是根据高密度芯片上 DNA 模板序列在 DNA 合成过程中产生的发光或微电导变化而得出的。每个核苷酸合并过程都要拍摄图像，这些图像文件会根据发出的光的颜色（初级分析）转换为核苷酸序列，以这种方式生成的数百万个短序列被组装成长序列片段集合，通常包括编码外显子和至少 20 个 bp 的侧翼内含子区域（二次分析）。然后将目标序列与 Genbank 中的参考序列进行比较（www.ncbi.nlm.nih.gov/Genbank），并将差异注释为突变识别（三级分析），对这些突变识别的最终解释需要有资质的实验室人员进行。

3.2　每个碱基的最小覆盖率和每个编码外显子的最小覆盖率是多少?为了提供可靠和准确的突变识别，最小覆盖范围是多少?

外显子碱基的覆盖率也称为"序列深度"，即碱基或外显子单独测序的次数。一般来说，如果只考虑两个核基因等位基因的杂合或纯合突变，并且"平衡序列读取"的质量良好（通常质量分数为>30）[4-6]，至少 20 倍的覆盖率就足够[4-6]。平衡序列读数是指观察到正向序列和反向序列，即互补 DNA 两条链的序列被读取相似的次数。然而，如果对数量突变识别感兴趣，比如在体细胞突变、嵌合或线粒体 DNA（mtDNA）异质的情况下，则需要更深的覆盖度，以便提供可靠和可重复的突变识别。与 Sanger 测序类似，可以通过增加序列深度（覆盖率）来最小化背景噪声或技术差异。覆盖率通常与待测序基因的数量成反比。为了对一小组基因（如 20 个基因）进行测序，可以实现 1000 倍的覆盖率，而全外显子组的平均覆盖率（2000~30 000 个基因）通常为 50~100 倍。由于捕获和测序的任何给定编码外显子的覆盖范围是可变的，因此经常使用术语"平均覆盖率"。由于各种原因，如高 GC 含量、重复区域或存在同源序列（如假基因）、一些外显子或碱基覆盖不良（<20X）或根本未被覆盖等，在这些情况下，作为全面验证的 panel 检测通常会通过额外的 PCR / Sanger 法填补这些空白，以提供"100%"的覆盖率。然而，由于全外显子组分析中涉及的基因数量较多，在全外显子组测序中"未覆盖"的编码外显子的特征往往不明显，或许因为这类外显子太多，不得不采用 PCR/Sanger 方法进行补充。在全外显子组测序中，"覆盖较差"的外显子由于其较深的平均覆盖范围，可能在 panel 检测中会被充分覆盖。在核基因检测中，>600X 的总体平均覆盖度通常可以为大多数编码外显子提供足够的覆盖度，但"无覆盖度"区域除外，这些区域虽然覆盖深度增加，但永远无法被充分覆盖[1, 7]。对于 mtDNA 的 NGS，为了可靠地检测 1.5%的异质性突变，平均需要>20 000 的覆盖率[2, 3]。

3.3　所有不同类型的突变都可以通过基于 NGS 的分析检测到吗?

理论上，所有类型的突变都应该通过基于 NGS 的分析来检测。然而，取决于周围的序列环境，一些核苷酸变化难以检测。单核苷酸取代和小片段插入/缺失（INDEL）相对容易检测。然而，如果这些简单的变化包含在同聚物区域或短串联重复区域内，则可能不容易被检出。检测这些区域变化的能力也取决于测序的化学反应，例如，Roche 454 和 Ion Torrent 在检测同聚物区域的替换或小片段缺失方面的准确性较差。基于 NGS 的分析检测大范围的基因内缺失（也称为拷贝数变化）目前还没有临床应用。虽然经全面验证的 NGS panel 分析可以很容易地检测纯合的外显子缺失，但是杂合的外显子缺失难以检测。在临床应用前，需要进一步优化分析算法。个别实验室应该验证其基于 NGS 的分析方法及其分析过程，以便提供有关检测的灵敏度、特异性、错误率和任何其他限制的信息。检测较大的缺失仍然具有挑战性，但是一些实验室正在验证其分析算法。

3.4　基于 NGS 的检测是否会漏掉 Sanger 测序检测到的任何突变?NGS 序列数据分析的主要障碍是什么?

一般来说，经全面验证的基于 NGS 的检测不会遗漏 Sanger 测序检测到的任何突变。一方面，与 Sanger 测序类似，NGS 可能无法检测基因组结构重排[如缺失（deletions）、复制（duplications）和倒置（inversions）]、大片段插入（如 ALU 介导的插入）、启动子或深内含子区域内的突变。任何被 NGS 遗漏的区域都会被描述出来。然而，任何由 NGS 检测到的新变化都应该用第二种方法进行验证，比如 Sanger 测序。另一方面，大量 mtDNA 缺失可以很容易被 NGS 检测到，但无法通过 Sanger 测序检测到[2, 3]。此外，Sanger 测序不能检测到低 mtDNA 异质性突变（<20%）。NGS 具有高覆盖率（>20 000X）和合适的靶基因富集方法，可以检测到低至 1% 的 mtDNA 异质性突变[2, 3]。因此，基于 NGS 的检测至少与"金标准"的 Sanger 测序一样好。基于 NGS 的检测的主要障碍是不能准确且充分地捕获序列中包含的假基因、重复和（或）高 GC 含量的编码区。传统的 PCR/Sanger 测序通常可以克服这些障碍，以填补这些区域。

3.5　我们应该对基于 NGS 的诊断有多大的信心?我们能相信从 NGS 得到的序列结果吗?是否存在假阳性的变化?

NGS 为实验室提供了以合理的成本并行分析大量基因的能力。尽管 NGS 现在还不是一项独立的检测，但是当与一个二次验证方法相结合时，它将具备比任何单独的技术都更强的分析能力。NGS 技术的发展日新月异，被证明是一种有效的独立检测只是时间问题。目前，大多数临床实验室在报告结果之前，都是通过第二种方法来确认临床相关的变化。因此，临床报道的 NGS 结果，如果已采用第二种方法确认则是可靠的，是可以用于临床目的的。因此，临床实验室不太可能报告错误的假阳性变化。

3.6　NGS 检测的假阴性率是多少?

准确的假阴性率（false-negative rate）可由个别检测实验室根据其对特定检测方法的验证来确定，这些检测性能特征应由检测实验室提供。临床医生在提交患者的样本进行检测之前，应获得这些数据，并了解特定的基于 NGS 的检测的实用性和局限性。如果对所有可能的致病基因进行分析，经过全面验证的 NGS 检测的假阴性率最低；然而，对于全外显子组或全基因组分析来说，假阴性率则要高得多。例如，如果一个完整的外显子组研究报告

99%的基因覆盖率，意味着相当于 0.01×20 000 个基因=200 个基因未被完全覆盖，或者至少1%的假阴性率。而针对基因组检测，如果分析所有疾病致病基因，预计覆盖率为100%。

3.7 谁有资格解释突变的结果？

对于基因检测，解释突变结果的合格人员是由美国医学遗传学委员会认证的遗传学家。

3.8 NGS 会检测到拷贝数变化吗？是否仍然需要用 aCGH 检测大范围的缺失或重复？

目前基于 NGS 的检测大多不能检测杂合基因内拷贝数的变化，仍然需要使用 aCGH 法检测大拷贝数异常。

3.9 我会收到靶向 panel 检测的偶然发现吗？

由于只分析目标基因，因此您不会收到任何靶向 panel 检测的偶然发现。然而，在全外显子组或全基因组检测中确实会发生与患者的近期状况无关的具有医疗作用的偶然发现。

3.10 实验室如何处理偶然的发现？

每个提供 NGS 检测的临床实验室都将制定其报告偶然发现的政策。由于这些发现的复杂性和不确定性，一些实验室不会报告。此外，大多数临床医生不愿意向患者家属解释偶然的发现。

4 管理方面

4.1 有哪些监管机构负责监督基于 NGS 检测的临床实验室？

临床实验室改进法案修正案（CLIA）和美国病理学家协会（CAP）制定了相关指南，提供临床服务的实验室必须按照指南执行诊断程序，才能获得这些机构的认证。

4.2 基于 NGS 的检测是否通过了 CLIA 和 CAP？

基于 NGS 的检测是根据 CLIA 实验室开发检测指南（CLIA's Laboratory Developed Testing，LDT）进行的，因此，提供 NGS 检测的实验室必须编制满足所有 CLIA 对 LDT 检测要求的程序。CAP 最近在分子病理学检查表中发布了新的指南专门用于处理 NGS 检测，所有 CAP 认可的提供 NGS 检测的实验室都应该符合这些新要求。

4.3　FDA 在 NGS 检测中将扮演什么角色？

FDA 将扮演的确切角色目前还不清楚，然而临床实验室必须遵守现有的 CLIA 和 CAP 法规。

4.4　提供 NGS 的实验室究竟需要遵循哪些 CLIA 要求？

必须遵守适用于所有临床试验的相同规则，此外，实验室必须清晰地描述新技术的"性能特征"，包括覆盖深度、特异性、灵敏度、假阳性率、假阴性率、准确性、重现性、实验误差、定量和定性检测的检出限及周转时间，为新技术提供专门的说明。

4.5　我应该如何处理阳性结果？

在与临床表型一致的情况下，阳性结果很可能意味着已经为您的患者找到了正确的诊断依据。如有需要，可进行家庭咨询、有关家庭成员的检测、执行适当的医疗措施，包括特定的治疗或管理，以及（或）在适当情况下提供产前诊断。如果阳性结果包含未知意义的突变（variants of unknown significance，VUS），则需要额外的功能、分子/生化和家系研究来确定 VUS 的致病性。

4.6　我应该如何处理阴性结果？

如果阴性结果来自经过充分验证的基因 panel，那么分析的基因极不可能是导致患者疾病的原因。但是，需要考虑几个注意事项：仍有可能在所分析的基因中存在病理突变，但突变位于未被分析的基因区域中，如转录启动子元件或深层内含子区域；或者，可能疾病是由另一个尚未鉴定的基因引起的，也可能是其临床特征与未包括在所选基因组中的其他疾病的基因座发生了重叠。同样，如果全外显子组测序（whole exome sequencing，WES）结果为阴性，则也可能是无法检测到某些突变，因为目前的 WES 技术虽然涵盖了人类基因组中几乎所有的编码外显子，但可能会遗漏启动子或深层含子突变区域。

5　检测成本/报销

5.1　保险公司是否会为这些新的基于 NGS 的检测付费？

是的，目前保险公司的医疗保险正在覆盖基于 NGS 的检测。保险金额将视协商的保险计划而定，并可能需要预先核准一份医疗需要证明书。

5.2 对于明显相同的检测，例如，线粒体全基因组测序，为什么从一个供应商到另一个供应商的定价存在差异？

传统上，临床医生和遗传咨询师很难从成本效益的角度全面评估多个不同实验室提供的遗传检测。这对于 NGS 来说本质上都是正确的，但是存在各种不同的 NGS 平台以及基因富集和验证技术。与任何购买行为一样，消费者需要对每个供应商检测产品的功能和性能进行比较，以确保"产品质量"符合个人的要求。最重要的是，你需要知道检测是否能得到充分验证和仔细比较以上提到的"性能特征"，包括目标基因的百分比覆盖率、覆盖深度、特异性、灵敏度、假阳性率、假阴性率、准确性、重现性、实验误差、定量和定性检测的检出限、周转时间、结果再确认方法和实验室人员的专业知识水平等。

5.3 NGS 每个碱基的检测成本现在已经大大降低，为什么基于 NGS 的临床检测仍然需要花费很多呢？

根据 Macquarie Equity Research 最近一项关于 DNA 测序数据的报告（2012 年 8 月 13 日），Illumina HiSeq2000 每兆碱基的检测成本仅为 0.04 美元左右。因此，对于整个人类基因组的 30 亿 bp 序列，在 1 倍覆盖率下检测成本约为 120 美元。对于临床诊断，平均覆盖率为 50～100 倍，这将使每个人类基因组的检测成本达到 6000～12 000 美元，这在当前每个人类外显子组的成本范围内。与 ABI 3730XL 测序仪上 Sanger 测序每个人类基因组的成本 300 万美元相比，NGS 的检测成本要低得多。

5.4 为什么 100～400 个基因的目标测序成本几乎可以与全外显子组分析约 20 000 个基因的成本相同？

上一节提到的成本不包括分析软件的成本，计算时间、结果筛选过程、数据存储和专家解释的成本。事实上，NGS 的主要成本不是 DNA 测序，而是数据处理、比对、分析、突变注释和解释。由于高覆盖深度，通常在 500～1000X 左右，至少比 WES 高 10 倍，因此一个经全面验证的 100%覆盖的目标基因分析每个碱基的成本至少要比 WES 高 10 倍。另外，对于 100%覆盖的靶基因分析，"无覆盖"编码外显子将通过 PCR/Sanger 测序方法填补。平均而言，由于高 GC 含量、重复区域或假基因，1%～2%的编码外显子需要 PCR/Sanger 测序。因此，对于一个由 200 个基因组成的 panel，约有 20～40 个外显子需要 PCR/Sanger 测序来填补。这增加了基于 NGS 目标基因分析的成本，而且通常必须由具有必要专业知识的实验室进行，这些实验室熟悉目标基因的分子、生化和分子遗传学知识。此外，目标基因分析的周转时间通常明显短于全外显子组分析。

6 患者护理和客户服务

6.1 如何确定选择哪个实验室的 NGS 检测？

虽然价格可能是首要考虑因素，但也应考虑其他因素，如检测验证、性能特征、实验室检测结果的可靠性、实验室人员的资格及周转时间。实验室人员协助临床医生进行数据解释的可用性也是选择提供基于 NGS 检测的实验室的关键因素。此外，了解 NGS 平台的优缺点、诊断程序和执行实验室的专业领域将有助于确定哪个实验室应该接收患者的样本。如果快速正确的诊断对于患者的病情至关重要，那么周转时间就是另一个重要因素了。最后，还需要知道目标基因的所有编码区域是否都被 100% 覆盖，如果没有，那么哪些区域或基因没有被充分覆盖，这样一个阴性结果应该促使对这些覆盖较差的区域进行进一步的检测。

6.2 使用基于 NGS 的检测有什么好处？

简而言之，主要的好处是对疾病的明确诊断大大降低了成本和缩短了周转时间。

6.3 靶向基因分析和全外显子组测序有什么区别？

如果患者的临床诊断是明确的，并且已知是由一组基因引起的，如糖原储存障碍[1]，对候选基因进行一系列 Sanger 测序将是费时且耗成本的。在这种情况下，基于 NGS 的检测能同时分析一组候选基因的 panel，将以更低的成本和更短的周转时间提供快速和明确的诊断。靶基因分析适用于基因高度异质性但临床定义相对明确的疾病，如耳聋、视网膜色素变性、X 连锁智力障碍和心肌病，涉及 100~200 个基因。线粒体疾病是一组临床和遗传异质性的疾病，涉及多达 1500 个基因，只有约 200 个致病基因被确定[8]。在这种情况下，如果通过其他生化和组织化学方法确诊，那么基于 NGS 的 200 个已知基因或全部 1500 个基因的分析可能是合适的选择。然而，如果患者的临床特征是非特异性的，且临床诊断不明确，则需要对全外显子组进行基于 NGS 的分析。二者主要的区别是，靶基因分析通常提供接近 100% 的覆盖率，而大多数外显子组测序可能会丢失 5%~15% 的目标编码区。目前，大多数提供临床外显子组测序的实验室只报告基于 OMIM（www.ncbi.nlm.nih.gov/OMIM）和（或）HGMD（www.hgmd.cf.ac.uk）数据库的已知致病基因。然而，通过外显子组测序，我们会收集大量尚未被识别的导致人类疾病的基因序列的数据。因此，外显子组测序能够发现新的疾病基因。

6.4 是否可以对之前提交给实验室进行 Sanger 测序的 DNA 样本进行 NGS 检测？

是的，只要 DNA 质量好，数量充足，大多数实验室都会使用之前提交的 DNA 样本进行 Sanger 测序。DNA 可以从各种类型的标本中提取，包括血细胞、成纤维细胞和组织。

6.5 与Sanger相比，为什么需要更长的时间才能获得NGS结果？

周转时间较长是由于 DNA 模板文库的制备、仪器的长时间运行，以及大量测序数据的对齐和分析。但是，技术进步无疑将促进这些过程变得更加精简和快速。

（张旺东　阎国辉　译；张　洋　方赞熙　审）

参 考 文 献

[1] Wang J et al（2013）Clinical application of massively parallel sequencing in the molecular diagnosis of glycogen storage diseases of genetically heterogeneous origin . Genet Med 15（2）：106-114.

[2] Cui H et al（2013）Comprehensive next generation sequence analyses of the entire mitochondrial genome reveals new insights into the molecular diagnosis of mitochondrial DNA disorders . Genet Med.

[3] Zhang W，Cui H，Wong LJ（2012）Comprehensive 1-step molecular analyses of mitochondrial genome by massively parallel sequencing. Clin Chem 58：1322-1331.

[4] Asan et al（2011）Comprehensive comparison of three commercial human whole-exome capture platforms . Genome Biol 12（9）：R95.

[5] McDonald KK et al（2012）Exome analysis of two limb-girdle muscular dystrophy families：mutations identified and challenges encountered. PLoS One 7（11）：e48864.

[6] Parla JS et al（2011）A comparative analysis of exome capture. Genome Biol 12（9）：R97.

[7] Sule G et al（2013）Next generation sequencing for disorders of low and high bone mineral density . Osteoporos Int. 2013 Feb 27. [Epub ahead of print].

[8] Koopman WJ，Willems PH，Smeitink JA（2012）Monogenic mitochondrial disorders. N Engl J Med 366（12）：1132-1141.